Tobias Künkler, Tobias Faix

Zwischen Furcht und Freiheit

Tobias Künkler · Tobias Faix

Zwischen Furcht & Freiheit

Das Dilemma der christlichen Erziehung

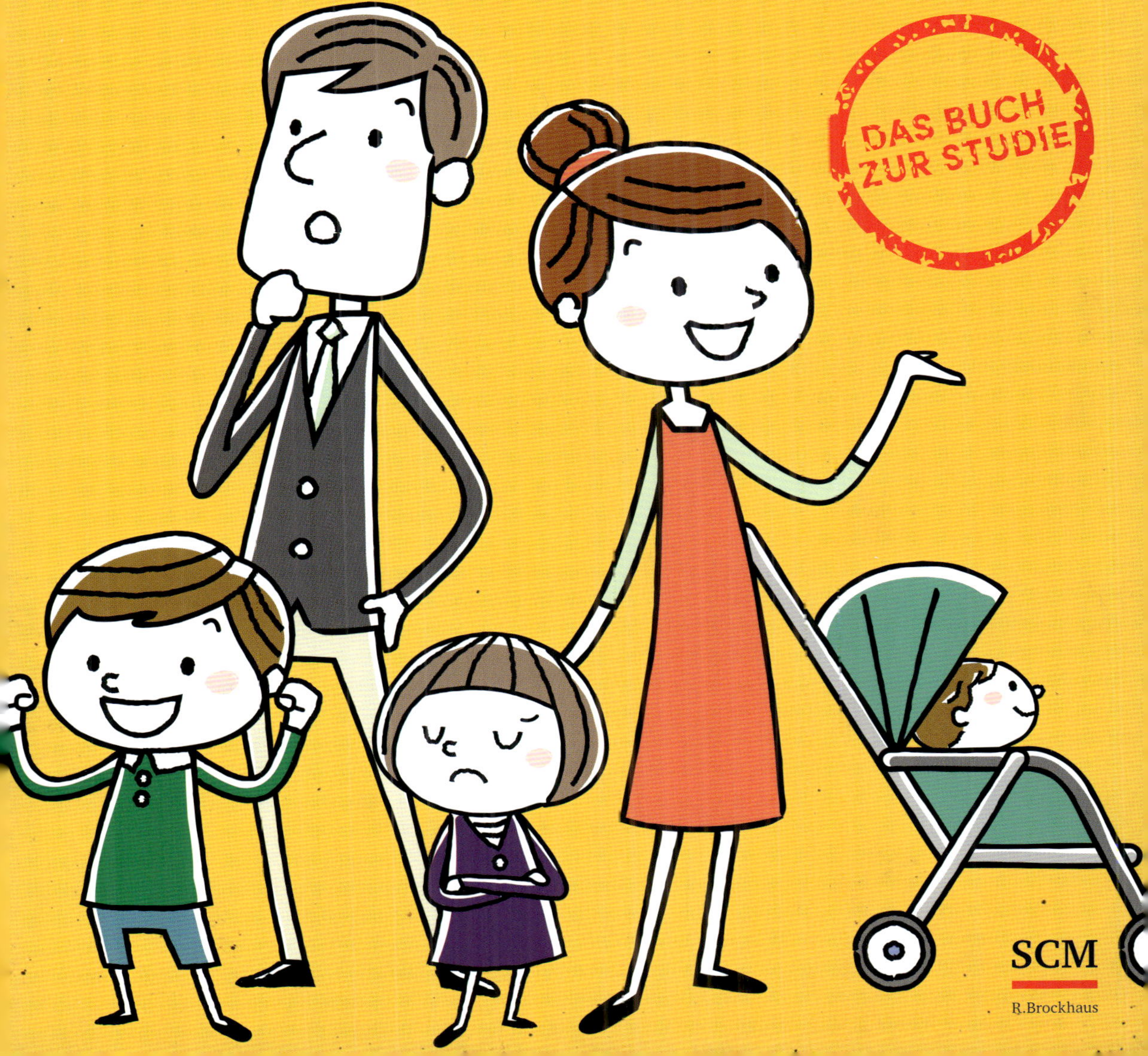

SCM R.Brockhaus

SCM

Stiftung Christliche Medien

Der SCM-Verlag ist eine Gesellschaft der Stiftung Christliche Medien, einer gemeinnützigen Stiftung, die sich für die Förderung und Verbreitung christlicher Bücher, Zeitschriften, Filme und Musik einsetzt.

Internet: www.scm-brockhaus.de; E-Mail: info@scm-verlag.de

Umschlaggestaltung: Kathrin Spiegelberg, Weil im Schönbuch
Titelbild: shutterstock.com
Autorenbilder: CVJM
Satz: Kathrin Spiegelberg, Weil im Schönbuch
Infografiken: Amos Herter, Kathrin Spiegelberg, Sophia Wald
Druck und Bindung: Finidr s.r.o.
Gedruckt in Tschechien
ISBN 978-3-417-26813-3
Bestell-Nr. 226.813

INHALT

STIMMEN ZUM BUCH

»Ich wünsche diesem Buch über das so wichtige Thema der christlichen Familie eine große Beachtung und eine gute Resonanz.«
Christine Lieberknecht, Ministerpräsidentin des Freistaates Thüringen a. D. und Mutter von zwei Kindern

»Dieses Buch ist wichtig. Es zeigt, wie evangelikale Familien tatsächlich leben und wie sie zwischen den Erwartungen ihrer Meinungsführer, der Beharrungskraft ihrer Tradition, den Spannungen der Gesellschaft und ihrem eigenen Bild von Gott meist kreativ und manchmal ratlos ihren Weg finden. Die Forschung von Tobias Künkler und Tobias Faix leistet einen grundlegenden Beitrag, um weitere Schritte zu gehen von der Furcht in die Freiheit.«
Wolfgang Thielmann, ev. Pastor und Journalist

»Eine wissenschaftliche Untersuchung, die kontrovers, aber konstruktiv diskutiert werden möchte – das ist eine angemessene Antwort auf das Wort des Jahres 2016! Und der Gegenstand ›Christliche Erziehung‹ ist es wert, dem Trend zum postfaktischen Urteilen entrissen zu werden.

In jedem modernen Rahmenlehrplan für Evangelischen Religionsunterricht wird beklagt, dass eine christliche Erziehung im Elternhaus nicht mehr vorausgesetzt werden kann. Auf der anderen Seite ist das Image dieser Erziehung denkbar schlecht. Nicht erst seit dem Film ›Das weiße Band‹ fallen vielen Menschen sofort ›streng‹ und ›fast alles verboten‹ als Stichworte ein.

Eine wissenschaftliche Untersuchung, die Licht ins Dunkel bringt, kommt also zur rechten Zeit. Den Autoren ist es bei einer breiten inhaltlichen Streuung der Befragungen gelungen, bei der Sache zu bleiben. So ist ein absolut lesenswertes und faktisch bemerkenswertes Buch entstanden. Dass es auch noch leicht lesbar ist, begünstigt die absolut wünschenswerte Diskussion.«
Dr. Dieter Altmannsperger, Oberkonsistorialrat in der Evangelischen Kirche Berlin-Brandenburg-schlesische Oberlausitz und Vater von drei Kindern

»Statt Totenglöckchen präsentieren Tobias Künkler und Tobias Faix viele positive Überraschungen: Die christliche Familie in Deutschland lebt nicht nur, sondern sie ist putzmunter! Mit den Daten ihrer großen Befragung belegen sie, wie viel christliche Eltern dafür tun, dass ihr Kind im Glauben an einen gütigen, verzeihenden Gott aufwächst. Das Buch ist eine Pfl ichtlektüre für alle, die Eltern heute und morgen bei ihrer wichtigen Aufgabe unterstützen wollen.«
Prof. Dr. Wolfgang Stock, Geschäftsführer »Christburg Campus Berlin« – christliche Schulen und Kitas in freier Trägerschaft und Vater von fünf Kindern

»*Die christliche Erziehung* gibt es ebenso wenig, wie es *die Familie* gibt. Die von den Autoren durchgeführte Untersuchung belegt dies eindrücklich mit Zahlen, Daten und persönlichen Interviews und liefert so besondere Inspiration für Eltern und Verantwortliche in der Jugend- und Gemeindearbeit. Selten wurde deutlicher: Ohne den jeweils anderen geht es nicht. Dieses Buch ist ein vielfältiger Impulsgeber für alle, deren Herz für eine christliche Erziehung schlägt. Das macht ›Zwischen Furcht und Freiheit‹ so wertvoll.«
Hansjörg Kopp, Generalsekretär des CVJM Deutschland und Vater von drei Kindern

»Diskussionsfreudige Männer treffen auf ein heißes Thema: Herausgekommen ist in diesem Fall ein herrlich unaufgeregtes Buch zur Glaubenserziehung und gleichzeitig ein leidenschaftliches Stück Wissenschaft.«
Johanna Klöpper, Autorin und Mutter von zwei Kindern

EINLEITUNG
DAS LETZTE GROSSE ABENTEUER

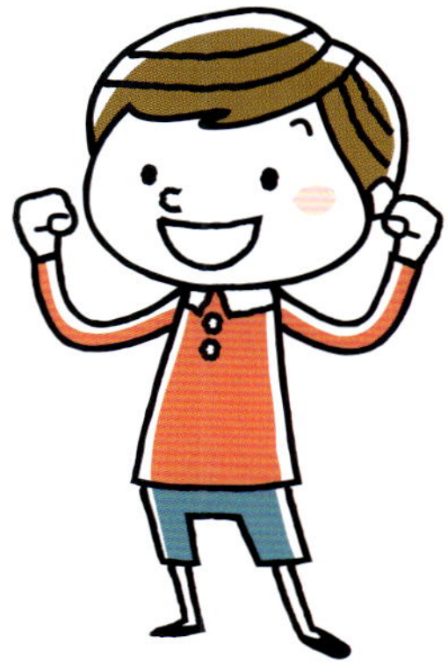

»Ich überleg grade, ob ich irgendwo eine Familie kenne, von der ich denke, wow, da läuft es richtig super? (Pause) Ne, vielleicht ab und zu begegnet mir mal eine Familie wo ich denke, wow, das ist eine coole Familie.«
ANKE

»Die christliche Erziehung beginnt sofort nach der Geburt.«
MICHAEL

Das letzte große Abenteuer auf dieser Erde ist die Familie, so stand es sinngemäß vor einiger Zeit in einer Zeitschrift. Ob das so stimmt, wissen wir nicht. Aber Familie gehört definitiv zum Spannendsten und Herausforderndsten, was unsere individualisierte Welt zu bieten hat. Unsere Herkunftsfamilie hat uns wahrscheinlich mehr und tiefer geprägt, als wir wahrhaben wollen – unabhängig davon, ob wir schlechte Erfahrungen gemacht haben oder gute, ob wir antiautoritär oder autoritär erzogen wurden. Aber was ist das eigentlich: eine christliche Erziehung? Gibt es *die* christliche Erziehung überhaupt? Nein, sicherlich nicht, aber es gibt Väter und Mütter, denen der eigene Glaube so wichtig ist, dass sie diesen an ihre Kinder weitergeben wollen. Sie machen ihn vielleicht sogar zum obersten Maßstab ihrer Erziehung. In der Vorbereitung auf dieses Buch sagte uns ein Freund: »Passt auf, beim Glauben und beim Sport kennen die Eltern kein Pardon!«

Beim Glauben und beim Sport kennen die Eltern kein Pardon!

Wir sind beide in einer christlichen Familie aufgewachsen und dafür im Nachhinein sehr dankbar. Mit Sicherheit interessiert uns dieses Thema auch deshalb, weil es uns selbst betrifft. Weil wir beim Schreiben dieses Buches auch unsere eigene Erziehung immer wieder reflektiert haben – was gut war und was wir eher nicht übernehmen würden. Als Erziehungswissenschaftler setzt sich Tobias Künkler schon lange mit Fragen rund um Familie, Erziehung und das Lernen in Beziehungen auseinander. Tobias Faix ist Vater zweier Töchter und musste bereits sehr konkret überlegen, wie er erziehen möchte. Seine wichtigste Erfahrung dabei ist: »Eigene Kinder machen demütig.« Während er früher schnell das Erziehungsverhalten anderer Eltern kritisierte, weiß er mittlerweile, wie herausfordernd sich Erziehung gerade im alltäglichen Miteinander gestaltet. Doch gerade das macht es so spannend und interessant. Außerdem schließt sich für Tobias Faix ein Kreis: Als Student hat er bei einer Umfrage seines Vaters mitgearbeitet, bei der es um christliche Familien ging; jetzt, zwanzig Jahre später, führt er eine ähnliche Studie selbst durch.

Vor drei Jahren haben wir, ein Erziehungswissenschaftler und ein Theologe, uns bewusst auf den Weg gemacht zu erforschen, wie christliche Familienerziehung heute aussieht. Die treibenden Fragen dabei waren: Was ist eigentlich das »Christliche« an der christlichen Erziehung, wie wird sie gelebt und welche Rolle spielen dabei die Erfahrungen der Mütter und Väter im eigenen Elternhaus? Das war der Ausgangspunkt der großen Familienstudie (»Aufwachsen in einer christlichen Familie. Eine empirische Studie zur christlich-familiären Erziehung«), die wir mit dem an der CVJM-Hochschule beheimateten Forschungsinstitut empirica für Jugendkultur & Religion von 2014 bis 2016 durchgeführt haben.

Die oben genannten Fragen gliedern sich in viele weitere auf wie: Welche Ziele, Werte und Normen leiten die Erziehung an? Wie wird der Glaube vermittelt? Welche gemeinsamen (geistlichen) Praktiken und Rituale gibt es? Welches Gottesbild wollen die Eltern an ihre Kinder weitergeben? Inwiefern wird der Glaube praktisch vorgelebt? Welche Rolle spielt körperliche Strafe? Wie wird über Sexualität in der Familie geredet? Und wie hängt die Familienerziehung mit dem Gemeindeleben zusammen?

Das Ergebnis der Studie gibt einen spannenden Einblick in die christliche Familienerziehung, mit einigen Überraschungen, manchen Bestätigungen und vielen interessanten Inneneinsichten in die Realität heutiger christlicher Familien. Ein Anstoß zu dieser Thematik war auch unsere letzte Studie »Warum ich nicht mehr glaube«. Dort befragten wir junge Erwachsene, die nicht mehr glauben wollten oder konnten, und stießen wieder auf die Tatsache, welchen großen Einfluss das christliche Elternhaus auf den Glauben hat. So entstand die Idee für diese Studie, die dank der Unterstützung der Stiftung christliche Medien sowie der Zusammenarbeit mit dem SCM R.Brockhaus Verlag durchgeführt werden konnte.

Im Zwiespalt

Die Ergebnisse der Studie, die wir in diesem Buch präsentieren, haben uns in positiver und negativer Weise überrascht, sowohl was die Einzelergebnisse betrifft als auch die Gesamtschau. Was sich dabei wie ein roter Faden durch die Analysen zog, war eine gewisse Spannung. Auf der einen Seite hat sich manche Enge geweitet und es sind in der Glaubenserziehung im Vergleich zu vor ein paar Jahrzehnten neue Freiräume und Freiheiten entstanden. Dies zeigt sich an einem sehr positiven Familienklima, einem liebevollen Gottesbild und dem Bewusstsein, dass man den Glauben der Kinder nicht erzwingen kann. Auf der anderen Seite gibt es alte und neue Ängste: die beständige Furcht, dass das Kind nicht gläubig wird, die Angst, dass es sich für einen anderen Glauben als den der Eltern entscheidet, oder auch die Befürchtung, dass das eigene Kind sich eines Tages als homosexuell outen könnte.

Dieser Doppelung von Furcht und Freiheit in der Glaubenserziehung gehen wir im Folgenden nach. Dabei hat die Furcht zwei Komponenten – es geht nicht nur um die Furcht vor eigenen Fehlern in der Erziehung, sondern auch um die Gottesfurcht. Dies meinen wir ganz positiv. In den Interviews, Umfragen und bei der Vorbereitung insgesamt haben wir eine große Ernsthaftigkeit gespürt, wenn es um christliche Erziehung geht. Weil die Väter und Mütter an Gott glauben, wollen sie ihre Erziehung auch auf ihn ausrichten. Da aber die Bibel kein Erziehungsratgeber ist und die gesellschaftlichen Veränderungen die Erziehungsstile massiv beeinflussen, sind viele von ihnen unsicher, ob sie das, was sie machen, auch richtig angehen.

Weil die Väter und Mütter an Gott glauben, wollen sie ihre Erziehung auch auf ihn ausrichten. Doch die Bibel ist kein Erziehungsratgeber.

Gleichzeitig schlug uns eine große Begeisterung entgegen. Viele wollten und wollen über das Thema reden und haben uns sehr ermutigt, weil es spannend ist und es bisher wenig Forschung darüber gibt. Dies hat uns auf dem Weg, der mit nicht wenig Arbeit verbunden war, immer wieder motiviert.

Zum Aufbau

Natürlich ist uns klar, dass auch unsere »Landkarte« nicht vollständig ist und noch viele weitere Entdeckungsreisen nötig sind, um die Vielfalt der christlichen Erziehung zu erkunden. Zu den Themen »Familie«, »Erziehung«, teils auch speziell zu »christlicher Erziehung«, gibt es bereits viele Studien, Theorien und Fachbücher. Wir binden bei der Analyse und Interpretation unserer eigenen Ergebnisse diese Grundlagen immer wieder mit ein. Dabei haben wir uns bemüht, aufschlussreich, transparent und anschaulich vorzugehen. Die wichtigsten Ergebnisse werden durch Grafiken hervorgehoben, genau wie einzelne Schlüsselsätze.

Das Buch ist in zehn Kapitel aufgeteilt. Dazwischen finden sich Portraits von Müttern und Vätern, die von ihrer Glaubenserziehung berichten. Sie sind aus Interviews entstanden, die wir geführt haben, und geben einen lebendigen und konkreten Einblick in das christliche Familienleben.[1] Außerdem haben wir einzelne Zitate aus den Interviews in die Ergebnisanalysen miteingebaut, sodass die unterschiedlichen Personen immer wieder auftauchen werden.

In Kapitel 1 führen wir in die Thematik ein. Wir werfen zunächst einen Blick in die Bibel und schauen, was diese zum Thema Familie zu sagen hat. Dann stellen wir kurz die Studie vor, die die Grundlage für dieses Buch bildet. Wir beschreiben, wie wir einen Einblick in die christliche Familie gewonnen haben und welche Familien wir befragt haben. Ehe und Familie verändern sich gesamtgesellschaftlich, und dies wirkt sich auch auf die christliche Familie aus – das ist das Thema von Kapitel 2.

Ab Kapitel 3 kommen wir schließlich zu unseren konkreten Ergebnissen. Wir gehen der Frage nach, wie Glaubenserziehung in christlichen Familien heute genau aussieht und wie sich diese verändert hat. Welchen Glauben wollen die Eltern den Kindern überhaupt vermitteln? Was leitet sie dabei an? In welchem Klima geschieht die Glaubenserziehung? Und welches Gottesbild wollen die Eltern weitergeben? Wie das ganz praktisch geschieht, ist das Thema von Kapitel 4. Hier geht es beispielsweise um die Rolle von Gebet, Bibel oder anderen Ritualen.

Ausgewählte »heiße Eisen«, die für die christliche Erziehung eine wichtige Rolle spielen, werden in den Kapiteln 5 bis 8 behandelt. Alles rund um das Thema Unterschiede zwischen den Geschlechtern in Kapitel 5, die Rolle der Gemeinde für die Glaubenserziehung in Kapitel 6, Konflikte und körperliche Gewalt in Kapitel 7 und schließlich Sexualethik und Sexualpädagogik in Kapitel 8.

Kapitel 9 schließlich bündelt die Ergebnisse unserer Überlegungen nochmals in zweierlei Weise. Zum einen stellen wir die unterschiedlichen Typen christlicher

Erziehung vor, die wir vorgefunden haben, zum anderen thematisieren wir noch einmal die Grundspannung heutiger christlicher Erziehung, die sich bereits durch das ganze Buch zieht und immer wieder eine Rolle spielt: die Spannung zwischen Furcht und Freiheit.

In Kapitel 10 ziehen wir die aus unserer Sicht wichtigsten Konsequenzen, die sich aus dem Buch und den Ergebnissen ergeben, anhand von zehn abschließenden Statements.

Wer testen will, zu welchem Erziehungstyp er gehört, findet auf der Internetseite **www.scm-brockhaus.de/familienstudie** einen kostenlosen Online-Test. Am besten füllen Sie ihn direkt aus und lesen erst dann das Buch. Auf diese Weise können Sie herausfinden, auf welche Weise Sie erziehen.

Unsere Hoffnung

Für uns ist Familie und die dort stattfindende Glaubenserziehung etwas sehr Wertvolles und Kostbares, genau deshalb werfen wir einen genauen und immer auch kritischen Blick darauf. Wir hoffen, dass von diesem Buch eine lebhafte und gerne auch kontroverse (aber konstruktive) Diskussion ausgeht. Denn die christliche Erziehung ist nicht am Ende, wie manche befürchten, sie befindet sich jedoch, wie so vieles momentan, in einem tief greifenden Wandel. Gerade in solchen Zeiten ist eine Auseinandersetzung damit besonders wichtig. Spannend ist mit Sicherheit auch, dass einige Ergebnisse ganz unterschiedlich gedeutet und interpretiert werden können. Das ist uns bewusst und wir freuen uns auf die Diskussion darüber.

Daneben wünschen wir uns aber auch, dass die Ergebnisse nachdenklich machen, eigene Verhaltensweisen hinterfragen oder bestärken und somit die alltägliche Erziehung beeinflussen. Zu guter Letzt erhoffen wir uns, dass das Thema »christliche Erziehung« eine größere Bedeutung in den Gemeinden bekommt. In der Bibel war Erziehung nie nur eine Angelegenheit von Vater und Mutter, sondern immer eingebettet in eine größere Gemeinschaft. Wir denken daher, dass das Thema Glaubenserziehung noch stärker in die Mitte der Gemeinde gehört.

Dank

Wir haben insgesamt drei Jahre an der Studie und dem Buch gearbeitet und ohne die Unterstützung einiger großartiger Menschen wäre beides nicht entstanden. Insbesondere wollen wir uns bei unserem empirica-Team bedanken: Annika Hauschild, Tobias Schädel, Sarah Dochhan und ganz besonders Tim Sandmann, der bei der Durchführung des quantitativen Teils der Studie Großartiges geleistet hat und sehr viel zu diesem Projekt beigetragen hat.

Dass Studie und Buch nicht nur eine Idee blieben, sondern realisiert und finanziert werden konnten, haben wir der Stiftung christliche Medien und dem SCM R.Brockhaus Verlag zu verdanken. Hier danken wir besonders Annette Friese und Silke Gabrisch, die die Studie und die Entstehung des Buches begleitet und mit ihrer Expertise unterstützt haben.

Ein großer Dank geht zudem an Luise Sieg, Wilhelm Faix und Elinor Hartmann, die Teile des Manuskripts gegengelesen und wertvolle Hinweise gegeben haben. Und die beste Studie nützt schließlich nichts, wenn es nicht die vielen Väter und Mütter gegeben hätte, die mitgemacht haben, sei es bei den Interviews oder auch bei der Online-Befragung: Herzlichen Dank dafür!

Widmen wollen wir dieses Buch unseren Familien, euch verdanken wir uns!

KAPITEL 1

DIE WICHTIGKEIT VON FAMILIE

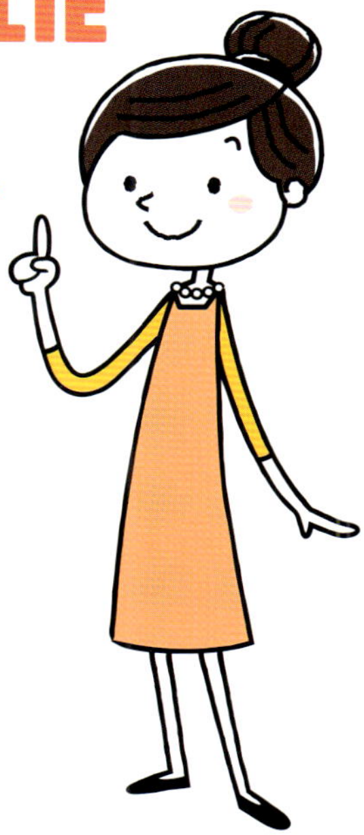

»Für mich geht es um die Grundfrage: Wem folge ich? Und meine Kinder merken sehr genau, wem ich folge, nämlich Jesus.«
ANDREAS

»Also, was ist christliche Erziehung? Gar nicht so leicht zu beantworten.«
MELANIE

Familie in der Diskussion

Über fast kein anderes Thema wird in Medien und unter Fachleuten so dauerhaft und kontrovers diskutiert wie über Familie. Die einen sehen das Ende der traditionellen Familie gekommen und beklagen, dass immer weniger Menschen heiraten, immer weniger Kinder geboren werden und die Vielfalt an familiären Lebensformen inflationär zunimmt. Die anderen sehen gerade in dieser Pluralisierung das Überleben der Familie gesichert und verweisen auf neue Konzepte des Zusammenlebens (Mehrgenerationenhaushalte etc.). Alle aber betonen letztlich die Wichtigkeit von Familie.

Auch in der Bevölkerung hat die Familie – allen Unkenrufen zum Trotz – eine ungebrochen hohe Bedeutung. 81 Prozent der Ostdeutschen und 75 Prozent der Westdeutschen sehen Familie und Kinder als sehr wichtig an. Und so kommt der 14. Familienbericht der Bundesregierung zu dem Ergebnis: »Für mehr als 90 Prozent der Bevölkerung war es die größte Freude im Leben, zu beobachten, wie Kinder groß werden (93 Prozent West- und 96 Prozent Ostdeutschland).«[2] Schaut man auf die offiziellen Zahlen des Statistischen Bundesamtes (2014), dann macht die klassische Familie (mit verheirateten leiblichen Eltern) mit 70 Prozent immer noch das Gros aus, gefolgt von Alleinerziehenden mit 20 Prozent. Erst dann kommen mit gerade einmal 10 Prozent neue familiäre Formen des Zusammenlebens wie beispielsweise Patchworkfamilien, Familien mit unverheirateten Eltern, Lebensgemeinschaften oder homosexuelle Paare mit Kindern.[3] Die Form der Familie hat sich immer gewandelt, aber bei Weitem nicht so drastisch bzw. nicht so, wie viele Menschen denken und manche Medien sensationsheischend verbreiten.

Die Form der Familie hat sich immer gewandelt, aber bei Weitem nicht so drastisch bzw. nicht so, wie viele Menschen denken und manche Medien sensationsheischend verbreiten.

Dennoch verändert sich in den Familien sehr vieles. Dazu darf man aber nicht nur die äußere Form betrachten, sondern muss auch die innere Rollenverteilung, das Verhältnis zwischen Eltern und Kindern, die Art und Weise der Erziehung, die Kommunikation in Familien u.v.m. in Betracht ziehen – in all diesen Bereichen sind die Umbrüche in den letzten Jahren viel gravierender als bei den äußeren Erscheinungsformen. Folgt man dem Bericht des Bundesministeriums für Familie, Senioren, Frauen und Jugend, so hat sich die Rollenteilung innerhalb der Familien verändert vom klassischen Alleinverdienermodell hin zu eher partnerschaftlichen Varianten:[4]

Vater alleinverdienend (Ernährer-Modell)	30 %
Vater Vollzeit, Mutter Teilzeit (Hinzuverdiener-Modell)	44 %
Beide Eltern Vollzeit (partnerschaftlich-egalitäres Modell)	14 %
Sonstige Konstellationen	12 %

Und das ist nur ein Aspekt. Die Veränderungen in der Rollverteilung bringen vor allem Väter dazu, sich stärker an der Kindererziehung zu beteiligen. Doch wie nachhaltig und intensiv prägen sie diese? Und verändert sie sich dadurch? Auch geänderte Erziehungsstile ziehen reichlich Diskussionen nach sich. Die einen fordern das Setzen von klaren Grenzen und eine Rückkehr zu Disziplin und Anstand, damit die Kinder zu Persönlichkeiten in unserer Gesellschaft werden (zum Beispiel Bernhard Bueb in »Lob der Disziplin« oder Michael Winterhoff in »Warum unsere Kinder Tyrannen werden«). Die anderen fordern Freiheit und Eigenverantwortlichkeit, weil die Kinder schon als eigene Persönlichkeiten auf die Welt kommen und nur so weiter reifen und gedeihen können (zum Beispiel Jesper Juul in »Dein kompetentes Kind« oder Haim Omer in »Stärke statt Macht«). Schauen wir auf die Diskussion in den Medien oder im Internet, könnte sie kaum kontroverser geführt werden.

Und die christliche Familie? Was macht die?

Welche Auswirkungen haben all diese Veränderungen und Diskussionen auf Familien, die bewusst sagen, dass sie ihre Kinder christlich erziehen wollen? Und was heißt »christlich« überhaupt? Ist dieser Begriff nicht sehr weit und wird teilweise inflationär gebraucht?

Ein geradezu typisches Zitat für das befürchtete Aussterben der Familie ist dieses: »Die gegenwärtige Moralrevolution zerstört die Familie. Entweder ist die Bibel Gottes Wort und dann ist sie auch unfehlbar oder der Mensch entscheidet darüber, was für ihn verbindlich ist und was nicht. Die dann entstehenden Ideologien haben deutliche Folgen für das Leben, wie die Entwicklungen auf dem Gebiet von Ehe und Familie zeigen. Es gibt Gründe für die moralische Zerstörung der Familie. Nur eine konsequente Rückkehr zu biblischen Maßstäben kann dagegen helfen.«[5] Die Frage ist natürlich, zu welchen biblischen Maßstäben hier zurückgekehrt werden soll.

Auch beim Verständnis, was eine christliche Familie ist oder sein sollte, gibt es eine große Bandbreite von Meinungen. Auf der einen Seite sind da die Verteidiger traditioneller Werte und Familienformen, die sich unter dem Motto »Demo für alle. Ehe und Familie vor« lautstark bei Demonstrationen in verschiedenen Städten Deutschlands Gehör verschaffen. Auf der anderen Seite gibt es die Denkschrift der Evangelischen Kirche in Deutschland »Zwischen Autonomie und Angewiesenheit: Familie als verlässliche Gemeinschaft stärken«, die viele Veränderungen als positive Entwicklung deutet und die Vielfalt modernen Zusammenlebens bereits in der Bibel verwurzelt sieht.

Auch hier ist also festzustellen, dass die Diskrepanzen kaum größer sein könnten. Uns geht es in diesem Buch nicht um die Frage, wer genau recht hat, sondern die Analyse, wie eine typische, durchschnittliche, engagierte christliche Familie mit all diesen Veränderungen und Diskussionen umgeht. Wie gestaltet sie konkret ihren Familien- und Erziehungsalltag? Und was daran ist eigentlich christlich? Bevor wir diesen Fragen nachgehen, wollen wir uns jedoch zunächst kurz ansehen, welche Rolle die Familie in der Bibel spielt.

Familie in der Bibel

Familie spielt in der Bibel in vielerlei Hinsicht eine besondere Rolle. Gott selbst wird oftmals mit menschlichen oder menschenähnlichen Zügen dargestellt und mit Familienrollen beschrieben. Das ist gerade im Hinblick auf Eltern-Kind-Gespräche über den Glauben von Bedeutung, da sich Kinder Gott in Gestalt eines menschlichen Körpers vorstellen bzw. mit einem erkennbaren Gesicht mit Augen, Nase, Ohren, Mund und Haaren. Am bekanntesten ist sicherlich Gott als Vater, wie er zum Beispiel im Gleichnis vom Verlorenen Sohn (Lukas 15) vorkommt. Es gibt darüber hinaus noch viele andere Bilder von Gott, die aus der familiären Erfahrungswelt stammen. So wird beispielsweise die Treue Gottes zu den Menschen mit der barmherzigen, tröstenden und mitfühlenden Liebe einer Mutter (Jesaja 49,14; 66,13) verglichen. Überhaupt enthalten viele Bilder die mütterliche Seite Gottes (Gott als gebärende Frau, als stillende Mutter, als Geburtshelferin etc.). Die besondere Bedeutung der Familie rührt daher, »dass ohne sie Aussagen über Gott und sein Verhältnis zu den Menschen anscheinend nicht ausreichend verstanden werden können«[6]. Wir können Gott also nur über unsere Erfahrungen mit Familie und mit konkreten Müttern und Vätern verstehen. Der Religionspädagoge Michael Domsgen weist darauf hin, wie wichtig diese Grunderfahrung überhaupt für Kinder ist: »Von entscheidender Bedeutung ist die Erfahrung, als von seinen Eltern erwünschtes und geliebtes Kind aufwachsen zu dürfen.«[7]

Im Kontext des Alten und Neuen Testaments wird unter dem Begriff Familie jedoch nicht die bürgerliche Familie aus Vater, Mutter und Kindern verstanden, sondern das ganze Haus und damit alle Personen, die dieser Hausgemeinschaft angehören. Teil dieser Familie sind meist auch Hauslehrer, Sklaven und Familienangehörige aus mehreren Generationen und teils ferneren Verwandtschaftsgraden. Kinder gelten in solch einer Gemeinschaft als Geschenk Gottes (Psalm 127,3) und spielen eine zentrale Rolle.

Das biblische Bild von Familie ist dabei nicht, wie oft missverstanden, normativ, will also kein festes Muster von Familie vorgeben und alle anderen Formen des Zusammenlebens als defizitäre Abweichung von der Norm abwerten. Vielmehr lenkt es den Fokus auf das spezielle Beziehungsgeflecht zwischen den verschiedenen Mitgliedern. Familie diente bereits in alttestamentlichen Zeiten zur Reflexion des Gottesglaubens, quasi als Mikrokosmos, um die Beziehung der Menschen zu Gott zu verdeutlichen. Die Liebe zu den Menschen und die Liebe zu Gott lässt sich biblisch-theologisch nicht trennen und stellt die Grundlage aller weiteren Beziehungen da (3. Mose 19,18; Matthäus 22,34-40). In der Beziehung zu Gott wird die Geborgenheit gefunden, die sich dann auch in der Familie widerspiegelt und umgekehrt. Dabei gibt es wie gesagt nicht eine biblische Idealform von Familie, sondern diese wandelt sich mit der Zeit: von der Familie im Alten Testament als Sippe, der der »pater familias« (Familienoberhaupt) vorsteht, zu der Frauen, Kinder und Sklaven gehören und die oftmals mit »Vaterhaus« (*bêt 'āv*) bezeichnet wird, hin zum »Haus« (οἶκος) im Neuen Testament.[8] Die Bibel kennt also die soziale Gestalt der modernen Kernfamilie mit Vater, Mutter, Kind nicht, sondern sammelt unter den genannten Begriffen Bewohner eines ganzen Hauses und/ oder einer Verwandtschaft. So ist es nicht verwunderlich, dass frühere Bibelübersetzungen die Bezeichnungen auch nicht mit »Familie« übersetzt haben, sondern u. a. mit den Begriffen »Sippe«, »Vaterhaus« oder »Haus« gearbeitet haben. Erst in den letzten Jahren findet sich vermehrt »Familie«, was zumindest irreführend ist, da die Assoziation der Leserinnen und Leser oftmals eher in Richtung Kernfamilie geht.

Elberfelder Bibel 1905	14
Lutherbibel 1984	5
Elberfelder Bibel 1997	63
Einheitsübersetzung 2012	131
Gute Nachricht Bibel 2012	289
Hoffnung für alle 2015	305

Quelle: bibleserver.com

Dieser Trend zeigt, dass wir in der Gefahr stehen, unsere heutige Sichtweise von Familie in die Bibel hineinzuprojizieren, wo im engeren Sinne gar nicht davon die Rede ist bzw. ein anderes Grundverständnis vorliegt. Hinzukommt, dass Jesus selbst die geistliche Nachfolge und das Reich Gottes über die Familie stellt (Markus 3,35; Lukas 9,60), eine im damaligen und oft auch heutigen Kontext ungeheure Provokation. Denn die Bedeutung der Familie beruht in gewisser Weise darauf, dass die Beziehungen innerhalb der Familie allerhöchsten Stellenwert haben. Die Gemeinschaft miteinander und die Solidarität zueinander sind immens wichtig. Gerade im Alten Testament spielt die Familie/Sippe eine so wichtige Rolle für den Einzelnen, wie wir uns das heute kaum noch vorstellen können. In gewisser Weise sind Menschen damals nicht zunächst Einzelpersonen, die dann auch noch einer Familie angehören, sondern sie sind zuallererst Mitglieder einer Sippe und dann Einzelpersonen. Wurde man aus der Familie ausgestoßen, war man sämtlicher Lebensgrundlage und sämtlichen Schutzes beraubt und somit oft nicht nur dem gesellschaftlichen, sondern auch dem physischen Tod ausgeliefert.

Dass Jesus dieser primären Bezugsgruppe ihre Vorherrschaft nimmt und das Reich Gottes und die Nachfolge darüberstellt, ist ein in der Menschheitsgeschichte einmaliger Vorgang. Denn in allen Kulturen zu allen Zeiten dieser Welt haben

Primärgruppen, wie der Name schon sagt, primäre Bedeutung. Man kümmert sich zunächst um die eigene Primärgruppe (Familie, Stamm, Volk, Nation oder ethnische Gruppe) und deren Wohl. Als Christen ist für uns jedoch nicht die Familie, sondern der Leib Christi die Primärgruppe. Der Leib Christi wiederum hat den Auftrag, sich nicht nur um die eigene Primärgruppe zu kümmern, sondern sich für das Wohl aller einzusetzen. Wir sind gesegnet, um ein Segen zu sein; wir sollen selbst unsere Feinde lieben. In gewissem Sinne kann man sagen, dass ein zentraler christlicher Wert darin besteht, die einseitige Betonung und Bindung an die Primärgruppe aufzuheben und sich stattdessen um andere zu kümmern.

Oft gilt »Familie« (gemeint ist dann immer die bürgerliche Kleinfamilie) heute pauschal als christlicher Wert. Dieser Wert kann jedoch gerade dann problematisch werden, wenn dies bedeutet, dass Christen die bürgerliche Kleinfamilie als die einzig legitime oder zumindest als die wertvollste Form des Zusammenlebens sehen und damit alle anderen Formen des Zusammenlebens und insbesondere das sogenannte Singlesein abwerten. Es ist ja fast ein wenig paradox, dass der christliche Glaube von so vielen heute als Familienreligion betrachtet und gelebt wird, obwohl ihr »Gründer« Jesus Christus doch ein Single war, der die Familienwerte seiner Gesellschaft radikal auf den Kopf stellte, sich von allen familiären Verpflichtungen und Banden frei machte und von dem kaum ein positives Wort über seine eigene Familie oder den Wert von Familie allgemein überliefert ist. Bedenkt man zudem noch, dass der Apostel Paulus das Singleleben als die ideale Lebensform für Nachfolger Christi präsentierte und er Ehe und Familie eher als kompromisshafte Zweitlösung für Menschen mit besonderen körperlichen Bedürfnissen bewertete, fragt man sich in der Tat, wodurch Christen auf die Idee kamen, Familie an sich sei ein christlicher Wert.

Damit wir nicht falsch verstanden werden: Auch wir glauben, dass der Bund der Ehe, den zwei Menschen eingehen, von Gott gewollt und gesegnet ist und dass dieser Bund sogar von Gott dazu erwählt ist, etwas von den Beziehungen der Dreieinigkeit widerzuspiegeln. Auch glauben wir, dass Ehe und Familie den von Gott gewollten sicheren Rahmen bilden, um Kinder zu bekommen und großzuziehen. Wie erwähnt, sind die familiären Beziehungen sogar die Grundlage für Gotteserkenntnis. Bei allen positiven Aspekten steht jedoch auch die Familie – wie fast alles in dieser Welt – in der Gefahr, zum Götzen zu werden, und zwar besonders dort, wo einseitig

Bei allen positiven Aspekten steht jedoch auch die Familie – wie fast alles in dieser Welt – in der Gefahr, zum Götzen zu werden, und zwar besonders dort, wo einseitig vom christlichen Wert Familie gesprochen wird.

vom christlichen Wert Familie gesprochen wird; wo sie über allem steht und alle Energie und Zuwendung allein an die Menschen innerhalb dieser Familie geht.

Dass auch die Familie sich in das Reich Gottes einordnen muss, bedeutet jedoch nicht, dass Familie etwas Negatives ist oder dann richtig gelebt wird, wenn Mütter oder Väter ihre Familie zugunsten der Gemeinde vernachlässigen. Vielmehr hat sie eine beständige und wichtige Bedeutung, wie viele Stellen im Neuen Testament zeigen. Besonders in den Briefen genießt die Familie eine besondere Wertschätzung, zum Beispiel wenn es um bestimmte kirchliche Ämter geht (1. Timotheus 3,4-5.12) oder bei den sogenannten Haustafeln, in denen alle Familienmitglieder (Hausbewohner) zur gegenseitigen Verantwortung gerufen werden (Kolosser 3,18-4,1; Epheser 5,22-6,9). Die Familie spielte bei der Glaubensvermittlung in der damaligen Zeit eine wichtige Rolle, denn der Glaube wurde über das gemeinsame Leben weitergegeben.

Lernen durch Nachahmung: Das Reich Gottes beginnt in der Familie

Familie ist letztendlich also auch eine Lerngemeinschaft. Die Herausforderung dabei ist unter anderem: Von wem kann die neue Generation der Eltern Erziehung lernen? Woher wissen junge christliche Ehepaare, wie sie ihre Ehe gestalten, ihre Kinder erziehen und Familie leben sollen?

Natürlich sind da zuerst die eigenen Erfahrungen in der Herkunftsfamilie, aber abgesehen davon stehen junge Familien oft ziemlich auf sich selbst gestellt da. Das »Haus« als größere Lebensgemeinschaft ist schon lange Geschichte und durch die hohe Mobilität in Studium und Beruf sind Eltern und Großeltern oft weit weg. In unseren Gemeinden spielt das Thema Familie oft nur in bestimmten, eher abgrenzenden Zusammenhängen eine Rolle: Es wird viel über die wichtige Funktion des Vaters gesprochen sowie von der traditionellen Familie als Gegenpol zu anderen Familienformen. Die viel wichtigere Frage aber, wie ein gesundes Familienleben im Alltag aussehen kann, in dem beide Elternteile Verantwortung tragen, wird selten thematisiert oder bestenfalls in spezielle Seminare ausgelagert.

Orientieren wir uns an der Bibel, dann wird sehr schnell deutlich, dass auch der Glaube vor allem durch Nachahmung erlernt wird. Die Kinder schauen sich den Glauben von den Eltern ab. Betrachtet man den großen Einfluss der Eltern auf die Entwicklung des Kindes sowie das Wissen darüber, dass Kinder insbesondere an Vorbildern lernen, dann wird unmittelbar deutlich, dass familiäre Glaubenserziehung zu einem großen Teil indirekt stattfindet, also einfach, indem der

Glaube vorgelebt wird. Familiäres Nachahmungslernen spielt somit eine besondere Rolle für die Glaubensentwicklung, auch wenn mit zunehmendem Alter des Kindes auch andere Vorbilder von Bedeutung werden.

Wie stark sind sich Eltern ihrer Prägekraft bewusst und wie gehen sie mit diesem Bewusstsein um? Welches Gottesbild wollen Eltern ihren Kindern vermitteln? Denn Kinder orientieren sich zuallererst an den Eltern und schließen von deren Verhalten auf Gott. Damit gewinnt die Vorbildfunktion der Eltern ein entscheidendes Gewicht. Ein sehr strenger oder auch kaum anwesender Vater wird zunächst automatisch auf das Gottesbild übertragen werden.

Doch auch das Verhalten an sich wird nachgeahmt und bildet die Grundlage für die Vermittlung von Werten und Normen wie Achtung der Menschenwürde, Umgang mit Besitz, Höflichkeit, Freundlichkeit, Hilfsbereitschaft, Opferbereitschaft, ehrenamtliche Mitarbeit, Liebe zu Gott und seinem Wort, Gebet, Glaube, soziale Einstellung etc. Das Leben im Alltag spricht die deutlichste Sprache. Es gibt ein geflügeltes Wort von Karl Valentin, das dies sehr gut auf den Punkt bringt: »Was nütze alle Erziehung, die Kinder machen uns sowieso alles nach.«

Die entscheidenden Impulse gehen dabei vom gemeinsamen Leben aus – nicht umsonst wird in der Bibel darauf so großen Wert gelegt. Wird das gemeinsame Leben vernachlässigt, werden viele Werte vom Kind nicht verinnerlicht bzw. es werden andere Werte übernommen. Gut brachte das der bekannte Pädagoge Thomas Gordon in seinem schon etwas älteren, aber immer noch lesenswerten Erziehungsbestseller »Familienkonferenz« auf den Punkt:

> Eltern können ihre Wertvorstellungen lehren, indem sie sie vorleben. Wenn sie wollen, dass ihre Kinder Ehrlichkeit schätzen, müssen die Eltern täglich ihre eigene Ehrlichkeit demonstrieren. Wenn sie wollen, dass ihre Kinder Großzügigkeit schätzen, müssen sie sich großzügig verhalten. Wenn sie wollen, dass ihre Kinder sich »christliche Werte« zu eigen machen, müssen sie sich selbst wie Christen verhalten. Das ist der beste und vielleicht der einzige Weg für Eltern, Kinder ihre Wertvorstellungen zu »lehren«.[9]

Nachahmung und gemeinsame Lebensgestaltung gehören im Neuen Testament zum Selbstverständnis der christlichen Lebensgestaltung. Der amerikanische Missionar James Stalker hat beschrieben, wie das Prinzip Nachahmung gerade von Jesus und seinen Jüngern praktiziert wurde: »Für die zwölf Jünger bestand der wertvollste Aspekt ihrer Verbindung mit Christus einfach in dem Vorrecht, mit

Ihm zu sein – Tag für Tag jenes wunderbare Leben zu sehen und täglich still, fast unbemerkt, von Seinem Charakter geprägt werden zu können.«[10] Aber nicht nur bei Jesus spielt das Thema Nachahmung eine wichtige Rolle, sondern auch bei Paulus. In 1. Korinther 4,14 benutzt der Apostel das Wort sogar explizit im Zusammenhang mit dem Thema Erziehung: Er ist der Vater, die Gemeinde in Korinth die Kinder, die er erziehen und prägen möchte. Er fordert sie auf: »Werdet meine Nachahmer, wie ich Christus nachahme« (1. Korinther 11,1).

Im 18. Jahrhundert nahm Nikolaus Graf von Zinzendorf als einer der ersten das Thema Nachahmung für die Glaubenserziehung auf. Dabei waren seine Erziehungsgrundsätze geradezu revolutionär, wie der Zinzendorf-Kenner Zimmerling beschreibt.[11] Zinzendorf wollte weg von starren Regeln und den körperlichen Strafen hin zu einer kinderzentrierten Erziehung, in der die Nachahmung eine zentrale Rolle einnahm. »Hauptaufgabe aller Erziehung ist es, zu dieser Gemeinschaft hinzuführen. Im Heranwachsenden soll die Gemeinschaft mit Jesus Christus selbsterzieherisch Kräfte freisetzen helfen.«[12] In der Geschichte der Erziehung und insbesondere der Glaubenserziehung standen sich aber schon immer verschiedene Ansätze gegenüber und wurden diskutiert.

»Im Heranwachsenden soll die Gemeinschaft mit Jesus Christus selbsterzieherisch Kräfte freisetzen helfen.«

Diese grundsätzlichen Gedanken zur Familie haben uns während der Studie begleitet, da es explizit um die christliche Erziehung ging und die Bibel für viele Befragte eine große Rolle spielt, auch in Erziehungsfragen. Wie wir dabei vorgegangen sind und wen wir befragt haben, erklären wir im folgenden Abschnitt.

Ein Blick hinter die Kulissen

Im Film »Kitchen Stories« sehen wir eine schwedische Familie der 1950er-Jahre an ihrem Küchentisch sitzen und eine Mahlzeit einnehmen. Alles scheint normal. Bis die Kamera zurückfährt und wir in der Ecke der Küche einen Mann mit Hornbrille sehen, der auf einem Hochstuhl sitzt und auf einem Notizblock Aufzeichnungen macht. Der Mann ist ein Forscher des schwedischen Forschungsinstituts für Heim und Haushalt, das das Verhalten von Hausfrauen in ihren Küchen untersucht, um die Anordnung der Haushaltsgeräte zu optimieren. Das Gespräch mit der Familie, ja jeglicher Kontakt oder gar Hilfe bei den täglichen Arbeiten ist dem Wissenschaftler strikt untersagt, da dies die Forschungsergebnisse verfälschen würde. Diese Situation ist natürlich absurd und der Film unter anderem eine Parodie auf die Tatsache, dass manche Dinge nicht einfach neutral erforscht werden können.

Als Forscher würden wir ebenfalls gerne den Alltag christlicher Familien direkt beobachten. Natürlich geht dies nicht. Der immense Zeitaufwand wäre dabei noch das geringste Problem. Aber es gibt andere Möglichkeiten, etwas über den Familienalltag zu erfahren. Wir wollen daher kurz beschreiben, wie wir die Studie, auf der dieses Buch aufbaut, durchgeführt haben und wer daran teilgenommen hat.

Unsere Forschung

Wir sind die Studie in mehreren Schritten angegangen. Zunächst haben wir versucht, möglichst alles Wissen zum Themenkomplex zusammenzutragen und systematisch auszuwerten. Ein besonderer Schwerpunkt lag dabei auf anderen empirischen Studien, weil dieses Wissen gesicherter ist bzw. eine höhere Qualität hat. Oft liegen die gängigen Meinungen, wie die familiäre Realität aussieht, und die Wirklichkeit weit auseinander. Natürlich bieten auch empirische Studien keinen ungetrübten Blick, jedoch sind wir überzeugt, dass man mit ihrer Hilfe mehr und besser sehen kann. Denn nur so können die eigenen Annahmen kritisch überprüft werden. Wir werden noch sehen, dass es einige Ergebnisse gab, die ganz anders ausfielen, als wir gedacht hätten.

Nachdem wir uns einen ersten Überblick über den Forschungsstand verschafft hatten, haben wir einen Leitfaden mit Fragen für qualitative Interviews erstellt und fünf Interviews durchgeführt. Der Interviewer sitzt dabei der interviewten Person gegenüber und stellt ihr offen formulierte Fragen, die zum freien Erzählen anregen – in diesem Fall dazu, wie die christliche Erziehung im Alltag aussieht und wie sie ihre eigene christliche Erziehung erlebt hat. Wir interviewten fünf Mütter und Väter, die sich explizit als Christen verstehen, selbst christlich aufgewachsen sind und mindestens ein Kind im Alter von 8 bis 18 Jahren haben, das noch zu Hause lebt. Diese Interviews gaben uns einen ersten tiefer gehenden Einblick und halfen uns beim Erarbeiten des quantitativen Online-Fragebogens.

Diesen Fragebogen auszuarbeiten, zu testen und zu überarbeiten, war der nächste Schritt. Denn wir wollten das Thema nicht nur explorativ erfassen, sondern systematische Daten über die Erziehung und Glaubensvermittlung in christlichen Familien sammeln, und das über eine große Fallzahl hinweg. Dafür eignet sich am besten ein sogenannter quantitativer Fragebogen, also ein Fragebogen mit vornehmlich geschlossenen Fragen bzw. festen Antwortvorgaben, hinter die man einfach Häkchen setzen muss. Auf diese Weise werden Daten produziert, die aus Zahlen bestehen. Dabei erhält man nicht nur Aussagen über die Häufigkeit bestimmter Phänomene, sondern kann die Ergebnisse mithilfe diverser, teils sehr komplexer statistischer Verfahren in vielerlei Hinsicht und mit großen Tiefenbohrungen analysieren.

Befragt haben wir also die Eltern. Uns ist bewusst, dass wir damit nur eine spezifische Sichtweise erfassen. Oft wäre es auch sehr interessant gewesen zu wissen, was die Kinder gesagt hätten. Leider war dies methodisch bzw. mit den uns zur Verfügung stehenden Mitteln nicht möglich.

Der Fragebogen, den wir entworfen haben, enthielt schließlich 66 Frageblöcke. Dies war an der Obergrenze dessen, was man Befragten zumuten kann. Die durchschnittliche Bearbeitungszeit betrug 25 Minuten. Insgesamt erhielten wir auf diese Weise einen recht umfassenden Einblick in die Realität christlicher Familien und deren Erziehung. An der Studie konnten Eltern teilnehmen, die sich selbst als Christen verstehen und in deren Haushalt wenigstens ein Kind zwischen 4 und 18 Jahren lebt. Da die Antworten auf viele Fragen stark vom Alter des Kindes abhängen (z.B. ob man mit dem Kind ein Abendritual durchführt), fragten wir zu Beginn nach dem jüngsten im Haushalt lebenden Kind in dieser Altersspanne und nach dessen Namen und Alter. Viele Fragen wurden dann speziell zu diesem Kind gestellt, zum Beispiel: »Führen Sie zusammen mit Miriam (oder Albert oder Frauke – je nachdem, was die Person eingegeben hatte) ein Abendritual mit Bezug zu Ihrem Glauben durch?« Dies machte viele Fragen nicht nur persönlicher und konkreter, sondern ermöglichte uns, bei der späteren Analyse festzustellen, ob sich die Antworten bei zunehmendem Alter verändern, und wenn ja, wie. Wann immer wir an späterer Stelle nicht von Kindern im Plural, sondern von »dem Kind« sprechen, beziehen sich die Ergebnisse auf diese Sorte von Fragen.

An der Studie haben insgesamt 2151 Personen teilgenommen, 1752 kamen letztlich in unsere Auswertung, weil diese den Fragebogen komplett ausgefüllt hatten. Für einen Abbruch gibt es viele mögliche Gründe: weil der Fragebogen zu lang war, weil die Fragen als nicht gut befunden wurden, weil etwas dazwischenkam etc. Die Ergebnisse haben wir im Zeitraum von mehreren Monaten mithilfe von verschiedenen statistischen Methoden und Verfahren analysiert und interpretiert. Allein auf diese Weise sind mehrere Hundert Seiten an Auswertung entstanden. Im Folgenden steht aber nicht die Studie, sondern die jeweiligen

Themen und Ergebnisse im Vordergrund. Um es gut lesbar und nachvollziehbar zu machen, haben wir nicht immer alle Daten und Details genannt. Wer dies nachholen oder Spezifisches genauer anschauen oder überprüfen will, der kann sich den kompletten Forschungsbericht hier herunterladen:

www.scm-brockhaus.de/familienstudie

Während der Online-Befragung und teils danach führten wir sieben weitere qualitative Interviews durch. Auf diese Weise haben wir ergänzend zu den Ergebnissen der Online-Befragung insgesamt zwölf Gespräche mit der Zielgruppe geführt, durch die wir mehr subjektive Details und Einblick in christliche Familien und ihre Erziehung bekommen haben. Diese Interviews, die meist 60–90 Minuten dauerten, haben wir ausgewertet; sie fließen immer wieder in die Gesamtinterpretationen mit ein. Zudem haben wir kurze Portraits erstellt, die einen faszinierenden, eher narrativen Einblick in einzelne christliche Familien geben und zwischen die einzelnen Kapitel gestreut sind (natürlich anonymisiert).

Auf diese Weise haben wir eine »Landkarte der christlichen Erziehung« geschaffen, die mit der quantitativen Studie einen Blick aus der Vogelperspektive aufs Große und Ganze wagt und mit der qualitativen Studie ganz nah heranzoomt und die Innenperspektive einzelner Eltern nachvollziehbar macht.

Die Befragung

Um die Vielfalt christlicher Familien abzubilden, haben wir uns bemüht, ein möglichst breites Spektrum an Zugangswegen zu nutzen.[13] Einige Wege kamen durch die SCM-Verlagsgruppe zustande, mit der wir eng zusammengearbeitet haben. Vor allem über die Zeitschrift »family«, die direkt von unserer Zielgruppe gelesen wird, wurde für die Studie geworben: durch einen Artikel zum Thema, durch einseitige Heftanzeigen sowie durch Einladungen auf der Facebook-Seite etc. Heftanzeigen und Einladungen auf verschiedenen Internetplattformen gab es auch in den Zeitschriften »Joyce« (einer christlichen Frauenzeitschrift), »MOVO« (einer christlichen Männerzeitschrift) sowie in den Zeitschriften »AufAtmen« und »3E«. Des Weiteren baten wir verschiedene christliche Internetportale wie evangelisch.de, jesus.de und katholisch.de darum, ihre Plattform für eine Einladung zur Studie nutzen zu dürfen. Darüber hinaus luden wir auf unseren Facebook-, Twitter- und sonstigen Accounts sowie über Blog und E-Mail zur Studie und zur Weiterleitung des Links ein. Im Fragebogen fragten wir zu Beginn, wodurch die TeilnehmerInnen auf die Befragung aufmerksam geworden waren. Das Ergebnis ist in der unteren Grafik rechts zu erkennen.

WO SIND SIE AUF DIE BEFRAGUNG AUFMERKSAM GEWORDEN?

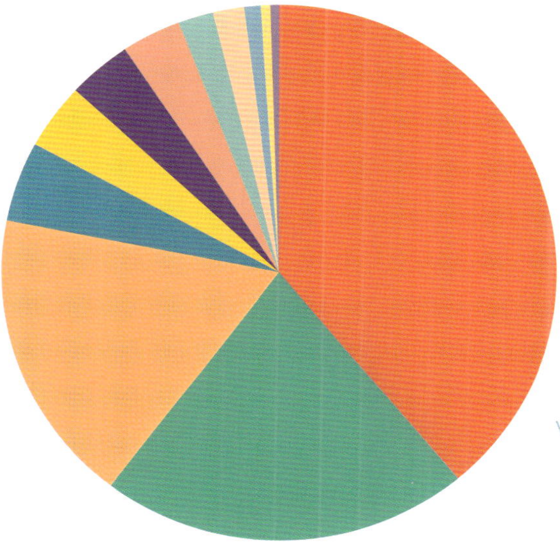

Für die weitere Analyse wurden die Zugangswege in fünf Gruppen zusammengefasst:

1) family: **21,5 %**
2) SCM ohne family (www.jesus.de, Joyce, MOVO, 3E und AufAtmen): **13,8 %**
3) Facebook: **17,7 %**
4) Einladung per Mail: **38,9 %**
5) Internet Sonstiges (www.evangelisch.de, Twitter, andere Internetseiten, Blogs und Foren): **8,2 %**

Die gewählte Form der Datenerhebung ist im Hinblick auf die Verallgemeinerbarkeit der Befunde nicht ideal. Da die Befragung rein online durchgeführt wurde, fallen grundsätzlich Personen weg, die keinen Internetzugang haben oder das Internet nicht nutzen. Von den christlichen Eltern mit Internetzugang konnten außerdem nur die erreicht werden, die einen der Zugangswege nutzen (zum Beispiel Leser der entsprechenden Zeitschriften). Letzteres Problem versuchten wir zu reduzieren, indem – wie beschrieben – sowohl offline als auch online auf den verschiedensten Wegen für die Studie geworben wurde. Letztlich erhielten wir dadurch einen guten Zugang zur vielfältigen Wirklichkeit christlicher Familien.

Um abschätzen zu können, wie die Ergebnisse durch die Zusammensetzung der Befragten beeinflusst wurden, wurden viele von ihnen getrennt nach Zugangswegen, Denomination, Geschlecht und anderen Merkmalen analysiert. Bei den Zugangswegen ergaben sich hierbei nur an einigen Stellen signifikante Unterschiede zwischen den Gruppen. Beispielsweise zeigten sich die auf Facebook rekrutieren Personen etwas freiheitlicher, aber zugleich auch zurückhaltender bei der Glaubenserziehung als die per Mail Eingeladenen. Insgesamt aber waren die Befragten über die unterschiedlichen Zugangswege hinweg überraschend homogen, das heißt, ihr Antwortverhalten unterschied sich meist nicht oder nur sehr gering voneinander. Dies spricht dafür, dass die Ergebnisse nur im geringen Maße von den gewählten Zugangswegen abhängen. Damit kann natürlich nicht ausgeschlossen werden, dass unter Berücksichtigung anderer Zugangswege (z. B. eine postalische Befragung unter Mitgliedern der katholischen Kirche) die Ergebnisse anders ausfallen würden.

Wie ein Blick auf die Verteilung der Denominationen bei den Befragten zeigt, stammen die meisten Teilnehmer aus dem evangelisch-freikirchlichen Milieu oder der evangelischen Kirche.

DENOMINATIONEN

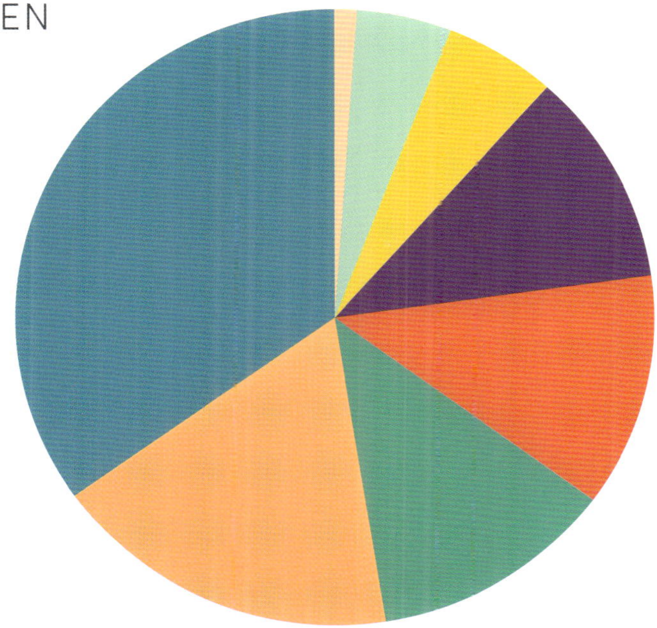

keiner christlichen Gemeinschaft angehörend	1,14 %
Römisch-katholische Kirche	4,8 %
Baptisten	5,65 %
Pfingstkirche und charismatische Freikirchen	11,19 %
Evangelische Gemeinschaftsbewegung	12,28 %
Sonstige Freikirchen	12,39 %
Freie Evangelische Gemeinden	17,7 %
Evangelische Kirche	34,84 %

Pfingstkirchen und charismatische Freikirchen:
37 % Pfingstkirchen und 63 % charismatische Freikirchen
Sonstige Freikirchen: 24 % Brüdergemeinden, 18 % Mennoniten, 12 % Methodisten, 10 % Hausgemeinden, 27 % sonstige Freikirchen (ohne Anschluss an einen Bund) und 8 % Sonstige.

Auch aus der größten deutschen Bevölkerungsstudie, dem sogenannten ALLBUS, generierten wir zwei Vergleichsgruppen. Einmal die der Eltern, bei denen wenigsten ein Kind zwischen 4 und 18 Jahren im Haushalt lebt. Sie ermöglichte uns Aussagen darüber, inwiefern die Gruppe unserer Studienteilnehmer von einer vergleichbaren Gruppe aus der Gesamtbevölkerung abweicht. Als zweite Vergleichsgruppe diente eine Gruppe von Personen mit christlicher Konfession (nicht ausschließlich Eltern), die angab, häufiger als einmal pro Woche zu beten. Eine regelmäßige Gebetspraxis hat sich in der Forschung als relativ guter Indikator für Religiosität insgesamt gezeigt. Das heißt, jemand, der häufig betet, weist mit einer gewissen Wahrscheinlichkeit auch in anderen Aspekten Merkmale eines aktiven Glaubens auf. Diese Vergleichsgruppe erlaubte uns zu überprüfen, inwiefern die Befragten der Familienstudie von einer christlichen Vergleichsgruppe abweichen.

An dieser Stelle kurz ein Kommentar zu dem Wort Religiosität. Weil es uns um den christlichen Glauben geht, sprechen wir im Folgenden meist von Glaube, Glaubenserziehung etc. Manchmal greifen wir aber auf Ergebnisse von anderen Studien zurück, die das Wort Religiosität benutzen, welches wir dann übernehmen. Wir sind uns bewusst, dass beides nicht gleichzusetzen ist und dass manche Christen gegenüber Religion bzw. Religiosität eher negativ eingestellt sind, weil sie sagen: »Glaube und Religion sind Gegensätze.« Wenn Religionssoziologen oder andere Wissenschaftler versuchen, den Glauben zu erforschen, sprechen sie jedoch in der Regel von Religion und Religiosität. Dabei hat sich gezeigt, dass gerade die Intensität der Religiosität eines Menschen – viele von uns würden sagen: der Grad an Frömmigkeit – an fünf verschiedenen Dimensionen »gemessen« werden kann:

1) Glaubensüberzeugungen, z. B.: Bin ich davon überzeugt, dass ein personaler Gott existiert?
2) Öffentliche Praxis: Besuche ich regelmäßig einen Gottesdienst?
3) Private Praxis: Wie häufig bete ich?
4) Erfahrung: Erlebe ich die Nähe Gottes?
5) Interesse: Beschäftige ich mich aktiv mit Glaubensfragen?

Jedem ist klar, dass man Religiosität bzw. Glaube nicht direkt messen kann. Dennoch haben sich diese Dimensionen, zu denen sich teils Fragestandards etabliert haben, als gute Indikatoren erwiesen. So fragten wir unsere Eltern beispielweise auch danach, wie häufig sie beten. 77 Prozent beten mehrmals am Tag, über 90 Prozent wenigstens einmal am Tag. In der Gruppe der ALLBUS-Eltern, die die Gesamtbevölkerung repräsentiert, tun dies nur 18 Prozent. Auch überprüften wir mit einer Frage, ob für unsere Eltern der Glaube in der Erziehung wirklich eine große Rolle spielt. Bei 90 Prozent tat er das. All das spricht dafür, dass unsere

Gruppe (religionssoziologisch gesprochen) aus größtenteils hochreligiösen Menschen besteht. Genau diese wollten wir ja auch erreichen. Menschen, die bewusst glauben, deren Glaube eine große Rolle in ihrem Leben spielt und für deren Erziehung es daher auch zentral ist, dass und wie sie glauben.

Was sonst charakterisiert unsere Zielgruppe? An unserer Befragung nahmen zu knapp 70 Prozent Mütter und gut 30 Prozent Väter teil. Das war in gewisser Weise zu erwarten. So sind auch in unseren beiden Vergleichsgruppen weibliche Personen überrepräsentiert. Zu der Gruppe ALLBUS-Eltern gehören 56 Prozent Frauen (weil es mehr alleinerziehende Mütter als Väter gibt) und zu der Gruppe ALLBUS-Gebet 64 Prozent (weil Frauen im Durchschnitt deutlich religiöser sind als Männer). Ferner sind Frauen tendenziell stärker für die Kinderbetreuung zuständig und daher vermutlich auch eher für das Thema zu gewinnen als Männer. Mit dieser Vermutung übereinstimmend hat beispielsweise die christliche Familienzeitschrift »family« eine größtenteils weibliche Leserschaft (87 Prozent Frauen). Alles in allem war somit erwartbar, dass Frauen in unserer Stichprobe dominieren. Dennoch haben wir bei allen Ergebnissen untersucht, ob sich die Antworten der Männer von denen der Frauen stark unterscheiden. Dabei stechen die Männer in unserer Befragung möglicherweise in puncto Engagement in der Erziehung hervor. Manche Unterschiede könnten dadurch überdeckt werden. Das Geschlecht des Kindes (also des jüngsten Kindes zwischen 4 und 18 Jahren) ist hingegen nahezu gleich verteilt. Dieses ist im Durchschnitt 8 Jahre alt, während das Durchschnittsalter der Befragten bei 41 Jahren liegt. Das durchschnittliche Alter der Gruppe ALLBUS-Eltern liegt sehr nahe bei 42 Jahren.

77 Prozent unserer Eltern beten mehrmals am Tag, über 90 Prozent wenigstens einmal am Tag.

Unsere Befragten sind überdurchschnittlich hochgebildet. 49 Prozent haben ein abgeschlossenes Studium. In den beiden ALLBUS-Vergleichsgruppen liegt der Anteil der Personen mit abgeschlossenem Studium mit 23 Prozent (ALLBUS-Eltern) und 21 Prozent (ALLBUS-Gebet) deutlich niedriger. Bei der Leserschaft der family beträgt dieser Anteil 33 Prozent. Es scheint sich hierbei um eine Besonderheit des untersuchten Milieus zu handeln.[14] Trotzdem haben wir auch hier bei der Analyse der Ergebnisse immer wieder geschaut, ob es zu möglichen Verzerrungen durch den Bildungshintergrund gekommen ist.

Nahezu alle Teilnehmer an der Studie haben einen festen Partner (97 Prozent aller Befragten) und sind mit diesem verheiratet (98 Prozent aller Personen mit Partner). Die durchschnittliche Kinderzahl liegt bei knapp 3 – genau genommen 2,91 –, aber der Einfachheit halber haben wir immer auf ganze Zahlen gerundet.

Die sogenannte Geburtenrate in Deutschland lag 2013 bei ca. 1,4, ist aber nicht direkt mit der durchschnittlichen Kinderzahl pro Frau vergleichbar. In der ALLBUS-Eltern-Gruppe sind 79 Prozent verheiratet und die Kinderzahl liegt bei 2,2. In der ALLBUS-Gebet-Gruppe sind 63 Prozent verheiratet, die durchschnittliche Kinderzahl liegt bei 1,8. Auch hier handelt es sich jedoch vermutlich um ein Spezifikum des untersuchten Milieus. Aus verschiedenen anderen Untersuchungen ist der Zusammenhang zwischen hoher Kinderanzahl und Religiosität bekannt.[15]

Betrachten wir schließlich noch den Wohnort unserer Befragten. 88 Prozent kommen aus Deutschland, 7 Prozent aus der Schweiz, 3 Prozent aus Österreich und weitere 3 Prozent aus anderen Ländern. Die deutschen Befragten stammen vor allem aus Baden-Württemberg (32 %), Nordrhein-Westfalen (14 %), Sachsen (11 %) und Hessen (11 %). Insbesondere Befragte aus Baden-Württemberg und Sachsen sind im Vergleich zur Gesamtbevölkerung überrepräsentiert, die aus Bayern unterrepräsentiert.[16] Ersteres lässt sich vermutlich dadurch erklären, dass der Anteil evangelischer Hochreligiöser in diesen Bundesländern besonders groß ist (durch frühere Erweckungsbewegungen), Letzteres durch die recht geringe Beteiligung von Personen mit katholischer Konfession.

WOHNORT

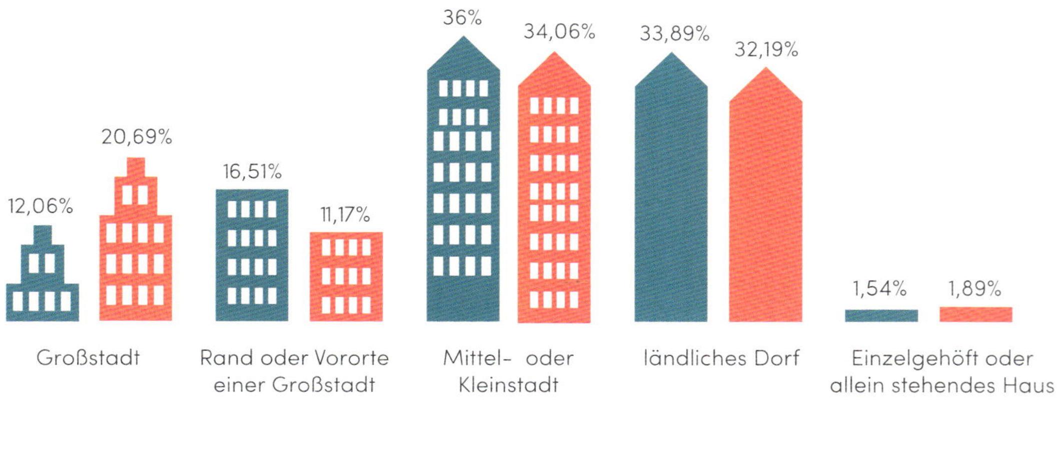

N(Familienstudie)=1750, N(ALLBUS)=3480

Wie die Grafik zeigt, wohnen die meisten Befragten in einer Mittel- oder Kleinstadt. Im Vergleich mit der Gesamtbevölkerung sind Befragte aus Großstädten unter- und aus Rand- oder Vororten einer Großstadt überrepräsentiert. Dies ist bei den Vergleichsstichproben ALLBUS-Eltern und ALLBUS-Gebet ganz ähnlich.

Somit haben wir ein erstes Bild von unserer Zielgruppe gewonnen und kurz beschrieben, wie wir geforscht haben. In der Einführung sprachen wir von vielen Veränderungsprozessen, die die Familie betreffen. Diese Prozesse und ihre Auswirkungen werden wir im nächsten Kapitel genauer betrachten.

PORTRAIT ANDREAS

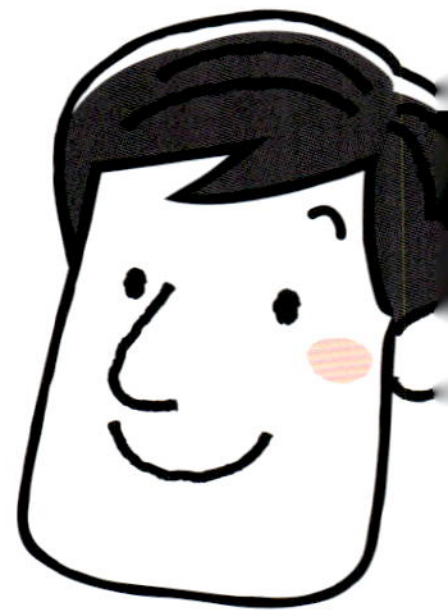

»Ich folge Jesus und die Art, wie ich meine Kinder behandle, hat auch einen Touch davon. Es geht darum, wem ich folge, und die Kinder merken sehr genau, dass Jesus mein Lehrer ist und dass ich diese Priorität habe.«

Andreas ist 50 Jahre alt, verheiratet mit Simone und hat zwei Töchter, die beide in der Pubertät sind. Er arbeitet in der Industrie und besucht mit seiner Familie eine freie Gemeinde in Nordrhein-Westfalen. Andreas ist katholisch und gehört bis heute zur katholischen Kirche. Erziehung findet aus seiner Sicht *»eigentlich permanent statt«*, da er *»permanent Vorbild«* sei. Besonders wichtig ist ihm, dass seine Kinder wissen, dass sie wertvoll und geliebt sind. Unter anderem deswegen verfasst er jedes Jahr zu Weihnachten einen persönlichen Brief an seine Töchter, in dem er neben gemeinsamen Erlebnissen beschreibt, was er in ihnen sieht und welche tollen Entwicklungen er bei ihnen beobachtet. Er versucht dadurch, *»zu bestätigen, zu fördern, zu ermutigen, Liebe auszudrücken und deutlich zu machen, wie großartig es für mich ist, ihr Papa zu sein«*.

Die wichtigsten Ziele in der Erziehung sind für ihn, dass die Kinder zu stabilen Persönlichkeiten heranwachsen, beziehungsfähig sind und irgendwann so glauben wie er. Wichtige Werte sind Respekt, eine Sensibilität anderen Personen gegenüber sowie Zuverlässigkeit. All dies lässt sich aus seiner Sicht ohnehin nicht wirklich voneinander trennen. Zu seinen Kindern hat er eine gute Beziehung, was er nicht als selbstverständlich ansieht. Deutlich wurde ihm das, als seine Töchter ihm zum Geburtstag jeweils einen Brief schrieben. Sie drückten darin aus, *»wie viel ihnen die Zeit bedeutet, die wir zusammen verbringen, wie viel ihnen das bedeutet, dass wir eine intakte Familie sind, weil sie mittlerweile vieles sehen, wo es eben nicht mehr so ist«*. Trotz dieser guten Beziehung beschreibt er, dass seine Frau *»mehr Nähe«* zu den Töchtern habe und er *»ein bisschen mehr Distanz«*. *»Ich war immer mehr Respektsperson als der ganz Nahbare. […] Wenn ich ein Wort gesagt hab, dann hatte das halt ein bisschen mehr Autorität.«*

Seinen Kindern möchte Andreas das Gottesbild eines liebenden Vaters vermitteln, der treu und fürsorglich ist und sich als ein vertrauenswürdiger Freund erweist. Im Zentrum des Glaubens steht für ihn Jesus. Wichtig war ihm, seinen Kindern gar nicht erst einen Kinderglauben zu vermitteln, der dann später abgelöst werden musste. »*Ich habe nie zu sehr darauf insistiert, dass es diese Arche gab […] Damit die Kinder nicht irgendwann sagen: ›Die passten doch alle gar nicht in die Arche und was war mit den Dinosauriern? Das, was ihr mir alles erzählt habt, ist ja gar nicht wahr.*«

Als wiederkehrende Herausforderung formuliert er: »*Es ist immer schwierig abzuwägen, wie viele Freiheiten die Kinder bekommen können.*« So sucht er oft das richtige Maß, zwischen »*wie viel kann ich sie laufen lassen*« und »*wie viel Form gebe ich ihnen*«. Hin und wieder überfällt ihn eine Unsicherheit, ob seine Erziehung gut genug ist. Dann fragt er sich: »*Habe ich genug getan, habe ich ihnen genug vermittelt, sind sie ausgerüstet, um den Anforderungen des Lebens zu begegnen?*« Bislang erlebte er mit seinen Töchtern trotz Pubertät und normaler Alltagskonflikte keine wirklich großen Auseinandersetzungen, »*bei denen das Gespräch miteinander abgerissen ist*«.

Orientierung für die Erziehung seiner Kinder holte sich Andreas aus Predigten und aus Erziehungsratgebern. Vieles wurde jedoch auch einfach ausprobiert und selbst herausgefunden.

Die Familie betet viel zusammen, zum Beispiel vor dem Essen, aber auch füreinander und für andere. Dies ist das Ergebnis eines längeren, anfangs als schwierig empfundenen Prozesses. Ähnliches gilt für die Gemeindezugehörigkeit. So gab es eine Phase, in der sich die Kinder in der damaligen Gemeinde nicht wohlfühlten und deshalb nicht mit in den Gottesdienst kamen. Daraufhin suchten sie sich als Familie gemeinsam eine neue Gemeinde, in die alle gerne gingen. Die Gottesdienste erleben sie vor allem als Treffen von Freunden und Vernetzten. Die Töchter besuchen zudem die Jugendgruppe.

Andreas ist selbst in einer christlichen Familie groß geworden. Den Glauben seiner Eltern beschreibt er als sehr ritualisiert. Trotzdem hat er von ihnen einiges Positives übernommen, vieles aber auch verändert. Er erzählt, dass er als Heranwachsender in seinem Glauben mehr von der Gemeinde als von seinen Eltern geprägt wurde. Dort hat er »*so eine klassische Gemeindekarriere gemacht, von Sonntagsschule über Teenagergruppe zur Jugendgruppe*«. In seinem Elternhaus wurde nicht viel geredet und manches empfindet er rückblickend als recht gehemmt.

In der heutigen Gesellschaft hat sich nach Andreas' Einschätzung im Vergleich zu früher vor allem das Rollenverständnis von Mann und Frau verändert, zudem sieht er, dass Kinder mehr Mitspracherecht haben und sich überhaupt das Verhältnis zu Hierarchien verändert hat. Zugleich empfindet er die heutige Kindheit als viel verplanter und mit weniger Freizeit als früher. Alles sei kurzlebiger geworden und daran habe auch die große Bedeutung der digitalen Medien mit Schuld.

KAPITEL 2

BLEIBT NICHTS MEHR, WIE ES WAR? FAMILIE UND ERZIEHUNG IM WANDEL

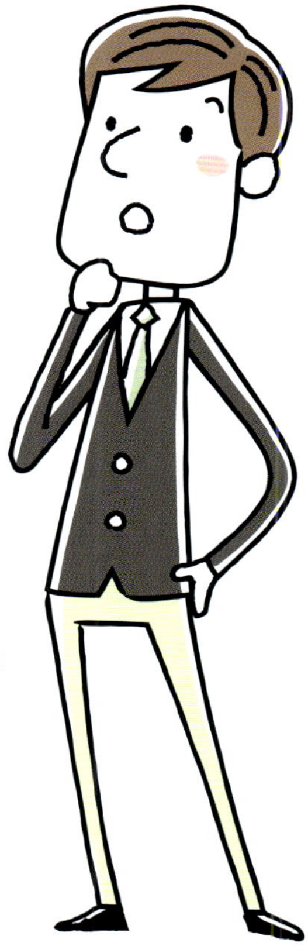

»Schlimm ist, dass Erziehung oft gar nicht mehr stattfindet, dass auch diese zerrütteten Familienverhältnisse ganz stark zunehmen und dass das einen sehr schlechten Einfluss auf die Kinder und auf die Gesellschaft hat. Das sehe ich ganz klar so.«
ROBERT

»Ich habe den Eindruck, heute wird sehr viel gefördert. Kinder werden viel mehr gefördert als zu der Zeit, als ich eine Jugendliche war.«
NADJA

Eine sich immer schneller verändernde Gesellschaft

Es gibt eigentlich niemanden, der bestreitet, dass sich unsere Gesellschaft radikal wandelt. Nun, zu einem gewissen Grad ist Gesellschaft immer in Bewegung. Und doch gibt es einige handfeste Indizien dafür, dass sie sich heute tatsächlich immer schneller wandelt.[17] Immer neue Techniken sorgen für Beschleunigung. Beispielsweise hat sich die Informationsübermittlung von Boten, Rauchzeichen, Brieftauben über Telegramme, Telefon hin zu E-Mails, Chatten, Facebook, Twitter und WhatsApp extrem verschnellert. Die entsprechende Technologie vorausgesetzt, können heute problemlos jederzeit Menschen überall auf der Welt miteinander in Echtzeit kommunizieren.[18]

Dies führt dazu, dass sich auch der soziale Wandel beschleunigt. Denn mit neuen Technologien (wie dem Internet) gehen immer auch neue Berufe (zum Beispiel Social Web Designer), neue Formen des sozialen Miteinanders (»social media«), neue Kommunikationsformen (E-Mails, Chatten), neue Verhaltensweisen im Alltag (zum Beispiel die Art, wie man sich zum Geburtstag gratuliert) und sogar neue Wahrnehmungs- und Denkmuster (Formen des vernetzten und nicht linearen Denkens) einher. Mit anderen Worten: Die Gesellschaft verändert sich immer schneller und neue Moden und Trends lösen einander ständig ab. Dies zeigt sich auch an der Geschichte der gesellschaftlichen Verbreitung von Innovationen. Von der Erfindung der Schreibmaschine 1714 bis zu deren Verbreitung bei 50 Millionen Nutzern vergingen 175 Jahre. Von der Erfindung des Rundfunkgeräts Ende des 19. Jahrhunderts bis zu dessen Verbreitung bei 50 Millionen Empfängern vergingen nur 38 Jahre. Bei dem ein Vierteljahrhundert später eingeführten Fernsehgerät vergingen nur noch 13 Jahre und vom ersten zum 50-millionsten Internetanschluss bloße 4 Jahre.[19]

Die Beschleunigung des sozialen Wandels führt gleichzeitig dazu, dass immer mehr immer schneller veraltet. Aus unseren Erfahrungen ziehen wir üblicherweise Schlüsse für Gegenwart und Zukunft und erhalten somit ein gewisses Maß an Sicherheit. Die Beschleunigung des sozialen Wandels bewirkt aber, dass aufgrund der wachsenden Innovationsdichte unsere Erfahrungen immer schneller veralten. Die Zeiträume, in denen wir mit einer gewissen Stabilität unserer Lebensverhältnisse rechnen können, verkürzen sich somit ständig.

Schon Goethe lässt einen Charakter in seinen »Wahlverwandtschaften« klagen: »Es ist schlimm genug, dass man jetzt nichts mehr für sein ganzes Leben lernen kann. Unsere Vorfahren hielten sich an den Unterricht, den sie in ihrer Jugend empfangen [sic!]; wir aber müssen jetzt alle fünf Jahre umlernen.«[20] Von fünf Jahren können wir heute nur träumen. So braucht nicht nur unsere Software ständig neue Updates, sondern auch wir selbst. Dies erzeugt einen ungeheuren Druck, denn um »auf dem Laufenden« zu bleiben und den Anschluss nicht zu verlieren, müssen wir unser Lebenstempo erhöhen. Umlernen und die Verarbeitung von Neuem kostet nämlich immer Zeit.

Nicht nur unsere Software braucht ständig neue Updates, sondern auch wir selbst.

Diese Beschleunigung wird flankiert von anderen Megatrends wie Multioptionalisierung (immer größere Wahlmöglichkeit in vielen Lebensbereichen), Individualisierung (Wandel der Wir-Ich-Balance) oder dem allgemeinen Wertewandel (von traditionellen zu postmateriellen und postmodernen Werten). All diese gesellschaftlichen Trends und Veränderungen haben selbstverständlich auch große Auswirkungen auf Familie und Erziehung. Dies soll exemplarisch an der Rolle der Neuen Medien beschrieben werden.

Erzieher Smartphone

Beim Thema »Neue Medien« grassieren bisweilen wahnsinnige Ängste. Verschiedene populäre Sachbücher – am bekanntesten wahrscheinlich »Digitale Demenz« vom sogenannten Hirnforscher Manfred Spitzer – malen als Folgen des Medienkonsums üble Schreckensszenarios: Verhaltensstörungen, zunehmende Aufmerksamkeitsdefizite, ansteigende Aggressivität und Gewalttätigkeit, grassierende Unhöflichkeit, Mangel an Leistungsbereitschaft sowie schlappe, verwöhnte und undisziplinierte Kinder. Das gängige Bild: »Gehetzte, zeitknappe oder interesselose Eltern ›parken‹ ihre Kinder vor diesen Medien, und die Kinder reagieren darauf mit den beschriebenen Symptomen: Sie werden dumm, dick, faul, traurig, aggressiv, alles zusammen oder von jedem etwas.«[21]

Ganz unbestritten sind die neuen Medien, allen voran aktuell das Smartphone, sogenannte anonyme Miterzieher, die in die Familie eindringen und für die Erziehung zunächst ein Störfeuer bedeuten. Bevor man jedoch vorschnell in eine abwehrende Haltung geht, ist es hilfreich, sich einen Blick zurück in die Geschichte zu gönnen. Denn schon immer führte die Einführung von neuen Medien zu kulturpessimistischen Verfallsdiagnosen. Als Zeitungen im 17. Jahrhundert in die Kaffeehäuser Einzug hielten, hieß es, bald würde nur noch das Rascheln der toten Zeitungen zu hören sein und kein lebendiges Gespräch mehr stattfinden. Als sich das Lesen Mitte des 18. Jahrhunderts stärker verbreitete, fürchtete man, dieses führe zu Träumerei und Realitätsflucht. So schrieb etwa Karl G. Bauer 1787: »Der Mangel aller körperlichen Bewegung beym Lesen ... führt zu Schlaffheit, Verschleimungen, Blähungen und Verstopfung in den Eingeweiden, die bekanntermaaßen bey beyden, namentlich bey dem weiblichen Geschlecht, recht eigentlich auf die Geschlechtstheile wirkt.« Bei der Erfindung des Kinos zu Beginn des 20. Jahrhunderts befürchtete man Gesundheitsschäden durch die Geschwindigkeit der bewegten Bilder. Kino führe zu Manie, Realitätsflucht und einer Verkümmerung des Denkens. Nervöse Schocks wegen des schrillen Läutens wurden wiederum bei der Erfindung des Telefons prognostiziert, und bei der Einführung der Fotografie warnte man vor dem Entstehen von »Momentpersönlichkeiten«. Bei der Verbreitung von Comics in den 1960er-Jahren erwartete man, dass Vorstellungskraft und Fantasie verloren gehen würden.[22] Die meisten befürchteten Folgen trafen jedoch nie ein, wie die Medienwirkungsforschung zeigen kann.

Bei allen Überlegungen zur Prägekraft von Medien wird die Prägekraft der Familie unterschätzt. Denn es zeigt sich in entsprechenden Studien immer wieder, dass die Familie auch beim Medienkonsum den entscheidendsten Einfluss hat. Selbst wenn Eltern heute oft viel weniger Medienkompetenz als ihre Kinder und deren Freunde haben, zeigt sich, dass der Umgang der Eltern mit Medien die Kinder stärker prägt als die Gleichaltrigengruppe. Je weniger Zeit Eltern mit ihren Kindern verbringen, desto höher ist deren Fernsehkonsum, und je mehr Gespräche sie miteinander führen, desto weniger Zeit wird mit Fernsehen verbracht bzw. desto mehr Zeit mit Lesen. Auch die Auswirkungen von Gewaltdarstellungen hängen in hohem Maße davon ab, ob die Eltern gemeinsam mit dem Kind fernsehen und solche Szenen besprechen oder nicht.

Insgesamt zeigt sich, dass selbst ein stark ausgeprägter Medienkonsum nur bei einer Minderheit von Heranwachsenden zu problematischen Folgen führt, einfach weil in der Mehrheit der Fälle die problematischen Wirkungen durch positive familiäre Prägung ausgeglichen bzw. aufgefangen werden. Der Großteil des Medienkonsums, insbesondere bei den Neuen Medien, dient dem sozialen Umgang.

Obwohl es recht viele Studien zum Thema Medienkonsum und dessen Auswirkungen gibt, konnten bislang keine überzeugenden Belege dafür gefunden werden, dass Medien einen eindeutigen Einfluss auf die Charakterbildung von Kindern haben. Wirklich sicher sind eigentlich nur zwei Befunde. Erstens beeinträchtigt ein hoher Medienkonsum (mehr als 2–3 Stunden tägliches Fernsehen oder Computerspielen) die Schulleistungen. Zweitens steigert ein stark ausgeprägter medialer Gewaltkonsum die Gewaltbereitschaft, aber nur oder besonders, wenn schon vorher eine Gewaltneigung vorhanden war.[23]

Vielleicht kann es die in puncto Medienerziehung verunsicherten Eltern etwas beruhigen, dass andere Eltern im Rückblick oft feststellen, dass sie sich über Umfang und Inhalte des Medienkonsums ihrer Kinder übertriebene Sorgen gemacht haben.[24] Kinder jedenfalls wünschen sich von Vater und Mutter in diesem Punkt vor allem, dass diese mit ihrer sich rasant wandelnden Lebenswelt in Kontakt bleiben, ohne sie dabei zu kontrollieren.[25] Wer mit seinen Kindern über Medien bzw. deren Gebrauch spricht, begrenzt automatisch auch deren Einfluss.[26]

Kommen wir jetzt wieder zurück zum großen Wandel in Gesellschaft und Familie. Die wichtigsten Auswirkungen sollen im Folgenden beschrieben werden.

Ehe und Familie im Niedergang?

Fakt ist: Ehe und Partnerschaft haben sich gewandelt. Welcher Natur dieser Wandel ist und wie dieser zu bewerten sei, darüber gibt es sehr unterschiedliche Sichtweisen. In manchen christlichen Kreisen überwiegt eine kulturpessimistische Perspektive. Da wird beispielsweise davon gesprochen, dass die Werte Ehe und Familie in unserer Gesellschaft verfallen: Die Familie sei immer weniger wert, es gebe immer weniger Kinder, dafür immer mehr alte und einsame Menschen. Ehen würden immer häufiger und früher geschieden oder gar nicht erst geschlossen. Kinder bekämen heute keine Grenzen mehr aufgezeigt und hätten längst das Regiment in den Familien übernommen.

Die besorgte Frage lautet: Haben christliche Werte noch einen Platz in unserer Gesellschaft? Oder sind wir dabei, sie widerstandslos aufzugeben? Man könnte bei manchen öffentlichen Beiträgen meinen, die Institution Familie stehe kurz vor ihrer Auflösung. Beispielsweise prognostiziert die Schweizer Arbeitsgruppe »Jugend und Familie« auf ihrer Homepage: »Familien zerfallen. Die ›Ehe auf Zeit‹ wird zur Regel. Das Zusammenleben gleichgeschlechtlicher Paare wird zum modischen Trend.«[27] Und Jethro Lamprecht schreibt in »Bibel und Gemeinde«: »Ehe und Familie zerfallen wie auch Tugend und Verlässlichkeit. Wahrheit ist der Postmoderne ohnehin verloren gegangen.«[28]

Auch Zahlen kann man sehr unterschiedlich interpretieren und darstellen. Sicher ist, dass seit den 1970er-Jahren ein starker Anstieg der Scheidungen zu beobachten ist. Ebenfalls seit 1970 steigt in Westdeutschland und seit 1980 in Ostdeutschland das Heiratsalter an. Zugleich hat der Anteil derjenigen, der lebenslang ledig bleibt, stetig zugenommen.[29] Mit wenigen Ausnahmen sinken die Geburtenzahlen in Deutschland seit Mitte der 1960er-Jahre. Die Geburtenrate ist eine der niedrigsten der Welt.[30] All das ist korrekt. Mit gleichem Recht kann man jedoch auch betonen, dass sich der Anstieg der Scheidungen in den 1990er-Jahren verlangsamt hat und nun relativ konstant ist (1985: 179 000 / 2010: 187 000).[31] Zudem stieg die durchschnittliche Dauer einer Ehe vor der Scheidung während der vergangenen zehn Jahre von 11 auf 14 Jahre. Und dreiviertel aller Kinder wachsen trotz aller Scheidungen, Alleinerziehenden und Patchworkfamilien noch mit beiden Eltern auf. Ebenso ist zu beachten, dass der Großteil der vielen Singles in Deutschland keine bindungsunwilligen, jungen Großstädter sind, sondern allein lebende Senioren, die oft in Kleinstädten oder auf dem Land wohnen, bis zum Tode ihres Partners lange verheiratet waren und meist Kinder haben, die jedoch längst aus dem Haus sind.

Es braucht also einen genaueren Blick auf diese Veränderungen und deren Ursachen. Dies wollen wir an zwei Beispielen – steigende Scheidungszahlen und fallende Geburtenrate – verdeutlichen.

Die Ursachen der steigenden Scheidungszahlen

In Bezug auf steigende Scheidungszahlen gibt es häufig die These einer zunehmenden Bindungsunwilligkeit oder -unfähigkeit. Durch die Tendenz zur individualistischen Orientierung nehme die Bereitschaft ab, sich in längerfristigen oder gar lebenslangen Beziehungen festzulegen und zu binden. Es komme zu einer Wegwerfmentalität, die in der Konsumgesellschaft von Waren auf Beziehungen übertragen wird.

Jedoch ist die Bindungsquote heute höher, das heißt, es leben mehr jüngere Erwachsene in Partnerschaften als in den Generationen zuvor. Es gibt, so könnte man auch sagen, eine steigende Bereitschaft, sich in Partnerschaften zu binden. Allerdings gibt es unbenommen auch eine zunehmende Tendenz, sich aus langfristigen Bindungen wieder zu lösen.[32] Wenn Ehen aber halten, dann hielten sie noch nie so lange wie heutzutage. So ist der Anstieg der WitwerInnen, die mindestens zwanzig Jahre verheiratet waren, von 36 Prozent (1875) auf 80 Prozent (1980) gestiegen. Ehen halten heute paradoxerweise also »zugleich kürzer und länger«[33].

Wenn Ehen halten, dann hielten sie noch nie so lange wie heutzutage.

Den wesentlichen Grund für die gestiegenen Scheidungsziffern sehen manche daher nicht in einer Wegwerfmentalität oder Bindungsunwilligkeit, sondern in dem hohen Stellenwert, »den man heute der Beziehungsqualität für das persönliche Wohlergehen einräumt«[34]. So werden die hohen Ansprüche zu einem Risikofaktor für Scheidungen.[35] Stimmt das, dann würden Ehen zerbrechlicher, weil der Anspruch an die Beziehungsqualität steigt und die Beziehungsdauer für viele kein Selbstzweck mehr ist.

Statt eine allgemeine Bindungsunwilligkeit zu attestieren, kann man zudem ebenso umgekehrt argumentieren, dass unglückliche Ehen und Partnerschaften (auf 10–30 Prozent geschätzt) durch Bindungsschwäche gekennzeichnet sind. Das heißt, die Partner leben dann nur aufgrund der Trennungsangst weiter in dieser Lebensform. Man kennt das ja: Sie können nicht miteinander, aber noch weniger ohneeinander. In der häufigeren Auflösung von Ehen und Partnerschaften kann man daher auch einen »Ausdruck zunehmender seelischer Reife«[36] sehen.

Um das Bild jedoch zu vervollständigen, muss man auch beachten, dass die Beziehung zwischen den Geschlechtern einem gewaltigen Wandel unterworfen und in Partnerschaften und Ehen gleichwertiger geworden ist. Die bürgerliche Kleinfamilie beruhte ursprünglich auf einer strikten Rollenteilung der Geschlechter. Familie wurde zudem als privater Gegenentwurf zum öffentlichen Berufsleben gestaltet. Das traute Heim sollte ein – natürlich von der Frau gepflegter – sicherer Hafen sein, in dem der Mann sich vom Arbeitsleben erholen konnte. Für die Erziehung der Kinder war wiederum sie zuständig. Dass diese strikte Rollenteilung gesellschaftlich heute infrage gestellt wird, setzt die moderne, bürgerliche Kleinfamilie zunehmend unter Druck – eben weil sie in ihrer Struktur auf diese strikte Rollenverteilung angewiesen ist. Man könnte etwas provokant sagen: Viele Familien und Ehen der Vergangenheit waren stabil auf Kosten der Mütter, die sich nicht entfalten und ihre gottgeschenkten Gaben ausleben konnten. Sie drohten nicht selten sozial zu isolieren, weil sie im Kreislauf von Haushalt und Kindererziehung gefangen waren, und endeten meist in einer ungesunden finanziellen und psychischen Abhängigkeit von ihrem Mann.

Wenn heute in einer Ehe die Interessen der Frauen aufgrund der größeren Gleichwertigkeit stärker berücksichtigt werden, dann steigt realistisch betrachtet auch das Aushandlungs- und Konfliktpotenzial. Das macht die Beziehung zunächst einmal komplizierter und schwieriger. Zudem ist zu berücksichtigen, dass Scheidungen heute juristisch weniger kompliziert sind. Gleichzeitig sind Frauen heute durch ihre zunehmende Berufstätigkeit seltener materiell abhängig. Genau diese Abhängigkeit hat in der Vergangenheit eine Scheidung sehr viel unwahrscheinlicher gemacht. Und natürlich kommt auch hinzu, dass in der heutigen Gesellschaft der Status des Geschiedenseins weniger anstößig als früher ist.

All diese Ursachen können zusammengenommen die erhöhte Zahl der Scheidungen erklären, ohne dass man deswegen auf abnehmende Beziehungsfähigkeit schließen müsste. Es können auch nicht nur negative Aspekte dafür verantwortlich gemacht werden – einige Entwicklungen, die heute indirekt zu häufigeren Scheidungen führen, sind durchaus positiv. Das Hauptproblem für die Dauerhaftigkeit von Ehen und Partnerschaften liegt vielleicht vielmehr in den erhöhten Anforderungen, die sich in einer verändernden Gesellschaft stellen. Zugespitzt formuliert das der Wissenschaftler Martin Dornes: »Wahrscheinlich sind die Individuen sogar beziehungsfähiger als früher, scheitern aber öfter wegen der gestiegenen Komplexität der Beziehungsanforderungen.«[37]

Die Gründe für die niedrige Geburtenrate

Was die niedrige und gesunkene Geburtenrate in Deutschland betrifft, so sollte man zunächst wahrnehmen, dass diese bereits seit 1978 ungefähr beim heutigen Wert liegt (1978: 1,38 / 2015: 1,47). Zunächst beruhte dieser Rückgang auf dem gestiegenen Heiratsalter bzw. Durchschnittsalter der Mütter bei der ersten Geburt, sodann auf dem Verzicht auf dritte und weitere Kinder. Zuletzt stieg, vor allem in Westdeutschland, auch die vollständige Kinderlosigkeit an. Außerdem ist der Anteil der nicht ehelich geborenen Kinder gestiegen.[38] Innerhalb Europas hat Deutschland heute die niedrigste Geburtenzahl. Aus der niedrigen Geburtenrate wird manchmal der Trend zur Ein-Kind-Familie geschlussfolgert, dies ist jedoch falsch, denn entweder hat man keine Kinder oder es werden meist zwei bzw. drei Kinder geboren.[39] Auch hier gibt es eine breite und recht heterogene Debatte, ob dies eher an der Unwilligkeit liegt, Kinder zu bekommen, oder an gesellschaftlich veränderten Umständen.

Nach einer Studie von Zerle und Krok ist der Wunsch nach Kindern weit verbreitet, auch bei jungen Männern. Wichtige Bedingungen für die Realisierung dieses Wunsches sind eine verlässliche Partnerschaft, eine sichere Berufsposition und ein ausreichendes Einkommen. Da alle drei Faktoren aber in Zeiten raschen sozialen Wandels alles andere als selbstverständlich sind, wirkt sich dies hemmend aus.[40] Eine vergleichende Studie von Bujard zeigt, dass es in einer Gesellschaft dann zu mehr Geburten kommt, wenn Ganztagsbetreuung in Kita und Schule bereitgestellt wird, es Elternzeit und Elterngeld gibt sowie Teilzeitarbeit möglich ist.[41]

Der Soziologe Franz-Xaver Kaufmann spricht von dem Prinzip verantworteter Elternschaft, das heute eine immer größere Rolle spielt. Das heißt, die emotionalen und ökonomischen Ansprüche, die Eltern heute in Bezug auf eine gelingende Kindererziehung an sich selbst stellen, sind stark angewachsen. Mehr als zwei Kinder oder teils auch Kinder überhaupt erscheinen daher vielen (potenziellen) Eltern als riskant. Denn nur in kleinen Familien erscheint es möglich, sich intensiv und ausdauernd mit dem einzelnen Kind zu befassen.[42] Übrigens ist die Annahme, dass Einzelkindern häufig negative Eigenschaften wie gesteigerte Egozentrizität, mangelnde soziale Kooperation, geringere Anpassungs- und eingeschränkte Freundschaftsfähigkeit aufweisen, tatsächlich nur ein Klischee. Diese Vorurteile konnten durch die Ergebnisse neuerer Forschung nicht bestätigt werden.[43]

Unterm Strich wird deutlich: Auch die (schon lange) gesunkene und in der Tat sehr niedrige Geburtenrate liegt nicht einfach an einer Unwilligkeit, sondern hat viele Ursachen, von denen manche hier noch gar nicht angesprochen wurden.

Wandel statt Auflösung

Insgesamt nimmt die Vielfalt von Familienformen zwar zu und deren Dauer ab, Zwei-Eltern-Familien dominieren aber nach wie vor.[44] Die strukturellen Veränderungen im Bereich der Ehe sind somit größer als im Bereich der Familie. Vereinfach gesagt: Ehen können sich auflösen, Eltern-Kind-Beziehungen nicht so einfach bzw. in gewissem Sinne gar nicht.[45]

Ein Wandel der Familie bedeutet zudem nicht gleich ihre Auflösung. Die obigen beiden Beispiele zeigen deutlich, dass eine rein kulturpessimistische Sichtweise der Komplexität der Ereignisse nicht gerecht wird. Nicht alles wird schlechter, manches wird auch besser und häufig ist zwischen beidem nicht einfach zu unterscheiden. Zudem ist immer die Frage, ob es die guten alten Zeiten überhaupt gegeben hat. Trennung und Alleinerziehung waren beispielsweise schon vor gut 100 Jahren durchaus normal. So war, um einige Beispiele zu nennen, die Zahl der Alleinerziehenden in der Schweiz 1920 größer als heute, für die Scheidungsrate in Berlin 1925 gilt dies ebenfalls. Durchschnittlich haben 30 Prozent der deutschen Kinder im 20. Jahrhundert den Verlust eines Elternteils erlitten, wenn auch oft kriegsbedingt. Heiratsalter, -neigung und Geburtenrate waren in der Weimarer Republik ähnlich wie heute.[46] Auch die Krisendiagnosen bezüglich der Auflösung der Familie sind nicht neu. Manche Autoren sprechen angesichts des rasanten sozialen Wandels von einer erstaunlichen Stabilität familiärer Verhältnisse. Zum Beispiel liegt die Zahl der Kinder, die bis zum 18. Lebensjahr nicht bei ihren leiblichen Eltern groß werden, seit Beginn der Statistik 1796 immer um ca. 30 Prozent.[47] Und unter allen Lebensbereichen wird der Familie neben der Partnerschaft immer noch der höchste Stellenwert eingeräumt.[48]

Manche Autoren sprechen angesichts des rasanten sozialen Wandels von einer erstaunlichen Stabilität familiärer Verhältnisse.

Bei aller Stabilität im System Familie hat sich jedoch eine wichtige Sache stark verändert: die Erziehung der Kinder bzw. der Erziehungsstil der Eltern. Darum soll es als Nächstes gehen.

Alles eine Frage des Stils? Unterschiede in der Erziehung

Die recht etablierte Erziehungsstilforschung untersucht das konkrete Erziehungsverhalten von Eltern. Dieses umfasst nicht nur das bewusste Vorgehen, sondern die Summe aller Verhaltensweisen, die auf das Kind bezogen sind, auch die unbewussten. Es schließt somit Praktiken, Ziele und Einstellungen mit ein und bleibt in der Regel im Lauf der Erziehung stabil. Besonders wichtig für den Erziehungsstil ist das emotionale Klima, das in einer Familie vorherrscht.[49]

Zu einer ersten Einordnung unterschiedlicher Erziehungsstile kam es ursprünglich im Anschluss an die sozialpsychologische Erforschung von Führungsstilen, wie sie der Sozialpsychologie Kurt Lewin 1953 vorgenommen hat. Später kam es zu immer weiteren Unterscheidungen[50], wobei man sich zunehmend auf die unterschiedliche Ausprägung von zwei zentralen Dimensionen konzentrierte: die emotionale Wärme und den Grad der Lenkung. Somit hat sich die in der folgenden Tabelle dargestellte Klassifikation weitestgehend durchgesetzt.[51]

	Hohe Lenkung	**Mittlere Lenkung**	**Niedrige Lenkung**
Hohe emotionale Wärme	autoritativ/sozial-integrativ	demokratisch	permissiv-verwöhnend
Niedrige emotionale Wärme	autoritär/autokratisch		zurückweisend-vernachlässigend

Die genannten Erziehungsstile werden im Folgenden kurz beschrieben:

a) Der autoritativ/sozial-integrative Erziehungsstil ist sehr kindzentriert und kombiniert hohe Anforderungen an das Kind mit großer elterlicher Unterstützung. Er ist also einerseits geprägt durch hohe Erwartungen an kindliches Verhalten sowie das Setzen von klaren Standards und Regeln, auf deren strikte Einhaltung geachtet wird. Werden diese Regeln gebrochen, kommt es zur Konfrontation. Andererseits gibt es einen hohen Grad an Unterstützung, Akzeptanz, Aufmerksamkeit, Fürsorge und liebevoller Zuwendung. Eine autoritative Erziehung beinhaltet zudem eine recht offene Kommunikation, in der der kindliche Standpunkt beachtet und geachtet, der eigene aber auch vertreten wird.

b) Der autoritäre/autokratische Erziehungsstil strebt eine hohe, direkte Kontrolle bei einer gleichzeitig tendenziell niedrigeren emotionalen Wärme an. Traditionelle Werte werden betont, auf die Hierarchie zwischen Eltern und Kind wird Wert gelegt und die Unabhängigkeitsbestrebungen des Kindes werden untergraben. Des Weiteren ist dieser Stil gekennzeichnet durch eine geringe elterliche Verhandlungsbereitschaft sowie einschränkendes Interaktionsverhalten (z. B. das Setzen von strikten Grenzen und Regeln).

c) Der demokratische Erziehungsstil ist eine Abstufung des autoritativen Stils. Konsens und Partizipation spielen beim Einsatz von Erziehungsmaßnahmen eine größere Rolle. Das Erziehungshandeln soll für alle Beteiligten transparent sein, der zu Erziehende wird als ernster Gesprächspartner betrachtet und soll mit steigendem Alter selbstständiger und eigenverantwortlicher handeln. Die Notwendigkeit, manchmal Grenzen zu setzen, wird im Regelfall besprochen.

d) Der permissiv-verwöhnende Erziehungsstil ist geprägt durch ein geringes Maß an Lenkung und »Kontrolle« bei einem gleichzeitig hohen Maß an Unterstützung, Akzeptanz, Toleranz sowie liebevoller Zuwendung und Wärme. Er ist somit eine gemäßigte Form des bekannten Laissez-faire-Stils. Der Erziehende hält sich bei der Erziehung eher zurück, ein Setzen von Grenzen findet selten statt. Teils kommt es zu einer überbeschützenden Fürsorge.

e) Beim zurückweisend-vernachlässigenden Erziehungsstil sind sowohl die Formen elterlicher Führung und »Kontrolle« als auch die liebevolle Zuwendung und Wärme nur gering ausgeprägt. Er ist gekennzeichnet durch eine elterliche Gleichgültigkeit gegenüber dem Kind und seinem Verhalten. Das Ausmaß, in dem sich die Eltern für das Kind verantwortlich fühlen, ist sehr gering; sie investieren nur minimale Zeit und Anstrengungen und sind sehr stark distanziert.

Veränderungen im Erziehungsverhalten

Völlig unbestritten und gut untersucht ist es in den letzten Jahrzehnten zu einem grundlegenden Wandel in der familiären Erziehung gekommen. Dieser Wandel wird mit Stich- und Schlagworten wie »Liberalisierung der Erziehung«, »vom Befehls- zum Verhandlungshaushalt«, »Demokratisierung der Eltern-Kind-Beziehung« und »Kindorientierung« beschrieben.

Zum einen ist besagter Wandel ein Wandel der Erziehungs*ziele*. Vereinfacht gesagt sind mittlerweile Gehorsamkeit und Unterordnung weniger wichtig als

Selbstständigkeit und Selbstverwirklichung.[52] Die meisten Eltern wünschen sich heute, »dass ihre Kinder selbstständige, glückliche und sozial verantwortlich handelnde Menschen werden«[53].

Dieser Wandel in den Erziehungszielen geht einher mit einem Wandel des Erziehungs*verhaltens*. Man setzt viel stärker auf Kommunikation, dabei beachtet man kindliche (Entwicklungs-)Bedürfnisse.[54] So gibt es Untersuchungen, die zeigen, dass heute in ca. 80 Prozent der Haushalte zumindest Elemente von Verhandlung und Entscheidungsmitbeteiligung vorhanden sind.[55] Dieser Wandel schafft entgegen anderslautender Klischees jedoch weder Konflikte noch Verbote aus der Welt, allerdings kommt es zu einer grundlegend anderen Einstellung in Bezug auf die kindlichen Bedürfnisse und Forderungen: »Diese müssen grundsätzlich auf ihre Berechtigung hin geprüft und können nicht einfach zurückgewiesen werden.«[56] Kinder werden dadurch weniger fremdbestimmt.

Ein damit verwandter weiterer Aspekt des Wandels in der Erziehung ist, dass nicht nur die Beziehung zwischen Mann und Frau, sondern auch die zwischen Eltern und Kindern gleichwertiger geworden ist, das heißt, sie beruht stärker auf Augenhöhe und Gleichwürdigkeit. Die Rede ist daher auch von einer *Demokratisierung* der Erziehung. Die Mitbeteiligung der Kinder bzw. deren Mitbestimmungsmöglichkeiten gelten entgegen manchen Klischees jedoch nicht pauschal, sondern werden von den meisten Eltern differenziert gehandhabt.[57] Sie sind also abhängig vom Alter des Kindes sowie vom jeweiligen Thema – es ist natürlich ein Unterschied, ob ein Kind mitbestimmen darf, was die Familie gemeinsam am Wochenende unternimmt, oder entscheidet, ob es in den Kindergarten geht oder nicht.

Die damit einhergehende *Liberalisierung* des Erziehungsstils zeigt sich nicht nur darin, dass feste Vorgaben und strikte Regeln weniger oder seltener werden, sondern auch darin, dass Strafen in der Erziehung insgesamt zurückgehen und an deren Stelle vernunftbetonte Kommunikation tritt.[58] Kinder und Jugendliche in Deutschland werden heute seltener körperlich bestraft, als es ihre Eltern wurden, und sie beobachten auch weniger Gewalt zwischen ihren Eltern.[59] Ca. zwei Drittel der Mütter und drei Viertel der Väter neigen heute zu einem eher milden Erziehungsstil, nur ein Drittel bzw. ein Viertel befürwortet eine strenge Kontrolle der Kinder. Zum Vergleich: Um das Jahr 1925 herum wurden ca. 80 Prozent der Kinder streng erzogen.[60]

Ein weiteres Schlagwort, das den Erziehungswandel beschreibt, ist die *Kindorientierung*. Dies bedeutet, dass das Kind als eigene Persönlichkeit in den Mittelpunkt der Familie rückt und sein Wohlergehen wesentlich innerfamiliale Entscheidungsprozesse (mit-)bestimmt.[61] Dies kommt beispielsweise darin zum Ausdruck, »dass Eltern mit den Kindern über das, was diese erlebt haben, sprechen oder sie in Angelegenheiten, die sie betreffen, nach ihrer Meinung fragen«.[62] Historisch gesehen ist diese große Bedeutung des einzelnen Kindes und seiner Bedürfnisse eine recht neue Auffassung. Dies zeigt sich auch in veränderten Anerkennungsformen. Wurden Kinder früher eher *für etwas* anerkannt (z. B. die Leistung, die sie erbringen), geht der Trend dahin, dass Eltern ihre Kinder immer mehr als eigenständige Wesen mit Bedürfnissen anerkennen.[63]

Das Kind rückt als eigene Persönlichkeit in den Mittelpunkt der Familie und sein Wohlergehen bestimmt wesentlich innerfamiliale Entscheidungsprozesse (mit).

Dieser Erziehungswandel, der auch ein Erziehungsstilwandel ist, führt somit einerseits zu einer geringeren bzw. veränderten elterlichen Kontrolle (wie sie sich im Vergleich vom autoritären zum autoritativen Erziehungsstil zeigt) und andererseits zu einer höheren emotionalen Wärme, zu einem anderen Familienklima. Daher ist das Verhältnis zwischen Eltern und Kindern heute vielfach durch eine große emotionale und oftmals auch räumliche Nähe bestimmt. Dabei nimmt die Mutter eine besondere Stellung ein. Diese kommuniziert im Schnitt mehr mit den Kindern als der Vater und ist daher den Kindern oft näher.[64] Während die Familie früher teilweise mit vielfältigen gesellschaftlichen Erwartungen und Funktionen belegt wurde, kann diese sich heute oft auf die »reine, zweckfreie emotionale Zuwendung und Förderung der Persönlichkeitsbildung«[65] konzentrieren.

Der Erziehungswandel ist, zusammenfassend, gekennzeichnet durch

> a) ein geringes Maß an Anpassungsforderungen hinsichtlich religiöser, leistungsbezogener und sozialer Verhaltensstandards,
> b) durch mehr Mitspracherecht, Nachgiebigkeit und offen zum Ausdruck gebrachte Zuneigung sowie schließlich
> c) durch eine stärkere Betonung positiver Emotionalität als Antwort auf erwünschtes Kindverhalten bei gleichzeitiger Zurücknahme aggressiv-körperlicher Disziplinierungsmaßnahmen sowie Formen einer nur bedingten Anerkennung kindlicher Bemühungen.[66]

Der Erziehungsstilwandel in christlichen Familien

Wie wirkt sich der beschriebene Erziehungsstilwandel in christlichen Familien aus? Man weiß aus der Forschung, dass bestimmte Erziehungsstile in unterschiedlichen Milieus sehr unterschiedlich verbreitet sind. Unsere Arbeitshypothese: Die Eltern der Befragten stammen schätzungsweise vor allem aus traditionellen Milieus und haben ihre Kinder tendenziell autoritär erzogen, während die Teilnehmer an unserer Studie größtenteils aus einem bürgerlichen Milieu kommen und ihre Kinder eher autoritativ erziehen. Das wollten wir nun überprüfen.

Wie stark hat sich der Wandel der Erziehungsstile in der christlichen Erziehung niedergeschlagen? Welcher Erziehungsstil ist am häufigsten zu betrachten und wie unterscheidet sich dieser vom in der eigenen Erziehung erfahrenen Erziehungsstil? Um diese Fragen beantworten zu können, haben wir christliche Eltern gefragt, wie häufig ein bestimmtes Erziehungsverhalten zwischen ihnen und ihrem Kind vorkommt. Später im Fragebogen fragten wir dann auch noch, wie dies in ihrer eigenen Erziehung war. Betrachten wir zunächst die Ergebnisse des heutigen Erziehungsstils, die wir in drei unterschiedliche Dimensionen unterteilen konnten.

Christliche Erziehung heute

DIMENSION DER EMOTIONALEN WÄRME

Am stärksten ausgeprägt ist die Dimension der emotionalen Wärme. Zum Beispiel geben 91 Prozent der Eltern an, dass sie ihrem Kind sehr oft oder zumindest oft sagen, dass sie es gerne haben. Ähnlich häufig (91 Prozent oft oder sehr oft) nehmen die Eltern ihre Kinder in den Arm.

DIMENSION DER DEMOKRATISCHEN MITBESTIMMUNG

Deutlich geringer, wenngleich immer noch am zweitstärksten ausgeprägt, ist die Dimension der demokratischen Mitbestimmung. Beispielsweise fragen 69 Prozent der Eltern ihr Kind oft oder sehr oft nach seiner Meinung, bevor sie etwas entscheiden, was es betrifft. Nur 3 Prozent tun dies selten. 43 Prozent der Eltern geben an, dass sie ihrem Kind oft oder sehr oft die Verantwortung für eine Aufgabe übertragen.

DIMENSION DER STRENGE UND KONTROLLE

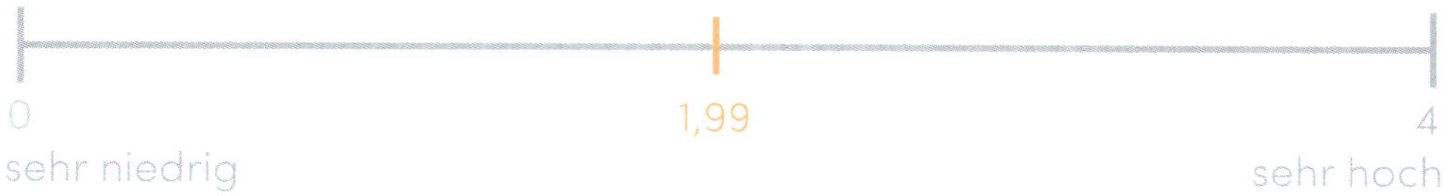

Die Dimension der Strenge ist insgesamt am geringsten ausgeprägt. Immerhin 36 Prozent der Eltern kontrollieren ihr Kind bei der Erledigung einer Aufgabe oft oder sehr oft. Dass sie oft oder sehr oft eher streng sind, sagen 29 Prozent von sich. Und 24 Prozent bestrafen ihr Kind oft oder sehr oft, wenn es eine Regel verletzt oder etwas Verbotenes getan hat.

Insgesamt schlägt sich der zuvor beschriebene Erziehungsstilwandel also auch in der christlichen Erziehung überraschend deutlich nieder. Einen klassisch autoritären Erziehungsstil gibt es demnach unter den Befragten kaum noch, da fast bei allen die emotionale Wärme hoch ausgeprägt ist. Der Stil der meisten dürfte irgendwo zwischen dem autoritativen und dem demokratischen verortet sein. So kombinieren manche eine große emotionale Wärme mit einer recht großen Strenge und einer eher geringen Mitbestimmung, bei anderen wird diese hohe emotionale Wärme von einem deutlich ausgeprägten Mitspracherecht flankiert und geht mit einer eher mittleren oder auch schwach ausgeprägten Strenge einher. Unsere Arbeitshypothese hat sich somit bestätigt, und das deutlicher, als wir vermutet hätten. Ob dies ungebrochen auch für den Bereich der Glaubensvermittlung sowie andere Teilbereiche (wie die Rolle von Gewalt in der Erziehung gilt), sehen wir später.

Interessant ist noch ein weiteres Ergebnis zum Erziehungsstil der christlichen Eltern. Wir hatten die Einschätzung des eigenen Erziehungsverhaltens ja am Beispiel des jüngsten im Haushalt lebenden Kindes (zwischen 4 und 18 Jahren) erfragt. Dementsprechend konnten wir auch sehen, wie stark die Dimensionen sich mit dem Alter des Kindes veränderten. Das Ergebnis war: Je älter das Kind, desto weniger warm und desto weniger streng ist die Erziehung, der Grad der demokratischen Mitbestimmung nimmt hingegen zu. Letzteres spricht dafür, dass auch christliche Eltern den Grad der Mitbestimmung nach dem Alter dosieren. Sowohl der Wohnort als auch der Bildungsgrad der Eltern haben keinen Einfluss auf den Erziehungsstil.

Christliche Erziehung damals

Wie war jedoch der Erziehungsstil, den die befragten Eltern selbst erlebt haben? Hier konnten wir nur zwei Dimensionen messen, da der Grad der Mitbestimmung zu stark vom Alter abhängt und in der Retrospektive für die gesamte Kindheit nur schwer zu beantworten ist.

ERZIEHUNGSSTIL – UNTERSCHIEDE ZWISCHEN DEN GENERATIONEN

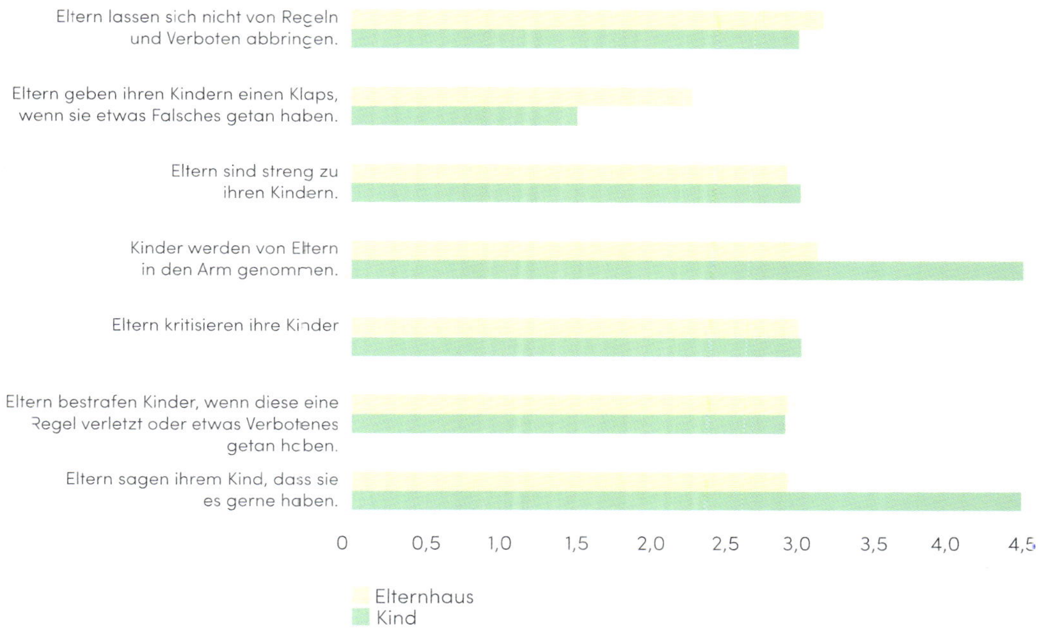

Skala: 1 »nie« – 5 »sehr oft«. Der Erziehungsstil im Elternhaus wurde für Mütter und Väter getrennt abgefragt und die Werte wurden für die Berechnungen gemittelt.

DIMENSION DER EMOTIONALEN WÄRME

rot im Elternhaus | orange aktuell

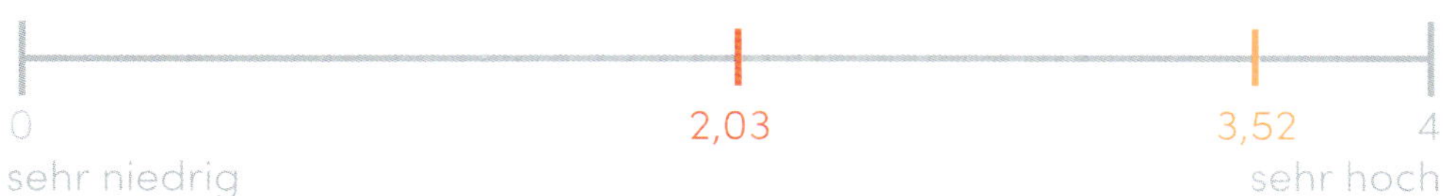

Eher erwartbar, aber vielleicht unerwartet stark, unterscheidet sich der Grad der emotionalen Wärme. So wurden die befragten Eltern im Durchschnitt nur manchmal von ihren eigenen Eltern in den Arm genommen und nur manchmal wurde ihnen gesagt, dass ihre Eltern sie gerne hätten. Die emotionale Wärme in der Erziehung hat also von der einen zur nächsten Generation deutlich zugenommen.

Die emotionale Wärme in der Erziehung hat von der einen zur nächsten Generation deutlich zugenommen.

Auch in den qualitativen Interviews berichten die Befragten, dass sie von ihren Eltern weniger Wärme erfahren hätten, ihnen die Unterstützung gefehlt habe und dadurch oft auch die Beziehung kühler und distanzierter gewesen sei. Robert beispielsweise kann mit seinen Eltern bis heute »*funktional alles besprechen*«, jedoch:

> *Es wären keine Leute, wo ich emotionale Unterstützung oder Ratschläge suche oder wo man über Themen diskutiert oder spricht […]. Deshalb ist da auch nicht so eine freundschaftliche, emotionale Bindung da, sondern eher eine funktionale. […] Obwohl sie einen versorgt haben, alles wunderbar, aber die menschliche Seite war klar zu wenig.*

Paul beschreibt seine Mutter »*vom Typ her eher distanziert als nah*«, er kann sich nicht erinnern, »*dass ich bei meiner Mutter zum Beispiel gekuschelt habe oder so*«. Andreas hat von seinen Eltern »*so gut wie nie*« gehört, dass sie ihn lieb haben. Rückblickend meint Sebastian: »*Ich hätte mir manchmal gewünscht, dass mich meine Eltern mehr bei meinen Sachen begleiten.*« Michael hätte als Jugendlicher gerne mehr ausprobiert, jedoch sagt er über seine Eltern: »*Aber da haben die mich im Grunde kaum unterstützt, so im Sinne von: Was würde dich interessieren und wie kann man das dann möglich machen?*« Anke hätte sich von ihren Eltern gewünscht, »*wirklich emotional anwesend zu sein, sich auseinanderzusetzen und emotional zu kümmern*«. Ähnlich äußert sich Sabine, deren Eltern »*nicht so ein Interesse daran hatten, was ich denke, wie ich es jetzt bei meinen Kindern habe*«. Die Ursache dafür liegt ihrer Meinung nach darin, »*dass da vor einer Generation Kinder nicht so wichtig waren*«. Hätte sie ihren Eltern damals einen Rat geben können, so würde sie zu ihnen sagen: »*Nehmt euch mehr Zeit für eure Kinder, seid besser mit denen im Kontakt, im Gespräch miteinander und guckt mal, ob es außer der Arbeit nicht andere Dinge im Leben gibt, die auch noch wichtig sind. Ja, das würde ich ihnen sagen. Scheiße.*«

Diese durch die fehlende Wärme und Unterstützung oft oder teils gestörte Beziehung drückte sich dann auch konkret im Alltag aus. So ist Andreas, wenn er ehrlich zu sich selbst ist, noch heute verletzt, dass seine Eltern meist im Urlaub waren, wenn er Geburtstag hatte: »*Und da hab ich erst Jahre später gemerkt, wie stark ich mit dieser Fragestellung kämpfe. […] Wo ich merke, hey, andere Kinder erleben diesen Tag als den Tag, an dem sie gefeiert werden, und – äh – meine Eltern waren im Urlaub.*«

DIMENSION DER STRENGE UND KONTROLLE

grün im Elternhaus | orange aktuell

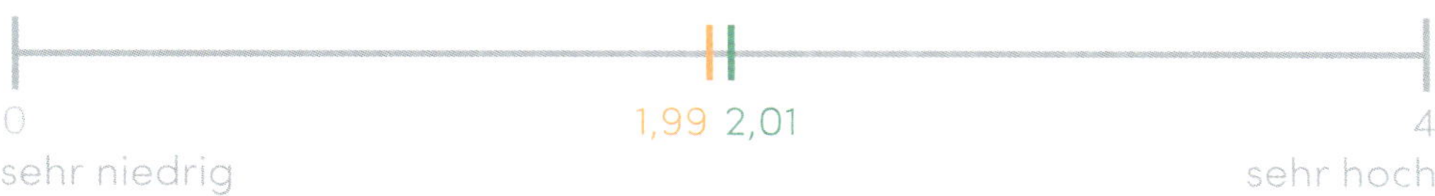

Wirklich überraschend war für uns eine andere Dimension. Wir hatten eine deutlich ausgeprägtere Strenge und Kontrolle in der Erziehung der Eltern erwartet. De facto unterschieden sich beide Werte aber kaum. Die Befragten in unseren Interviews beklagten jedoch deutlich die Strenge und Enge in ihrem Elternhaus. Für Melanie »*war natürlich früher alles viel strenger*«. Andreas äußert, dass er »*relativ streng erzogen worden*« sei. Brigitte spricht von ihrem »*strengen, arbeitswütigen Vater*« und Svenja findet gar, sie sei »*sehr, sehr streng erzogen worden*«, »*einen Tick zu streng*«. Anke fühlte sich damals »*sehr, sehr eingeengt*« und somit sowohl »*beschnitten in dem, was ich eigentlich wollte*« als auch beständig unter Druck.

Besonders gut erinnert man rückblickend natürlich Verbote, in denen diese Strenge und Kontrolle in der Erziehung deutlich wurden. Dies waren beispielsweise enge Vorgaben, wann man zu Hause sein musste, oder entsprechende Kleidungsvorschriften. Anke, die aus einer Brüdergemeinde kommt, wurde klargemacht: »*Wenn ich einen Rock anhabe und die Haare lang hab, dann ist alles richtig*«, denn ihre Mutter war der Meinung, dass Frauen keine Hose anziehen dürften.

Wie dieses Beispiel schon zeigt, wurden Verbote oft mit dem Glauben begründet. So beschreibt Melanie, »*dass es manchmal hieß, wir machen das nicht, weil wir Christen sind*«, sodass sie selbst irgendwann dachte: »*Das darf ich jetzt nicht, weil wir Fromme sind.*« Typische Verbote, die genannt wurden, waren die Teilnahme am Sportfest, der Kirmes, dem Tanzkurs oder das Verkleiden im Fasching (»*Das war bei uns ein totales No-Go, sich verkleiden und so was […] Das haben wir From-*

men im Dorf nicht gemacht.«). Für Stefan führte das dazu, dass er sich *»manchmal aus diesem normalen Dorfleben so herausgezogen und nicht integriert gefühlt«* hat.

Beschrieben wurde auch ein vorauseilender Gehorsam. So ist Melanie nicht in die Disco gegangen, weil sie meinte, ihre Eltern *»hätten das bestimmt nicht gern gesehen, das hab ich schon gewusst«*. Und Stefan, der eigentlich gerne in den Fußballverein gegangen wäre, wusste, dass seine Eltern das nicht gut finden würden, *»da hätte ich schon richtig einen Aufstand machen müssen; ich hätte das vielleicht durchsetzen können, aber ich hab gemerkt, damit mach ich sie wahrscheinlich unglücklich, da lass ich das mal besser«*.

Manchmal war die Strenge aber noch direkter mit dem Glauben verbunden. So beschreibt Anke, letztendlich einen *»Leistungsdruckglauben«* von ihrer Familie vermittelt bekommen zu haben, wo es zwischen den Zeilen hieß: *»Gott ist mir nur gnädig, wenn ich auch schön brav bin, die Bibel lese, bete und Gutes tue.«* Svenja, die *»sozusagen fast nichts machen oder weggehen oder ausgehen«* durfte, wurde von ihrer Mutter gezwungen, in der Bibel zu lesen, als sie klein war: *»Man musste jeden Tag fünf Kapitel lesen. Und das hat sie uns auch abgefragt.«* Sie habe dann schon allein deshalb in der Bibel gelesen, weil sie Angst vor der Frage gehabt habe. Rückblickend ist Svenja ihrer Mutter aber *»sehr dankbar, dass sie uns gezwungen hat, Bibel zu lesen. Sonst hätte ich es nicht von mir aus weitergemacht. Ich habe es nicht so ernst genommen. Aber durch diese Einprägung habe ich das weitergemacht, obwohl da gar keiner war, der mich danach gefragt hat«*. Auch Anke, die *»sehr viel Druck«* erlebt hat, merkt trotzdem, dass sie *»von manchem jetzt profitiere. Zum Beispiel hab ich ein gutes Bibelwissen.«*

Somit wurde zwar viel Strenge erlebt und diese mitunter auch negativ bewertet. Wie die letzten Beispiele aber zeigen, wurde in dieser Strenge zumindest teilweise auch viel Gutes gesehen. Vielleicht führt das dazu, dass die Dimension der Strenge und Kontrolle heute ähnlich ausgeprägt ist wie bei der eigenen Erziehung. Und natürlich gab es auch bei den qualitativen Interviews vereinzelt andere Stimmen wie Andreas, der aussagt, zu Hause *»nie Druck«* erlebt zu haben.

Von Unsicherheit, Orientierungssuche und Zeitknappheit

Wir sahen zu Beginn des Kapitels, wie rasant sich die Gesellschaft verändert und wie stark auch Familie und Erziehung davon betroffen sind. Auf der einen Seite können wir uns immer weniger an den Traditionen unserer Vorfahren bzw. Eltern orientieren, da die Lebenswelt, in der wir leben, eine ganz andere ist und die traditionellen Vorgaben und Orientierungen nicht mehr passen. Viele Eltern, die klassisch autoritär erzogen wurden, spüren zum Beispiel intuitiv, dass dieser Erziehungsstil heute nicht mehr (zu ihnen) passt. Auf der anderen Seite gibt es in immer mehr Lebensbereichen immer mehr Wahlmöglichkeiten, weshalb wir ein ausgeprägtes sogenanntes »Kontingenzbewusstsein« haben. Dies bedeutet: Wir wissen, dass die Dinge immer auch ganz anders sein könnten. Eltern sind sich zum Beispiel bewusst, dass sie ihre Kinder nicht so erziehen müssten, wie sie es tun, sondern es auch ganz anders sein könnte. Sie sehen unterschiedliche Erziehungsstile bei unterschiedlichen Freunden und Bekannten, sie hören und lesen Verschiedenes in verschiedenen Medien etc. Die Folgen des Traditionsverlusts auf der einen und der wachsenden Multioptionalität und dem Kontingenzbewusstsein auf der anderen Seite sind häufig Orientierungslosigkeit und Unsicherheit – auch bezüglich der Erziehung und der Rolle als Mutter bzw. Vater.

Wir sollten jedoch bedenken, dass der Verlust von bestimmten Traditionen und Überzeugungen im (Erziehungs-)Alltag nicht nur negativ zu bewerten ist. Viele klassische Erziehungsmethoden haben zum Beispiel körperliche Gewalt legitimiert. Gehen solche Gewissheiten verloren, so ist das wohl kein Verlust, sondern ein Gewinn. Und kann es nicht auch sein, dass größeres Wissen ebenfalls manchmal zu Unsicherheit führt? Eltern reflektieren ihre eigene Erziehung, ihre Erziehungsideale und ihren Erziehungsstil und wissen mehr über kindliche Entwicklung, verschiedene Erziehungsmethoden etc. als früher. Sie haben somit einen tieferen Einblick und sind sich der hohen Komplexität bewusst, ein Kind zu erziehen und den Glauben zu vermitteln. Vielleicht sind die Eltern heute also unsicherer, vielleicht führt das im Endeffekt aber zu einer gelungeneren Erziehung.

Vielleicht sind die Eltern heute unsicherer, vielleicht führt das im Endeffekt aber zu einer gelungeneren Erziehung.

SICHERE ROLLEN

Diejenigen, die von dieser Argumentation nicht überzeugt sind, können sich jedoch beruhigt zurücklehnen. Wie die unten stehende Grafik zeigt, fühlen sich christliche Eltern ziemlich sicher in ihrer Rolle als Vater bzw. Mutter. Nur eine kleine Minderheit von 7 Prozent empfindet sich als unsicher. Interessanterweise gibt es hier auch keinen bedeutsamen Unterschied zwischen Vätern und Müttern.

SICHERHEIT IN DER ROLLE ALS VATER/MUTTER

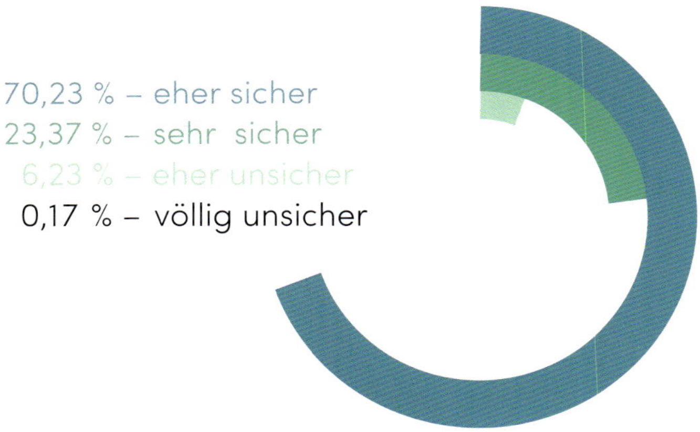
70,23 % – eher sicher
23,37 % – sehr sicher
6,23 % – eher unsicher
0,17 % – völlig unsicher

Neben der Sicherheit in der Elternrolle allgemein haben wir jedoch auch gefragt, bei welchen Erziehungsthemen aktuell die größten Unsicherheiten auftreten. Diese Themen wurden als Fragen formuliert und mussten von den Befragten in eine Reihenfolge gebracht werden.

UNSICHERHEITEN – RANGFOLGE

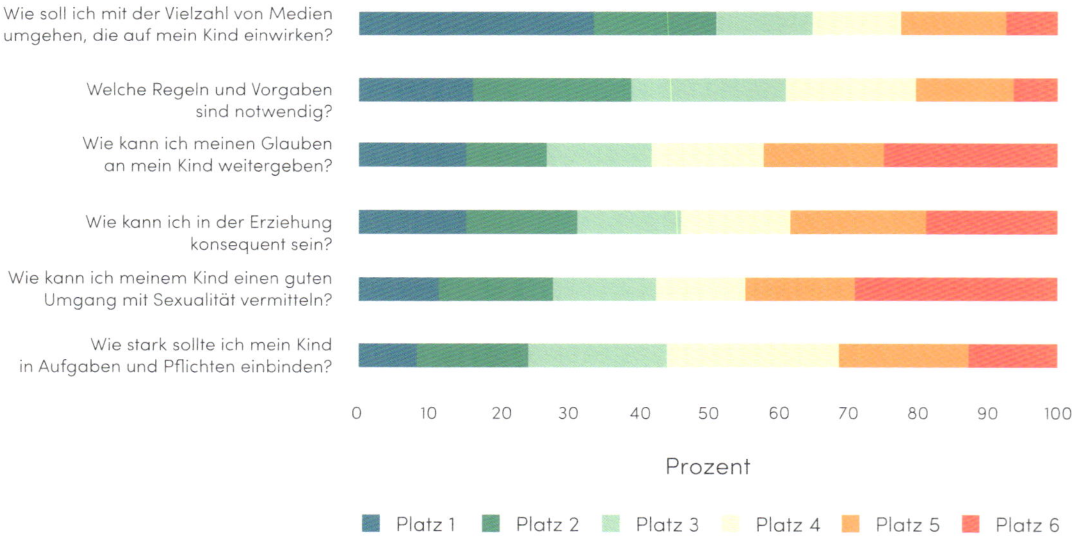

Wie man mit der Vielzahl von Medien umgehen soll, die auf das Kind einwirken, ist eindeutig die Frage, die die Eltern am meisten umtreibt. Hier gab es auch einen deutlichen Zusammenhang mit dem Alter der Eltern. Waren sie über 40 Jahre alt, nahm die Unsicherheit sprunghaft zu. Zudem zeigte sich, dass die Fragen in diesem Bereich dann am größten sind, wenn die Kinder zwischen 10 und 12 Jahren alt sind.

Auch bei der Frage, welche Regeln und Vorgaben notwendig sind, sowie der, wie man in der Erziehung konsequent sein kann, sind sich viele Eltern eher unsicher. Je jünger die Kinder sind, desto sicherer sind sich die Eltern allerdings beim Thema Konsequenz in der Erziehung.

Erst dann folgt die Frage: Wie kann ich meinen Glauben an mein Kind weitergeben? Hier herrscht wohl keine so große Unsicherheit wie in anderen Fragen. Auch die Vermittlung eines guten Umgangs mit Sexualität ist für viele christliche Eltern nicht mehr die wichtigste Frage bzw. keine Frage von großer Unsicherheit. Fast ein Drittel der Eltern positionierte diese Frage auf den letzten Platz und gab somit an, hier die wenigsten Unsicherheiten zu haben.

RAT- UND ORIENTIERUNGSSUCHE

Wo sich die Eltern Rat und Orientierung bei Erziehungsfragen holen, war eine dritte Frage, der wir zum Thema Sicherheit/Unsicherheit und Orientierung nachgegangen sind. In der Befragung von Wilhelm Faix aus dem Jahr 1994/95 (erschienen im Jahr 2000) kam heraus, dass christliche Eltern am häufigsten mit Freunden über Erziehungsfragen sprechen (67 Prozent). Auf Platz 2 stand der Hauskreis mit 43 Prozent, deutlich abgeschlagen folgten die restlichen Gemeindemitglieder mit 18 Prozent, der Seelsorger mit 16 Prozent und der Pfarrer/Prediger mit 15 Prozent.[67]

WO FINDE ICH RAT UND ORIENTIERUNG IN ERZIEHUNGSFRAGEN?

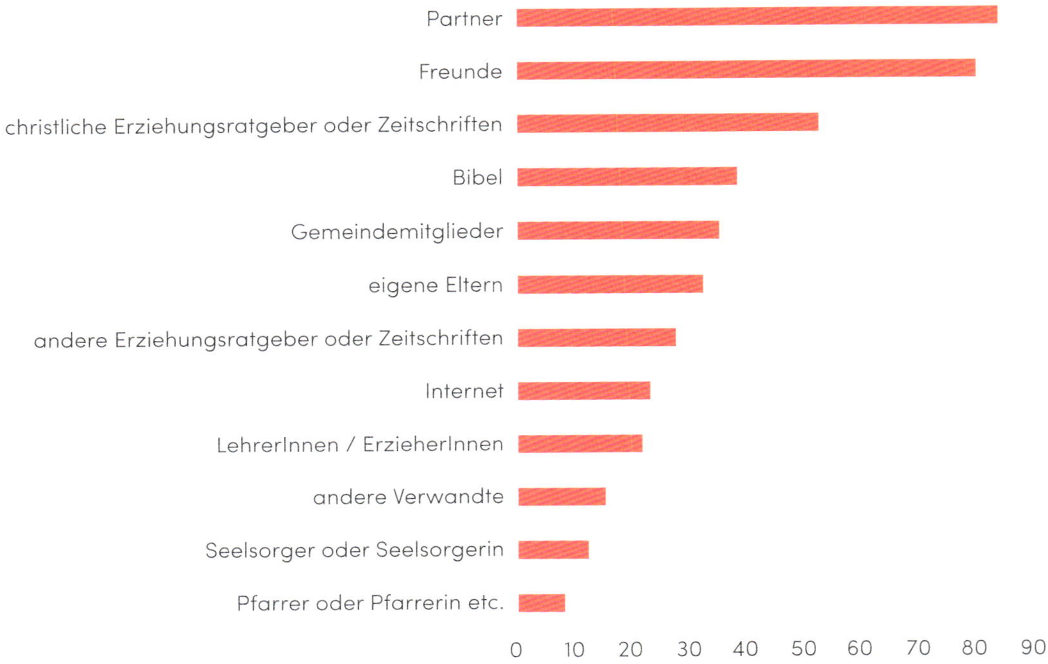

Auch bei unserer Befragung sind die Freunde zusammen mit dem Partner/der Partnerin diejenigen, bei denen man sich am meisten Rat und Orientierung in Erziehungsfragen holt. So bitten 81 Prozent der Befragten Freunde um Rat und sogar 85 Prozent den Partner. Erst mit großem Abstand folgen auf Platz drei christliche Erziehungsratgeber oder Zeitschriften. Danach kommen die Bibel (39 Prozent), Gemeindemitglieder (36 Prozent) und erst dann die eigenen Eltern (33 Prozent). Nur ein Drittel der Befragten holt sich also bei den eigenen Eltern Rat und Orientierung in Erziehungsfragen.

Berücksichtigt man die insgesamt doch recht positive Einschätzung der eigenen Erziehungserfahrungen, so spricht dieses Ergebnis wieder für die oben aufgestellte These, dass die ältere Generation einfach aufgrund des rasanten Zeitenwandels nur schwer relevante Orientierung geben kann. Vielleicht ist dies auch der Grund dafür, dass christliche Erziehungsratgeber oder Zeitschriften wie die family scheinbar mehr Rat und Orientierung bieten als direkt die Bibel. Interessant ist ferner, dass SeelsorgerInnen und PfarrerInnen auf dem letzten Platz stehen und nur von 13 Prozent bzw. 9 Prozent der Befragten frequentiert werden.

ALLES HAT KEINE ZEIT?

Häufig ist zu hören, dass Eltern heute weniger Zeit mit ihren Kindern als früher verbringen. Schuld sei die berufliche Belastung, besonders die der Mütter. Familie und Beruf werden somit von vielen als direkte Konkurrenten gesehen. Auch hier lohnt sich gegenüber der reinen Befindlichkeit ein Blick auf Befunde aus verschiedenen empirischen Studien.

In der Tat ist nur eine Minderheit zufrieden mit der Zeit, die sie für ihre Kinder hat.[68] Ein großer Teil der Eltern von Kindern unter 16 Jahren wünscht sich etwas (37 Prozent) oder viel mehr Zeit für die Familie (32 Prozent).[69] Jedoch sind es vor allem die kinderfreie Zeit mit dem Partner (50 Prozent) sowie die Zeit für sich selbst (38 Prozent), die von Eltern am häufigsten als nicht ausreichend vorhanden beklagt werden.[70] Frauen geben häufiger als Männer an, dass ihre eigenen Bedürfnisse und der Haushalt zu kurz kommen (65 Prozent gegenüber 53 Prozent). Bei Männern kommen hingegen häufiger der Partner und die Kinder zu kurz als bei Frauen (73 gegenüber 47 Prozent und 71 gegenüber 41 Prozent).[71]

Mütter verbringen im Schnitt deutlich mehr Zeit mit ihren Kindern (36 Stunden vs. 23), während die Väter beruflich stärker eingebunden sind (44 Stunden vs. 27). Die Kinderbetreuung und -erziehung ist somit nach wie vor hauptsächlich Aufgabe der Mütter[72] (mehr dazu in Kapitel 5). Tatsächlich gilt: Je mehr die Eltern arbeiten, desto unzufriedener sind sie mit der Zeit, die sie für ihre Kinder haben.[73] Besonders berufstätige Mütter würden gerne viel mehr Zeit mit ihrer Familie verbringen.[74] Jedoch sind Väter in puncto Familienzeit insgesamt häufiger unzufrieden als Mütter. Sie nehmen zudem häufiger als Mütter zugunsten der Arbeit Einschränkungen bei der Zeit mit den Kindern in Kauf.[75]

Wenn Familien Zeit miteinander verbringen, so wird das von den Kindern gewürdigt und von einem Großteil als »meistens schön« bezeichnet. Aus Kindersicht gibt es zudem überraschenderweise keinen eindeutigen Zusammenhang zwischen der wöchentlichen Arbeitszeit der Eltern und der Beurteilung der gemeinsamen Zeit. Zwar beklagen die Kinder häufiger bei Vätern als bei Müttern, dass aufgrund der Arbeit das Elternteil zu wenig für das Kind da ist. Sie stehen der Berufstätigkeit ihrer Eltern jedoch meist positiv gegenüber und nur wenige bedauern die zeitliche Belastung der Eltern durch den Beruf. Ist nur ein Elternteil berufstätig, empfinden 6 Prozent der Kinder elterlichen Zeitmangel, bei einem voll- und einem teilzeiterwerbstätigen Elternteil sind es 8 Prozent. Sind beide Eltern vollzeiterwerbstätig, erhöht sich die Zahl auf 17 Prozent, bei erwerbstätigen Alleinerziehenden sogar auf 35 Prozent. Das scheint eindeutig. Bei arbeitslosen Eltern empfinden jedoch 29 Prozent der Kinder, dass die Eltern zu wenig Zeit für sie haben. Es gibt somit noch andere Faktoren als die objektiv zur Verfügung stehende Zeit. Am zufriedensten sind Kinder übrigens, wenn beide Eltern Teilzeit arbeiten. Insgesamt wird die gemeinsam verbrachte Zeit von Kindern mehrheitlich als ausreichend betrachtet. Lediglich 20 Prozent der 12- bis 13-Jährigen und 13 Prozent der 17- bis 18-Jährigen wünschen sich mehr Zeit mit den Eltern.[76]

Interessanterweise ist Kindern weniger wichtig, wie viel Zeit die Eltern mit ihnen verbringen, als die Tatsache, ob sie Arbeit mit nach Hause bringen. Sie wollen, dass die Eltern, wenn sie da sind, wirklich für sie da sind.[77] Die reine Quantität sagt auch hier noch nicht viel über die Beziehungsqualität und über die Qualität der gemeinsam verbrachten Zeit aus. Wie die Unzufriedenheit der Kinder mit der verbrachten Zeit bei arbeitslosen Eltern zeigt: »Zeit allein löst indes nicht alle Probleme; bei manchen schafft sie sogar welche.«[78] Es kommt also mehr auf die Qualität als die Quantität an.[79] Dieser Aspekt wird bei der Debatte Beruf vs. Erziehung bzw. über Kinderbetreuung viel zu wenig beachtet.

Wie hat sich jedoch die Zeit für Familie und speziell für die Kinder verändert? Entgegen aller Unkenrufe verbringen in Deutschland Eltern heute mehr Zeit mit ihren Kindern als vor zwanzig Jahren.[80] Auch die berufliche Inanspruchnahme der Eltern war in früheren Zeiten in weiten Teilen der Bevölkerung erheblich größer als heute. Die durchschnittliche jährliche Arbeitszeit in Europa ging zwischen 1950 und 2000 von 2100 Stunden auf 1550 Stunden zurück. Deutsche Erwachsene verfügten im Jahr 2008 über gut 6,5 Stunden Freizeit pro Tag – viel mehr, als die Generationen davor zur Verfügung hatten.[81] Ein nicht unwichtiger Aspekt ist zudem, dass heutige Familien im Durchschnitt kleiner sind, sodass potenziell mehr Zeit pro Kind zur Verfügung steht. Insgesamt haben Eltern also mehr Zeit für ihre Kinder als frühere Generationen.

Es kommt mehr auf die Qualität als die Quantität der miteinander verbrachten Zeit an.

Für christliche Eltern gibt es zu diesem Thema bislang keine spezifischen Daten. Da diese im Schnitt mehr Kinder haben, könnte das dazu führen, dass dem einzelnen Kind weniger Aufmerksamkeit geschenkt werden kann.[82] Auf der anderen Seite könnte es sein, dass durch die stärkere Tendenz zu traditionellen Geschlechterrollen zeitliche Ressourcen auf der Seite der Frau freigesetzt werden. Wie also sehen unsere Ergebnisse dazu aus?

Wir fragten: Haben Sie alles in allem genug Zeit, um sich mit Ihrem Kind zu beschäftigen und mit ihm/ihr zusammen zu sein, oder würden Sie sagen, dass Sie dafür nicht genug Zeit haben? Die leichte Mehrheit der christlichen Eltern gibt an, zu wenig Zeit für ihr Kind zu haben, wobei der größte Anteil (48 Prozent) nur etwas zu wenig Zeit hat, während 7 Prozent angeben, viel zu wenig Zeit für ihr Kind zu haben. 45 Prozent finden, genug Zeit für ihr Kind zu haben.

In einer Vodafone-Studie gaben 39 Prozent der Eltern an, nicht genügend Zeit für ihre Kinder zu haben, 50 Prozent haben hingegen genug Zeit. Vergleicht man diese Zahlen mit unseren, so sind die christlichen Eltern insgesamt etwas unzufriedener mit ihrer Zeit für die Kinder.

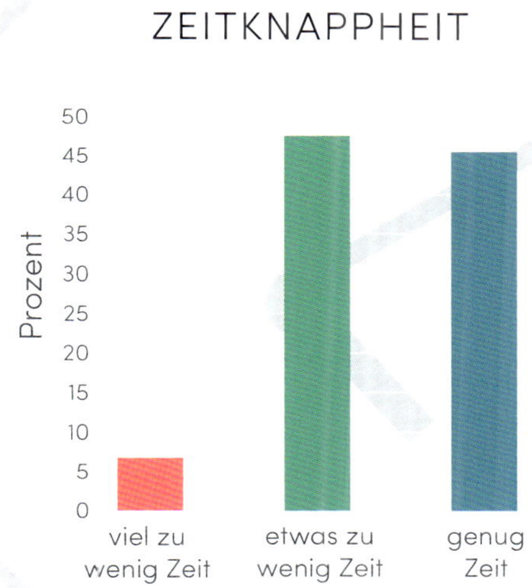

Betrachtet man den Zusammenhang mit dem Alter der Eltern, so ist die Altersgruppe der 30- bis 34-Jährigen am zufriedensten mit der Zeit, die sie für ihr Kind haben. Die nächste Altersgruppe, die 35- bis 39-Jährigen, ist hingegen am unzufriedensten. Das Alter des Kindes spielt interessanterweise keine Rolle. Und auch die christlichen Väter sind in dieser Hinsicht deutlich unzufriedener als die Mütter.

Wir sehen, dass es große Unterschiede darin gibt, wie zufrieden unsere Befragten mit der Zeit sind, die sie für ihre Kinder haben. Insgesamt unterscheiden sie sich hier nur wenig von der Gesamtbevölkerung. Bedenkt man, dass es viele Indizien für die Beschleunigung unseres Alltags gibt, so ist es erstaunlich, dass Eltern heute sogar eher mehr Zeit mit ihren Kindern verbringen. Dies unterstreicht noch einmal die gestiegene Wichtigkeit von Kindern und deren Erziehung. Noch viel erstaunlicher ist aber, dass sich die Befragten bei allem Wandel und aller Multioptionalität in ihrer Rolle als Mutter oder Vater recht sicher fühlen.

Bleibt nichts mehr, wie es war? Auf dem sozialen Netzwerk Facebook kann man als Beziehungsstatus nicht nur »in einer Beziehung«, »alleine« oder »verheiratet« angeben, sondern auch: »Es ist kompliziert.« Wir haben uns in diesem Kapitel um eine gut informierte, ehrliche und differenzierte Antwort bemüht und müssen wohl ganz ähnlich zusammenfassend sagen: »Es ist kompliziert.« Ja, wir befinden uns in einem Wandel, der viel tief greifender ist und schneller vonstattengeht, als wir uns vorstellen können. Aber nein, es wandelt sich nicht alles bzw. nicht alles in gleichem Maße. So haben wir gesehen, dass sich die Institution Ehe viel stärker gewandelt hat als die Institution Familie, in der vieles erstaunlich stabil geblieben ist. Doch auch hier hat sich einiges verändert: vor allem der Erziehungsstil und das Erziehungsverhalten. Dieser Wandel von einer eher traditionell-autoritären Erziehung hin zu einer eher demokratischen hat sich, wie wir gesehen haben, auch in den christlichen Familien deutlich niedergeschlagen. Wie wirkt sich das aber auf die Glaubenserziehung und die Versuche der Eltern, den Glauben zu vermitteln, aus? Dies werden wir in den folgenden Kapiteln genauer betrachten.

PORTRAIT ANKE

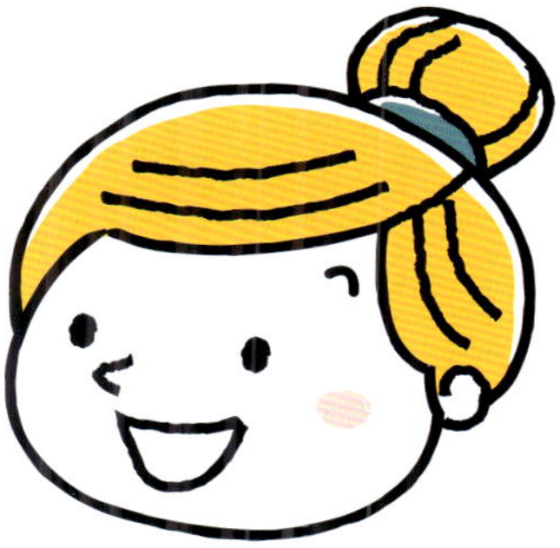

»Ich würde tendenziell sagen, dass ich eine gute Mutter bin. Das kann ich aus Überzeugung sagen.«

Anke ist 42 Jahre alt, von Beruf Krankenschwester und ist verheiratet mit Felix. Gemeinsam haben sie vier Kinder im Alter zwischen 4 und 15 Jahren und leben in Schleswig-Holstein. Sie ist konfessionslos und besucht eine evangelische Freikirche. Dort gehen sie als Familie unregelmäßig in den Gottesdienst.

Besonders wichtig ist ihr, dass ihre Kinder zu authentischen Persönlichkeiten heranwachsen. »*Selbstständigkeit ist wichtig und auch, sich selbst zu entdecken und herauszufinden, wer ich bin, was ich will etc. Authentisch zu sein, sich mit allen Begabungen, Fähigkeiten und Begrenzungen zu akzeptieren. Außerdem auch die Unabhängigkeit von anderen.*« Erziehung findet aus ihrer Sicht »*ständig*« statt. Wichtig ist ihr daher, dass ihre Kinder sehen, dass sie eine Beziehung zu Gott hat und auch mal spontan betet. Sie wünscht sich: »*Ich will einfach, dass sie an mir sehen, was der Glaube für mich bedeutet.*« Ihren Kindern will sie das Bild von Gott als einem liebenden Vater, besten Freund und guten Hirten vermitteln. Manchmal spricht die Familie gemeinsam ein Tischgebet oder es wird in der Bibel gelesen. Anke bezeichnet ihre Erziehung nicht als typisch christlich, jedoch sei sie »*geprägt von meinen Werten und die Werte von meinem Glauben. Aber […] wir sind zum Beispiel keine Familie, die jeden Sonntag in den Gottesdienst geht. Wir sind da sehr offen, sehr, sehr locker, weil wir möglichst ohne Druck arbeiten wollen.*«

Insgesamt gibt sie den Kindern viel Freiraum. Diese sollen zu selbstständigen Menschen erzogen werden und eine eigene Meinung entwickeln. Sie selbst stammt aus einer extrem konservativen Brüdergemeinde und wurde sehr streng erzogen: »*Diese Brüdergemeinde ist total absonderlich von der Welt. Kein Fernsehen, die Frauen tragen Röcke und haben lange Haare, die Frauen dürfen nicht beten und nicht predigen etc.*«

Sie beschreibt, dass sie entgegen ihrer Überzeugung sehr streng werden kann: »*Und manchmal nehme ich sie zu hart ran, dann tu ich das vielleicht, weil ich selbst auch irgendwie hart rangenommen wurde, weil mir selbst der Raum nicht gegeben wurde. Das ist so eine nicht gewollte Übertragung.*« Manchmal wird sie so sauer – »*ich werde dann innerlich so angespannt*« –, dass sie damit ihre Tochter zum Weinen bringt. Das tut ihr dann später leid und sie entschuldigt sich bei ihr. Überhaupt spricht sie viel mit ihren Kindern und versucht, ihr Verhalten zu erklären und nachvollziehbar zu machen. Auch hier will sie einen Kontrapunkt zu ihrer eigenen Erziehung setzen, unter deren Enge sie als »*ein sehr freiheitsliebender Mensch*« sehr gelitten hat. Deshalb sorgt sie auch dafür, dass sie selbst immer wieder Freiräume hat. Es kann durchaus vorkommen, dass sie ihre Kinder wegschickt, wenn sie gerade ein Buch lesen möchte. Um Rat und Orientierung für ihre Erziehung zu bekommen, hat sie gemeinsam mit ihrem Mann einen Kurs besucht. Ansonsten folgt sie in der Erziehung oft ihrem Bauchgefühl, das für sie ohnehin sehr wichtig ist.

Anke ist zu Hause hauptsächlich alleine für die Erziehung und den Haushalt zuständig, was sie manchmal nervt. »*Das eine macht mir wirklich Spaß. Ich lese unglaublich gerne vor und solche Sachen, spiele auch gerne, bin albern mit den Kindern, das macht mir wirklich Spaß, aber dieses (schlägt leicht auf den Tisch mit der Hand), dieses ständige Organisieren, Machen, Tun, das finde ich mühsam.*«

Als problematisch erlebt sie hin und wieder den Umgang ihrer Kinder mit Handy, PC etc. »*Manchmal denke ich, dass meinem jüngeren Sohn so ein bisschen die Kindheit fehlt. Der Große hat in dem Alter mit Playmobil gespielt und der Kleine orientiert sich sehr stark an dem PC-Umgang des Großen.*« Sie findet, dass heutzutage alles individueller geworden ist. Es gäbe mehr Freiheiten und mehr Möglichkeiten, die es jedoch auch schwerer für die Kinder machten. Aus ihrer Sicht mischen die Erwachsen sich oft viel zu viel in die Welt der Kinder ein. Jedoch gäbe es heute auch mehr Zuwendung und Auseinandersetzung miteinander, was sie gut findet.

KAPITEL 3

DIE BEDEUTUNG DES CHRISTLICHEN GLAUBENS IN DER ERZIEHUNG

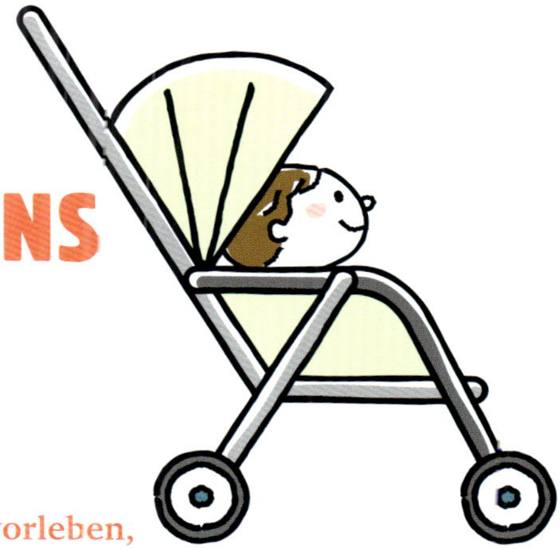

»Ich möchte meinen Kindern meinen Glauben gerne vorleben, damit meine Söhne an Gott glauben können. Damit sie eine persönliche Beziehung zu Gott haben.«
NADJA

»Eine christliche Erziehung wäre aus meiner Sicht, die Werte der Bibel auch auf den Umgang mit den Kindern zu übertragen.«
ROBERT

Der Glaube spielt für viele Christen eine zentrale Rolle in der Erziehung und doch wird laut Familienforscher Andreas Altemeier weder in den Familien noch in Kirchen viel darüber gesprochen. Gerade wenn es um die Glaubenserziehung geht, herrsche, so Altemeier, eine große Sprachlosigkeit.[83] Dabei ist es für die meisten christlichen Eltern selbstverständlich, dass sie ihre Kinder zum Glauben erziehen wollen.

Keine Frage: Die Familie ist der Ort, an dem Fragen des Glaubens eine besondere Rolle spielen. Sie stellt insgesamt die stärkste Sozialisationskraft für christliche Werte und Praktiken dar, gerade in einer Zeit, in der die Kirchen immer weniger direkten Einfluss auf das Alltagsleben nehmen.[84] Die Familie spielt darum für die Weitergabe des Glaubens eine zentrale Rolle. Bisherige Forschungen zeigen, dass eine religiöse Erziehung im Elternhaus einen starken Effekt auf die Religiosität der Kinder hat: Auch wenn sie sich immer gegen die Religiosität der

Eltern entscheiden können, ist die Wahrscheinlichkeit relativ hoch, dass Kinder gläubiger Eltern selbst auch gläubig werden – wenn sich auch die Art möglicherweise verändert. Religiosität wird sogar vergleichsweise effektiv »vererbt«, so werden beispielsweise religiöse Werte viel stärker als Werte in den Bereichen Musik, Sport und Bildung weitergegeben.[85]

Wenn in der Religionspädagogik die Sprache von einer religiösen Erziehung ist, dann wird grundsätzlich jedoch zwischen impliziter und expliziter religiöser Erziehung unterschieden. Eine implizite religiöse Erziehung bildet die Grundlage für die explizite Erziehung und ist besonders bedeutsam in den ersten Lebensjahren. Sie besteht wesentlich darin, Erfahrungen anzubieten, welche auf den ersten Blick zwar nicht religiös anmuten, für die Vermittlung des Glaubens jedoch vorbereitend und prägend sind. Eine Familie, die sich um ein gutes Klima gegenseitiger Annahme, Anerkennung, emotionaler Zuwendung und liebevoller Atmosphäre bemüht, praktiziert implizit den Glauben und begünstigt damit die Weitergabe der christlichen Botschaft. Auch in kirchenfernen Familien werden somit Erfahrungen ermöglicht und Fundamente gelegt, welche für die spätere religiöse Entwicklung wichtig sein können.

In der expliziten Erziehung geht es darum, dass der Glaube (in Handlungen, Ritualen und Gesprächen) erlebbar und verstehbar gemacht wird. Die Religionspädagogik hat herausgefunden: Fürsorgliche Eltern legen eine Grundlage für die Bindung an einen fürsorgenden Gott. Durch die Erfahrung einer möglichst bedingungslosen Annahme in der Familie kann die noch bedingungslosere Annahme durch Gott besser erahnt werden.[86] Christliche Erziehung geschieht deshalb vor allem im tagtäglichen Miteinander, in Gesprächen, bei Mahlzeiten, Streitereien und gemeinsamen Aktivitäten. Grundlage dafür ist, dass sowohl die Eltern als auch die Kinder als vollwertige Personen in der Familie berücksichtigt und respektiert werden.

Christliche Erziehung geschieht deshalb vor allem im tagtäglichen Miteinander, in Gesprächen, bei Mahlzeiten, Streitereien und gemeinsamen Aktivitäten.

Kinder, die in einem nicht christlichen Elternhaus aufwachsen, bekommen, so hat die Forschung gezeigt, nur unter besonders günstigen Umständen einen Zugang zu Glauben und Kirche.[87] Die Familie als geistlicher Lernort hat somit eine herausragende Bedeutung für den christlichen Glauben; im Normalfall prägt nichts anderes den Glauben der Kinder stärker und nirgendwo gibt es bessere Bedingungen zum Glaubenserwerb. Zugleich ist die Bedeutung der Familie für den Glauben der Kinder aber nicht per se positiv. Sie kann zwar eine dauerhafte christliche Bindung ermöglichen, die von den Kindern und Jugendlichen als bereichernd erlebt wird, sie kann aber auch eine negative Wirkung haben, etwa weil der Glaube von problematischen Erziehungsdynamiken überlagert wird (z. B. eine als negativ erlebte autoritäre Erziehung oder die Vermittlung eines strafenden Gottesbildes).[88] Viel wichtiger als das religiöse Wissen der Eltern und dessen Vermittlung sind außerdem ihr Glaubensverständnis, ihre Grundhaltung und ihr Stil der Glaubenserziehung. Welches Weltbild, welches Menschenbild und welches Gottesbild haben und vermitteln sie? Welche Rolle spielt aus ihrer Sicht das Kind selbst in der Erziehung? Diesen Fragen werden wir im Folgenden nachgehen. Wir betrachten die Ergebnisse unserer Befragung entlang vier wichtiger Ebenen der christlichen Erziehung:

a) die Ziele: Was ist den befragten Eltern in ihrer Erziehung am wichtigsten?

b) die Werte und Normen: Was leitet die Eltern in ihrem Erziehungsverhalten an?

c) das Klima der Glaubenserziehung: In welcher Atmosphäre werden die Kinder erzogen?

d) das Gottesbild: Welche Vorstellung von Gott wollen die Eltern ihren Kindern vermitteln?

Aus diesen vier Ebenen ergibt sich ein Gesamtbild davon, wozu Eltern ihre Kinder im Glauben erziehen. Ergänzt wird dieses Bild von dem Aspekt, wie die Eltern selbst erzogen wurden. Anfangen wollen wir mit dem primären Ziel der befragten Eltern in der christlichen Erziehung.

Das Ziel: zum Glauben erziehen

Die christliche Erziehung hat in Deutschland in den letzten Jahrzehnten insgesamt an Bedeutung verloren. 70 Prozent (alte Bundesländer) bzw. 45 Prozent (neue Bundesländer) der über 66-Jährigen wurden religiös erzogen, bei den 16- bis 25-Jährigen liegen die Werte nur noch bei ca. 25 Prozent (alte Bundesländer) bzw. ca. 13 Prozent (neue Bundesländer).[89] 69 Prozent der Evangelischen aus den neuen und 66 Prozent aus den alten Bundesländern ist es wichtig, dass Kinder eine religiöse Erziehung bekommen.[90] Entscheidend dabei ist die eigene Bindung an die Kirche; je höher diese ist, desto wichtiger ist es, die eigenen Kinder christlich zu erziehen.[91]

Die Werte in unserer Befragung sind noch höher. Schauen wir uns die Zahlen genauer an. Für 46 Prozent der Befragten spielt der Glaube in der Erziehung des betrachteten Kindes eine sehr große Rolle (bei Müttern häufiger als bei Vätern) und bei 87 Prozent wenigstens eine große Rolle.[92] Interessanterweise spielt die religiöse Erziehung bei Jungen eine größere Rolle als bei Mädchen (mehr dazu in Kapitel 5).

Bei 87 Prozent der befragten Eltern spielt der Glaube in der Rolle der Erziehung eine große oder sehr große Rolle.

Und deshalb lässt sich die Frage, was für die Eltern in unserer Studie das wichtigste Ziel in ihrer gesamten Erziehung ist, deutlich beantworten: Sie wollen ihre Kinder zum Glauben erziehen. Befragt danach, welche von sechs Zielen in ihrer Erziehung am wichtigsten sind, wählte eine deutliche Mehrheit der befragten Eltern »Den christlichen Glauben annehmen« auf Platz 1. Die Glaubensvermittlung spielt also eine grundlegende Rolle. Eher überrascht hat uns, dass »Glücklich sein und sein Leben genießen« und »Frei seine eigenen Interessen und Neigungen entfalten« insgesamt auf Platz 2 und 3 gewählt wurden, also noch vor »Verantwortungsvoll und pflichtbewusst sein«, »Sich sozial engagieren« und dem Schlusslicht »Gut in der Schule sein«.

Man könnte sagen: Der allgemeine Wertewandel hin zu postmaterialistischen Selbstverwirklichungswerten sowie postmodernen hedonistischen Werten hat auch vor den christlichen Eltern nicht haltgemacht. Etwas vereinfacht formuliert: Kinder sollen möglichst glücklich werden und sich frei entfalten, solange sie trotzdem den Glauben annehmen.

ERZIEHUNGSZIELE »MEIN KIND SOLL ...« – RANGFOLGE

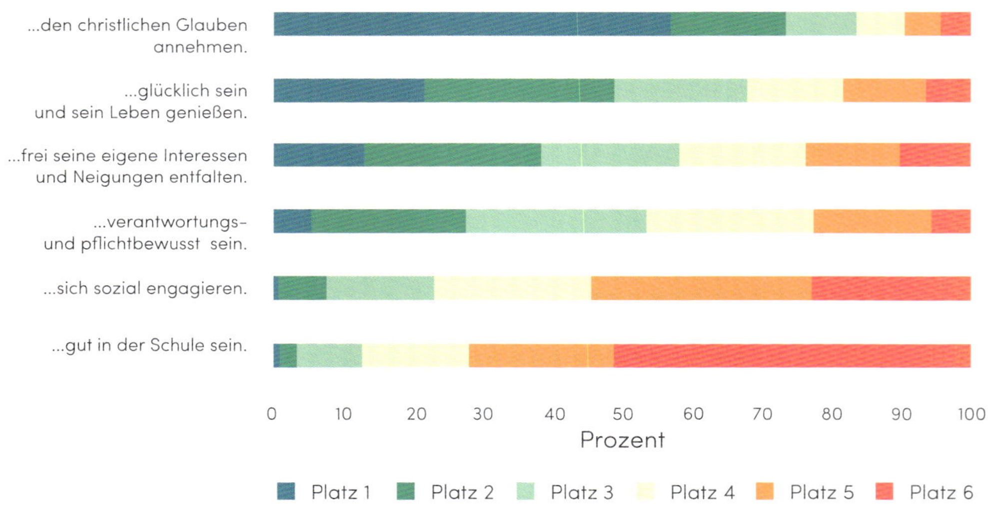

Der zu vermittelnde Glaube

Für die meisten befragten Eltern ist die Glaubensannahme aber nicht nur das oberste Ziel der Erziehung, sie haben auch genaue Vorstellungen, was und wie ihre Kinder glauben sollen. Auf die Frage: »Was ist Ihnen in der Erziehung Ihres Kindes wichtig?«, werden zwei Aussagen deutlich am höchsten bewertet. Die erste ist: »Mein Kind soll lernen, dass nur der christliche Glaube zum Heil führt«, der 79 Prozent aller Befragten zustimmen. Der zweiten Aussage: »Ich möchte, dass mein Kind meinen Glaubensvorstellungen folgt« stimmen knapp 77 Prozent aller Befragten zu. Im Gegensatz dazu bekamen folgende Aussagen eine deutlich niedrigere Bewertung:

- »Mein Kind soll verschiedene Religionen und Weltanschauungen kennenlernen und dann selbst entscheiden, was es glauben möchte.« (22 Prozent Zustimmung)
- »Mein Kind soll wissen, dass es bei Glaubensaussagen keine Gewissheiten gibt.« (21 Prozent Zustimmung)
- »Für mich ist es weniger wichtig, was mein Kind glaubt, solange es Freude und Stärke aus seinem Glauben schöpft.« (18 Prozent Zustimmung)

Auch Nadja meint: *»Ich möchte meinen Kindern meinen Glauben gerne vorleben, damit meine Söhne an Gott glauben können. Damit sie eine persönliche Beziehung zu Gott haben.«* Oder Sverja, die sagt, dass sie auf jeden Fall vermitteln möchte, *»dass ein Gott existiert und dass die Bibel sein Wort ist, das wir ernst nehmen müssen«*. Deshalb war es ihr wichtig, dass ihre Kinder auf eine private christliche Schule gehen. Über ihren Sohn sagt sie: *»Das war für mich sehr, sehr wichtig, dass er christliche Erziehung auch von der Schule aus mitbekommt.«*

Wie Eltern diese Ziele erreichen möchten, darauf werden wir im nächsten Kapitel (Erziehungspraxis) eingehen. Interessant ist hier zunächst, dass die Weitergabe des eigenen Glaubens eine wichtige bis sehr wichtige Rolle für die meisten christlichen Eltern spielt, sich gleichzeitig, wie wir gesehen haben, der Erziehungsstil aber stark gewandelt hat. Da der Glaube in der christlichen Erziehung eine zentrale Stellung einnimmt, sind wir hier an einem besonders wichtigen Punkt, den wir noch etwas genauer reflektieren wollen.

Einweisende vs. hinweisende Glaubenserziehung

In der bisherigen Forschung zum Thema wurde festgestellt, dass es zwei sehr unterschiedliche Wege gibt, wie die Glaubenserziehung erfolgt. Man unterscheidet zwischen einweisend und hinweisend.[93] Während die einweisende Erziehung eine ganz bestimmte Grundorientierung fordert, ist die hinweisende Erziehung ergebnisoffener: Wichtig ist vor allem die Entwicklung einer Haltung, die dann zu einer reflektierten und eigenständig gewählten Selbst- und Weltauffassung führt.

Bei einer einweisenden Erziehung legen die Eltern Wert darauf, dass das Kind ihren Glauben übernimmt. Dies wird aktiv gefördert, zum Beispiel indem es Gemeindeveranstaltungen besucht oder indem bei der Auswahl der Freunde darauf geachtet wird, dass diese den eigenen Glauben nicht hinterfragen. Dabei soll sich das Kind in der Gruppe wohlfühlen und deren Werte und Normen übernehmen. Vor allem explizit christliche Inhalte, die durch biblische Geschichten und christliches Liedgut transportiert werden, sind wichtig und werden durch unterschiedliche Rituale weitergegeben. Ziel ist es, dass sich das Kind diese christlichen Inhalte zu eigen macht und die so gelernten Traditionen fortsetzt.

Der Unterschied zwischen einem einweisenden und einem hinweisenden Erziehungsstil wird vor allem dann deutlich, wenn das Kind die Rituale der Familie nicht mitmachen, die Kindergruppe der Gemeinde nicht besuchen möchte oder bestimmte Dinge nicht mehr glaubt. Eine einweisende Erziehung versucht, stärker den Willen der Eltern durchzusetzen und dem Kind den Weg zum Glauben »aufzudrücken«. Dies geht oftmals mit Abschirmung und Angst vor »falschen Wegen« einher. Eigentlich haben die Kinder keine Wahlmöglichkeit. Die Pluralität von unterschiedlichen Religionen oder Weltanschauungen, teils auch von anderen Konfessionen und Frömmigkeitsstilen, wird sehr kritisch gesehen oder eher ausgeblendet, als offen thematisiert.[94] Eltern, die ihre Kinder einweisend zum Glauben erziehen, stellen sie also gewissermaßen vor eine alternativlose Entscheidung. Sie tun alles dafür, ihr Kind zum Glauben zu führen. Mit welchen Mitteln – ob eher durch äußeren Zwang und strenges Reglement oder durch den geräuschlosen Druck angedrohten Liebesentzugs – ist dabei zunächst einerlei.

Eltern, die ihre Kinder einweisend zum Glauben erziehen, stellen sie also gewissermaßen vor eine alternativlose Entscheidung.

Im Gegensatz dazu setzt eine hinweisende Erziehung auf eine zwar prägende, aber freiheitlichere Glaubensvermittlung. Dem Kind soll das Bewusstsein vermittelt werden, dass es unterschiedliche Frömmigkeitsstile, Traditionen und auch andere weltanschauliche Perspektiven gibt. Diese soll es kennenlernen und dazu erzogen werden, einmal mündig eine eigene Entscheidung aus diesen Alternativen zu treffen. Die Eltern nehmen somit eher die Rolle einer begleitenden und beratenden Person ein als die eines aktiven Erziehers, der mit aller ihm zur Verfügung stehenden Macht in eine Richtung zu führen versucht.

Grundlage für die hinweisende Glaubenserziehung ist zudem eine positive Grundeinstellung zum Leben sowie das Gefühl, von Gott geliebt und angenommen zu sein. Es gibt also auch hier klare Werte und Normen, die gelebt und geprägt werden, diese sollen aber dialogischer und in einem größeren Maß an Freiheit für das Kind in der Familie gelebt werden. Eltern, die ihre Kinder auf diese Weise erziehen, haben also eine stärker werbende Haltung. Sie vermitteln, dass es im Glauben keine letzten Gewissheiten und immer auch andere Optionen gibt. Es geht dabei teils um andere Weltanschauungen, vor allem aber haben sie ein klares Bewusstsein davon, dass es viele verschiedene Arten zu glauben gibt. Dies bedeutet weder, dass sie als Eltern ihren Weg nicht gefunden haben und unsicher in ihrem eigenen Glauben sind, noch, dass sie ihren Glauben nicht weitergeben wollen. Jedoch wollen sie ihre Kinder bei der Suche nach dem *eigenen* Glaubensweg unterstützen und vertrauen darauf, dass diese ihren Weg (auch im Glauben) schon machen werden. Dabei ist ihnen bewusst, dass die familiäre Prägung eine wichtige Rolle spielt. Jedoch sind sie offen dafür, dass ihr Kind auch anders glaubt als sie, solange es damit später selbst zufrieden und glücklich ist.

In unserer Untersuchung gab es die bereits erwähnten fünf Aussagen zu dem, was Eltern in der Glaubenserziehung wichtig ist, mittels derer man analysieren kann, ob sie eher zu einer einweisenden oder hinweisenden Erziehung tendieren. Die beiden Aussagen, die beispielhaft für eine einweisende Erziehung stehen, erhielten dabei die höchste Zustimmung. Zur Erinnerung, diese Aussagen waren folgende:

- Ich möchte, dass mein Kind meinen Glaubensvorstellungen folgt.
- Mein Kind soll lernen, dass nur der christliche Glaube zum Heil führt.

Die Aussagen, die für eine hinweisende Erziehung stehen, fanden im Durchschnitt eine viel geringere Zustimmung. Zwei Drittel der Befragten weisen demnach eine ausgeprägt einweisende Erziehung auf.

EINWEISENDE VS. HINWEISENDE ERZIEHUNG

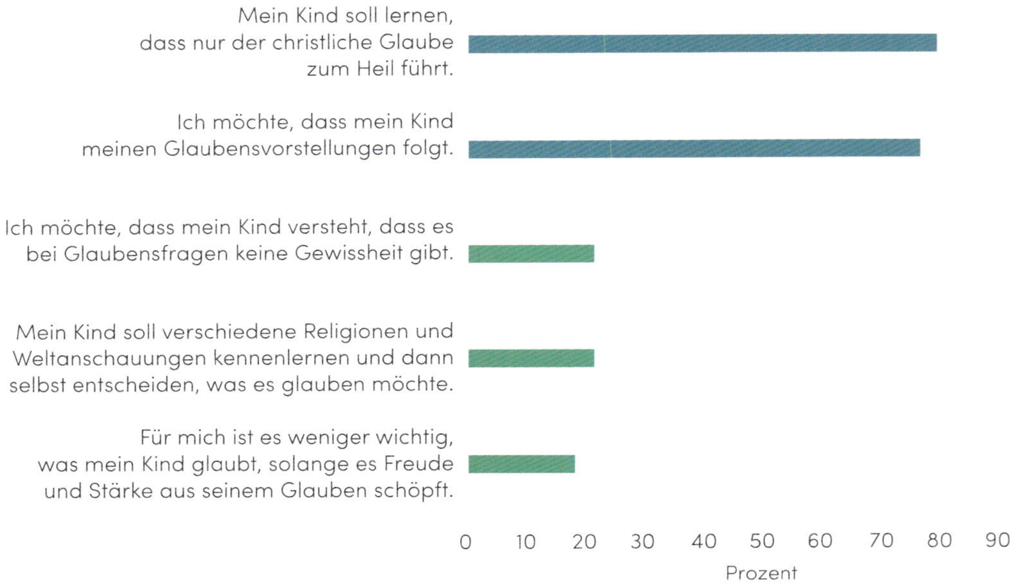

Skala: »stimme überhaupt nicht zu« – 5 »stimme voll und ganz zu«.
Dargestellt sind die prozentualen Anteile von »stimme zu« und »stimme voll und ganz zu«.

Der Wohlfühlfaktor: das Klima der Glaubenserziehung

In Kapitel 2 haben wir den Erziehungsstil der Eltern allgemein betrachtet und gesehen, welche große Rolle das emotionale Klima der Erziehung spielt. Wir wollten jedoch auch wissen, wie das im engeren Sinn bei der Glaubenserziehung aussieht. Wenn man sich also anschaut, wie und mit welchen Mitteln die Glaubensvermittlung konkret geschehen soll – welche Stile der Glaubenserziehung gibt es dann? Anders gesagt: In welchem Klima bzw. welcher Atmosphäre findet diese statt?

Auch hier zeigten sich bei der Analyse der Daten zwei Dimensionen, die in Kombination miteinander das Klima der Glaubenserziehung bestimmen: die Dimension der emotionalen Wärme und die Dimension von Kontrolle und Strenge. Beide wollen wir uns nun genauer anschauen.

Im Fragebogen gab es verschiedene Aussagen, die Indikatoren dafür sind, wie stark die Wärme bzw. die Kontrolle und Strenge in der Glaubenserziehung ausgeprägt sind. Für eine emotional warme Glaubenserziehung spricht, wenn die

Eltern dem Kind oft sagen, dass es von Gott geliebt wird, oder mit dem Kind zusammen die Nähe Gottes erleben. Eine eher kontrollierend-strenge Glaubenserziehung findet statt, wenn das Kind oft an Glaubensritualen teilnehmen muss, obwohl es keine Lust hat, oder wenn die Eltern dem Kind häufig sagen, dass Gott von ihm enttäuscht ist, wenn es sich schlecht benommen hat. In der folgenden Tabelle ist bereits zu sehen, dass im Durchschnitt die Dimension der warmen Glaubenserziehung bei den befragten Eltern sehr viel stärker ausgeprägt ist als die einer kontrollierend-strengen Glaubenserziehung.

EMOTIONAL-WARME VS. KONTROLLIEREND-STRENGE ERZIEHUNG

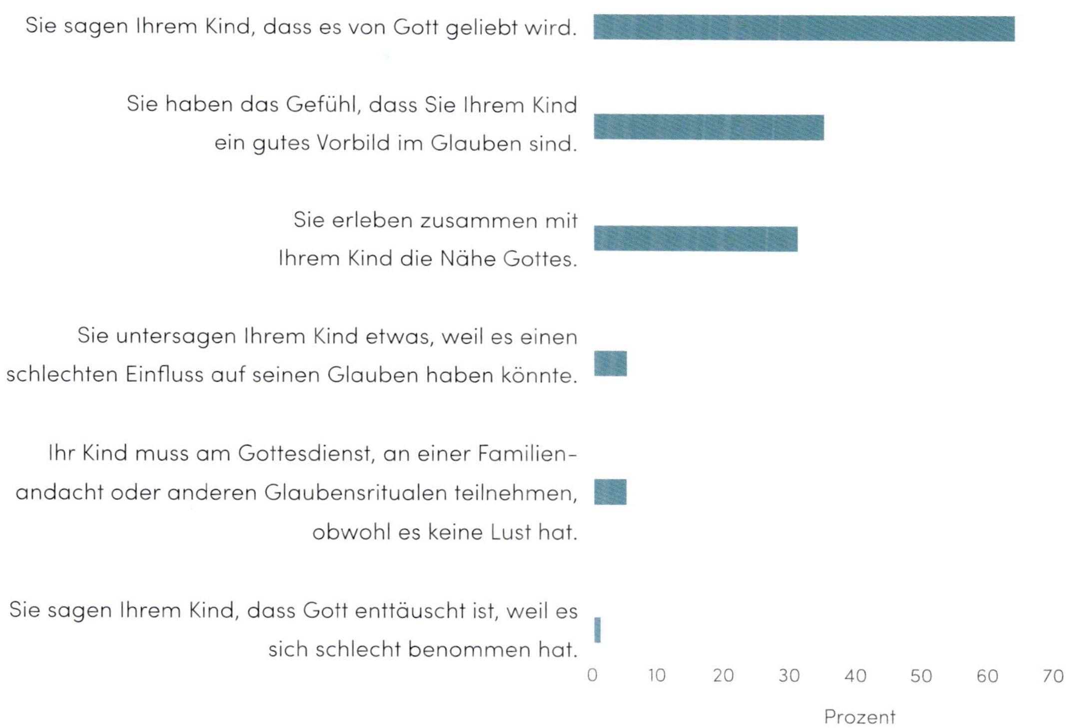

Skala: 1 »nie« – 5 »sehr oft«. Dargestellt sind die prozentualen Anteile von »oft« und »sehr oft«.

Schauen wir uns nun die verschiedenen Ebenen der Glaubenserziehung noch einmal im Überblick an, um festzustellen, ob und wie diese miteinander zusammenhängen.

EINWEISENDE VS. HINWEISENDE GLAUBENSERZIEHUNG

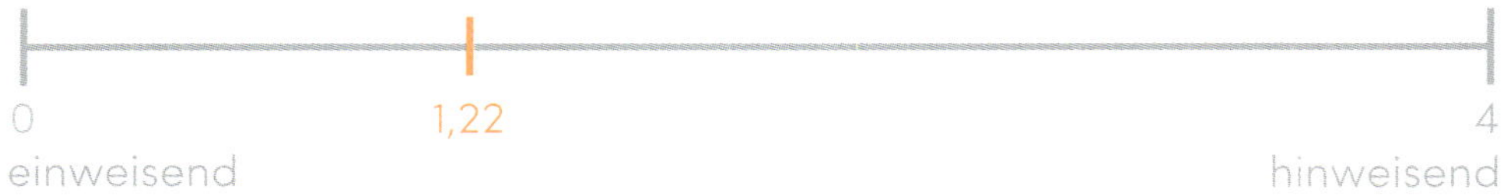

Wie oben schon kurz beschrieben, praktiziert die Mehrheit der befragten Eltern einen einweisenden Erziehungsstil und möchte, dass die Kinder den eigenen Glauben übernehmen. Dabei sind sie sich ihres eigenen Glaubens sicher und wollen nicht, dass ihre Kinder etwas anderes glauben.

DIE WARME GLAUBENSERZIEHUNG

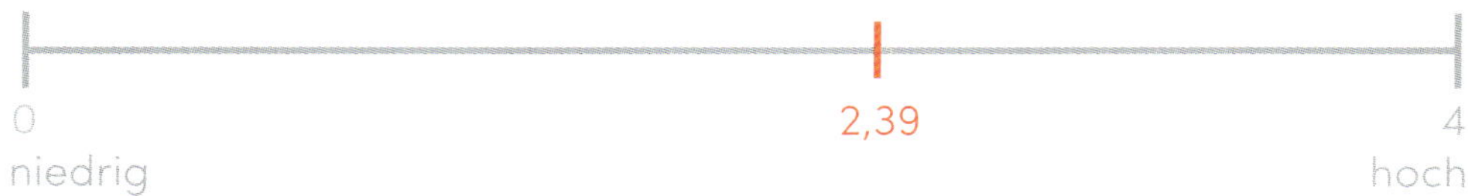

Die Mehrheit der befragten Eltern praktiziert ein eher warmes Erziehungsklima bei der Glaubenserziehung. Sie sagen ihrem Kind sehr häufig, dass es von Gott geliebt ist, erleben oft die Nähe Gottes und haben tendenziell das Gefühl, dass sie ihm ein gutes Vorbild im Glauben sind.

DIE KONTROLLIEREND-STRENGE GLAUBENSERZIEHUNG

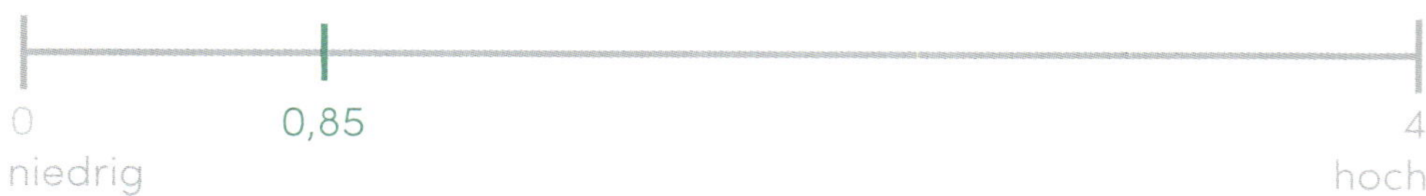

Die kontrollierend-strenge Dimension der Glaubenserziehung ist insgesamt eher niedrig ausgeprägt und spielt nur bei einer Minderheit der Eltern eine größere Rolle. Interessant ist, wie das Erziehungsklima und die beiden Erziehungsstile zusammenhängen. Vielleicht ist es zunächst naheliegend zu vermuten, dass eine hinweisende mit einer warmen Glaubenserziehung und eine einweisende mit einer kontrollierend-strengen Erziehung zusammenhängt. Dies ist aber bei unseren Daten nicht der bzw. nur in geringem Maße der Fall. Die Mehrheit der Eltern praktiziert eine recht warme und zugleich einweisende Glaubenserziehung.

Mit einfachen Worten könnte man sagen, dass die Eltern ihrem Kind liebevoll ihren Glauben »aufdrücken« wollen. Positiv gesehen: Die Eltern wissen, wie sie ihre Kinder zum Glauben erziehen wollen. Negativ gesehen: Sie lassen keine Wahlmöglichkeit. Interessant sind noch ein paar andere Zusammenhänge. Die hinweisende Erziehung ist bei Eltern aus der Stadt, insbesondere aus der Großstadt, stärker ausgeprägt. Die Wärme der Glaubenserziehung sinkt tendenziell mit zunehmendem Alter der Kinder. Je höher die Eltern formal gebildet sind, desto geringer ist die kontrollierend-strenge Dimension der Glaubenserziehung ausgeprägt, leicht geringer auch der Grad der emotionalen Wärme.

Das Gottesbild in der Glaubenserziehung

Wir haben in unserer Befragung den Eltern zehn kurze Aussagen über Gott vorgelegt, zum Beispiel: »Gott hat einen Plan für jeden Menschen.« Dazu fragten wir sie: »Wie stark verbinden Sie die folgenden Aussagen mit der Vorstellung von Gott, die Sie an Ihr Kind weitergeben möchten?« Die folgende Grafik zeigt, welche Aussagen über Gott wie stark vermittelt werden sollen.

WIE STARK VERBINDEN SIE DIE FOLGENDEN AUSSAGEN MIT DER VORSTELLUNG VON GOTT, DIE SIE AN IHR KIND WEITERGEBEN MÖCHTEN?

Skala: 1 »überhaupt nicht« – 5 »sehr stark«.

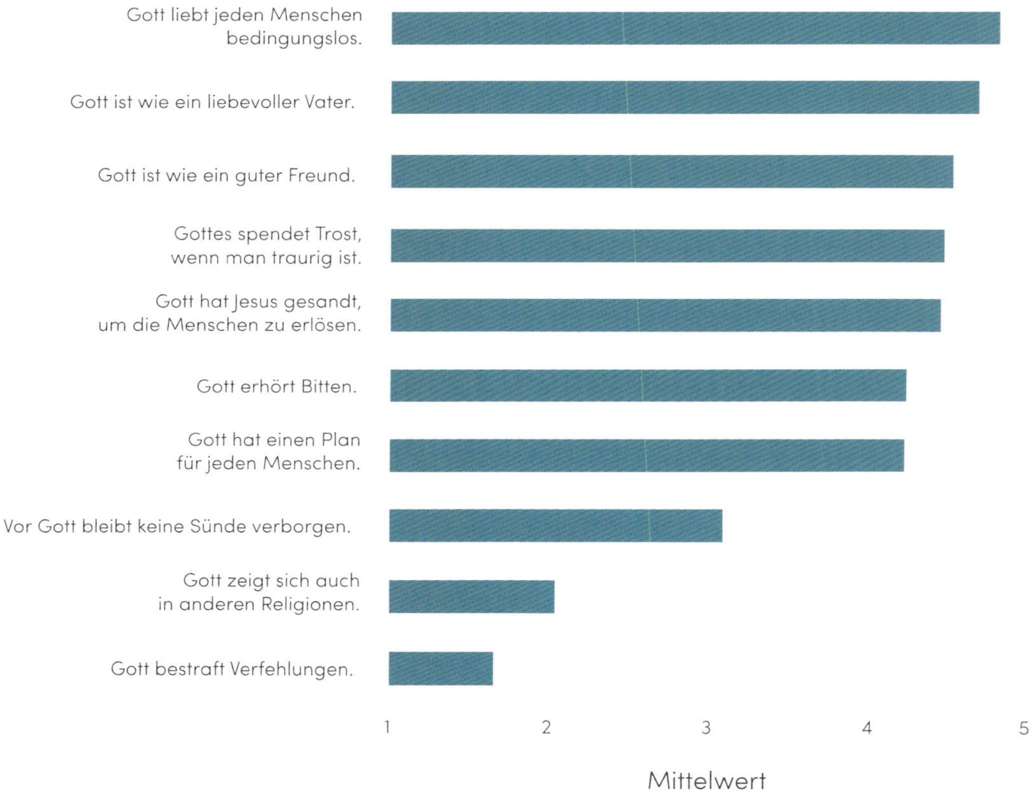

Am stärksten wollen die Eltern das Bild von einem bedingungslos jeden Menschen liebenden Gott vermitteln (97 Prozent), am wenigsten das eines Gottes, der Verfehlungen bestraft (4 Prozent). Eine Analyse der Daten führte auch hier zu zwei unterschiedlichen Dimensionen, die anzeigen, wie stark Gott als kontrollierend-allmächtige Instanz oder als liebevoll-empathisches Wesen gesehen und weitergegeben werden soll. Bei den befragten Eltern ist vor allem die Dimension des liebevoll-empathischen Gottesbildes stark ausgeprägt, die andere im Verhältnis deutlich geringer, insgesamt jedoch nicht wenig ausgeprägt.

LIEBEVOLL-EMPATHISCHES GOTTESBILD

KONTROLLIEREND-STRENGES GOTTESBILD

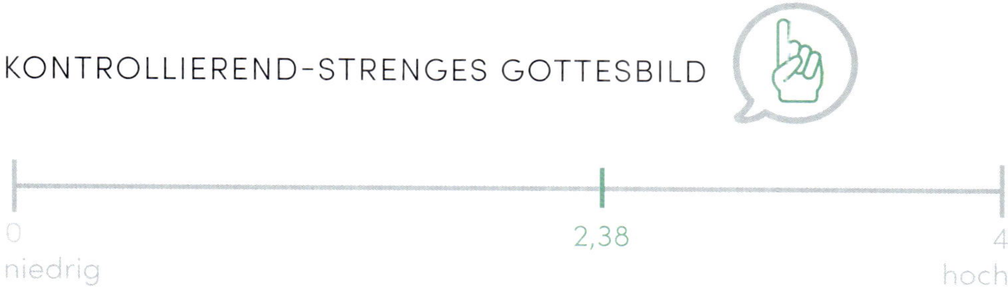

Während wir in der quantitativen Studie systematisch feste theologische Sätze abgefragt haben, haben wir in den qualitativen Interviews offene Fragen zum eigenen Gottesbild gestellt sowie dazu, welches Gottesbild die Befragten an ihre Kinder vermitteln wollen. Das Ergebnis war recht homogen: Durch Vorleben und Teilhabe wollen die Eltern ihren Kindern ein Bild von Gott als liebendem Vater weitergeben. Sie heben dabei vor allem den Aspekt der Barmherzigkeit hervor.

Robert beispielsweise möchte seinen Kindern Gott als guten Hirten vermitteln, zu dem man insbesondere in schwierigen Situationen beten kann. Er liebt, vergibt und ist barmherzig, kein strenger Lehrer und Gesetzesgeber. Paul antwortet auf die Frage nach dem Gottesbild: »*Dass Gott ein liebender Gott ist. Und dass er durch Jesus auf die Welt kam, sich klein gemacht hat und Mensch wurde und eben Gott und Mensch gleichzeitig ist. […] Und dass Gott ein Gott ist, mit dem man Beziehung leben kann. Und der zum Alltag dazugehört.*« Auch Anke möchte das Gottesbild »*des liebenden Vaters, besten Freundes und guten Hirten*« vermitteln, genau wie Brigitte, für die der Aspekt des liebevollen Vaters im Vordergrund steht. Denn Gott ist ein unkomplizierter und »*nicht ein traditioneller und liturgischer Freund*«. Aber sie stellt auch fest, dass in ihrem Gottesbild die Heiligkeit Gottes etwas auf der Strecke bleibt.

Die spannende Frage ist nun, wie das Gottesbild und die Erziehungsstile miteinander zusammenhängen. Die warme Glaubenserziehung geht sowohl mit dem liebevoll-empathischen als auch mit dem kontrollierend-allmächtigen Gottesbild einher, wobei erstere Kombination häufiger vorkommt. Die kontrollierend-strenge Glaubenserziehung korreliert hingegen nicht mit dem liebevoll-empathischen Gottesbild, sondern nur mit dem kontrollierend-allmächtigen. Insgesamt ist der Zusammenhang zwischen dem liebevoll-empathischen Gottesbild und dem warmen Erziehungsstil am größten. Formal höher Gebildete tendieren weniger stark zu einem kontrollierend-allmächtigen Gottesbild. Bei Eltern, die eine hinweisende Glaubenserziehung praktizieren, ist die Dimension des kontrollierend-allmächtigen Gottesbildes tendenziell deutlich geringer ausgeprägt, allerdings gilt dies auch für die liebevoll-empathische. Das Bild, das dort vermittelt wird, scheint – zumindest in Bezug auf diese beiden Dimensionen – deutlich weniger scharf und deutlich.

Glaubenserziehung im Wandel

Genau wie Familie und Erziehungsstile hat sich auch die Glaubensweitergabe in den letzten Jahrzehnten verändert. Doch wie genau?

Zuerst untersuchten wir, welche Rolle der Glaube in der Erziehung im Vergleich der Generationen spielt. Das deutliche und überraschende Ergebnis ist, dass der Glaube in der Erziehung heute eine wesentlich wichtigere Rolle spielt, als die Befragten es selbst in ihrem Elternhaus wahrgenommen haben. Um dies zu ermitteln, haben wir sowohl im Fragenbogen als auch bei den Interviews nicht nur Fragen zur Erziehung der Kinder gestellt, sondern auch zur eigenen Kindheit und wie die eigene Erziehung erlebt wurde.

ROLLE DES GLAUBENS –
UNTERSCHIEDE BEI KIND UND IM ELTERNHAUS

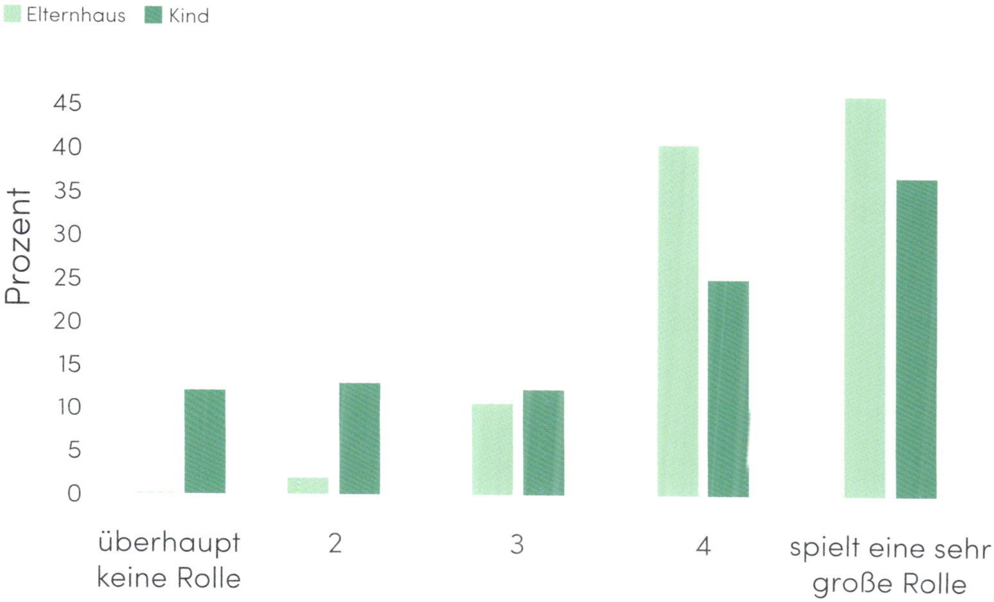

Sicher spielt auch der Rollenwechsel der Befragten, die jetzt Eltern und damals Kinder waren, in diese Daten mit hinein und beeinflusst die subjektive Rückschau. Zudem haben wir ja nur Eltern befragt, die ihre Kinder explizit christlich erziehen, deren Eltern aber vielleicht keine Christen waren oder zumindest keinen besonderen Wert auf eine christliche Erziehung legten, daher war erwartbar, dass der Glauben heute eine tendenziell größere Rolle spielt. Jedoch ist es interessant und überraschend, dass der wahrgenommene Unterschied insgesamt so groß ausfällt. Deshalb wollen wir zuerst schauen, mit welchen Begriffen der Glaube im eigenen Elternhaus belegt ist.

Die Prägung des Glaubens im eigenen Elternhaus

Welche positiven und negativen Assoziationen haben die Befragten, wenn sie an den Glauben denken, den sie im Elternhaus erlebt haben? Schaut man sich die Ergebnisse im Gesamten an, so überwiegen die positiven Assoziationen leicht. Am häufigsten werden Gemeinschaft und Zusammenleben sowie Geborgenheit und Vertrauen genannt – sie werden von einer Mehrheit der Befragten stark oder sehr stark mit dem Glauben im Elternhaus assoziiert. Mit etwas Abstand folgen

Freude, Offenheit und Freiheit sowie Verbote und Regeln. Seltener assoziiert werden Einengung, Leidenschaftlichkeit und Langeweile. Die Schlusslichter sind Furcht und frommer Schein – aber auch diese Stichworte werden immerhin noch von knapp einem Fünftel der Befragten stark oder sehr stark mit dem Glauben der Eltern verbunden.

ASSOZIATIONEN MIT GLAUBE IM ELTERNHAUS

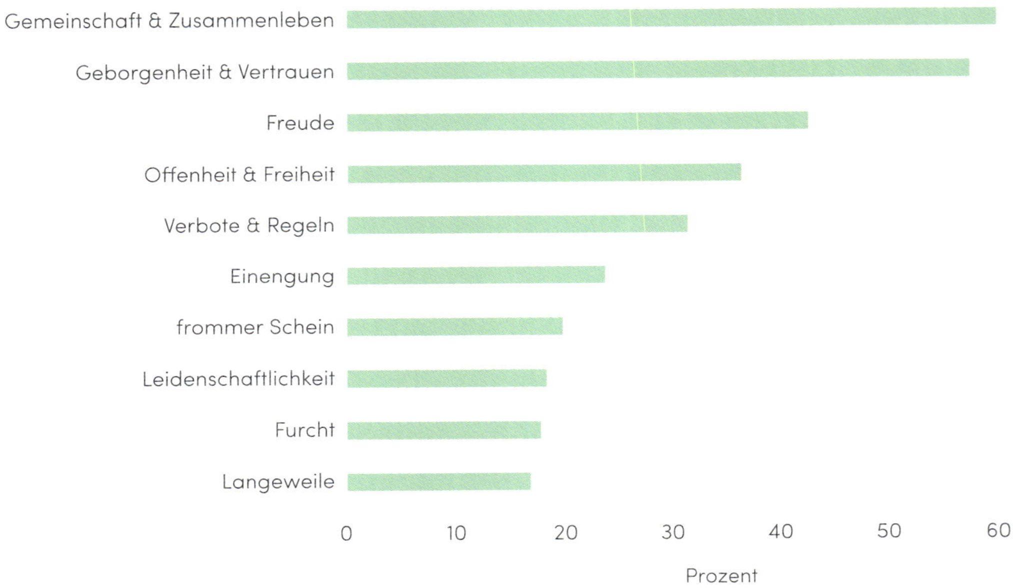

Skala: 1 »überhaupt nicht« – 5 »sehr stark«.
Dargestellt sind die prozentualen Anteile der obersten beiden Kategorien.

Interessant: Je älter die Befragten waren, desto negativer waren die Assoziationen. Einen Zusammenhang konnten wir auch zwischen einer warmen Glaubenserziehung heute und positiven Assoziationen sowie einer kontrollierend-strengen Glaubenserziehung und negativen Assoziationen feststellen. Hier zeigt sich ein deutliches Erbe, das heißt: Die Erfahrungen mit der eigenen Glaubenserziehung spielen in die heutige Erziehung hinein und wirken weiter. Natürlich reden wir hier nicht von Automatismen. Nicht jeder, der seine eigene Glaubenserziehung als eher problematisch erlebt hat, erzieht deswegen seine Kinder streng im Glauben. Jedoch könnte man von einer Art Schwerkraft sprechen, die Eltern in diese Richtung zieht und gegen die sie sich erst einmal bewusst entscheiden müssen. Selbst dann kostet es solche Eltern möglicherweise mehr Kraft, die Kinder tatsächlich nicht streng zu erziehen, als Eltern, die positivere Erfahrungen mit dem Glauben im Elternhaus gemacht haben.

Die Erfahrungen mit der eigenen Glaubenserziehung spielen in die heutige Erziehung hinein und wirken weiter.

Auch in den Interviews, die wir gemacht haben, wird sehr deutlich, dass die eigene Prägung nicht einfach »abzuschütteln« ist, sondern einen starken Einfluss auf die Erziehung hat. Nadja versucht sich beispielsweise »*von vielem abzugrenzen*«, jedoch merkt sie, wie stark bei ihr »*der Einfluss der Herkunftsfamilie vorhanden*« ist und dass sie sich davon »*nicht einfach lösen*« kann. Melanie bemerkt das beispielsweise, wenn sie Formulierungen ihrer Eltern verwendet, die sie eigentlich niemals zu ihren Kindern sagen wollte: »*O Mann, so wollte ich eigentlich gar nicht werden […]. Hier spricht meine Mutter aus mir.*«

Natürlich versuchen Eltern für ihre eigene Erziehung vor allem das zu übernehmen, was sie als besonders positiv erlebt haben. Bei Michael war das zum Beispiel die »*Grundzufriedenheit*« seiner Eltern, »*dieser Gedanke, dass man mit dem zufrieden sein muss, was man hat, […] das haben die richtig gut gemacht*«. Aus Sicht von Stefan haben seine Eltern ein »*gutes Maß gefunden, zwischen dem Sich-Einmischen in Dinge oder mich ab einem bestimmen Alter auch einfach mal machen lassen*«. Er glaubt, dass er »*da intuitiv sehr, sehr viel übernommen hat*« und somit auch ein Gespür dafür hat, wie er das mit seinen Kindern machen kann.

Wie aber geht man mit dem um, was man als negativ empfunden hat? Natürlich will man gerade dies in der eigenen Erziehung ganz anders machen. Deutlich wird dies bei Sabine, die sagt: »*Ich will meine Kinder ermutigen, Dinge auszuprobieren, zu testen und mutig zu sein. Das kommt auf jeden Fall daher, dass ich das in meiner Kindheit nicht erlebt habe.*« Doch viele Eltern erkennen, dass es nicht immer einfach ist, die als negativ empfundene Prägung abzulegen und selbst anders zu handeln. Anke beschreibt beispielsweise, dass sie sehr streng werden kann: »*Und manchmal nehme ich sie zu hart ran, dann tu ich das vielleicht, weil ich selbst auch irgendwie hart rangenommen wurde, weil mir selbst der Raum nicht gegeben wurde, das ist so eine nicht gewollte Übertragung.*«

Teils wird die Glaubenserziehung im Vergleich zu den Eltern auch ganz bewusst verändert. Paul drückt diese Spannung folgendermaßen aus: »*Manchmal würde man durch den Einfluss seiner eigenen Erziehung bei Konflikten auf den Tisch hauen und sagen: ›Jetzt ist aber Ruhe‹, aber genau das mach ich bewusst nicht.*«

Nicht selten ist auch zu beobachten, dass insbesondere extreme Erfahrungen ins Gegenteil umkippen. Das schildert zum Beispiel Svenja: *»Und ich bin sehr, sehr streng erzogen worden. Das fand ich nicht so gut in meiner Erziehung. Und bei meinem Sohn war es genau das Gegenteil. Ich habe ihn immer gefördert. […] Alles, was er machen wollte, habe ich ihn machen lassen.«*

Veränderung der Atmosphäre

Vergleichen wir nun die erlebte Glaubenserziehung im Elternhaus mit der aktuellen und schauen, was sich konkret verändert hat. Die folgende Grafik verdeutlicht diese Veränderungen im Detail:

ERZIEHUNGSMITTEL –
UNTERSCHIEDE ZWISCHEN DEN GENERATIONEN

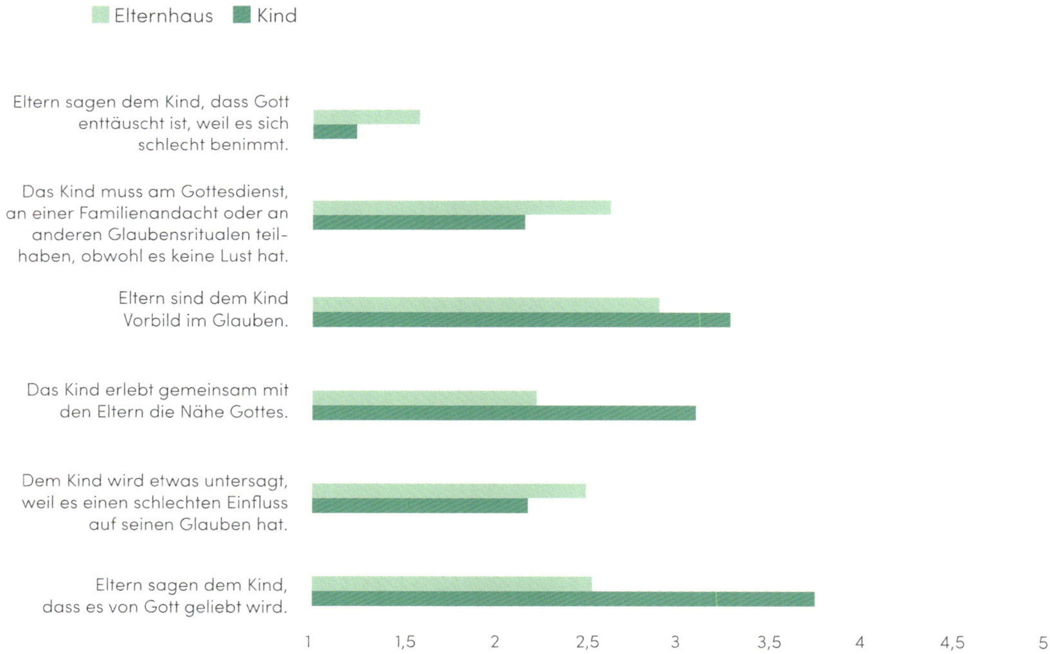

Skala: 1 »nie« – 5 »sehr oft«.
Erziehungsmittel wurden für Mütter und Väter teilweise getrennt abgefragt (in diesem Fall wurde der Mittelwert gebildet).

Die größten Differenzen ergeben sich wie auch schon bei der Veränderung des allgemeinen Erziehungsstils bezüglich der Ausprägung der emotionalen Wärme. So gab es in der von den Eltern erlebten Glaubenserziehung deutlich seltener eine positive emotionale Zuwendung, zum Beispiel durch den Zuspruch, dass die Eltern dem Kind sagen, dass es von Gott geliebt wird. Nur ca. ein Viertel der Eltern hat dies oft oder sehr oft von den eigenen Eltern zu hören bekommen, während 64 Prozent von ihnen dies oft oder sehr oft ihrem Kind sagen. Auch die Nähe Gottes wurde deutlich seltener gemeinsam erlebt.

War die emotionale Wärme in der Glaubenserziehung im Elternhaus also deutlich weniger ausgeprägt, war es die Dimension der Strenge und Kontrolle dafür umso mehr. Beispielsweise mussten die Eltern sehr viel häufiger gegen ihren Willen an Glaubensveranstaltungen teilnehmen, als es ihre Kinder heute müssen. Gut ein Viertel der Eltern gibt an, oft oder sehr oft diese Erfahrung gemacht zu haben. Nur 5 Prozent sagen, dass das auch bei ihren eigenen Kindern oft oder sehr oft der Fall ist.

GOTTESBILD IM ELTERNHAUS

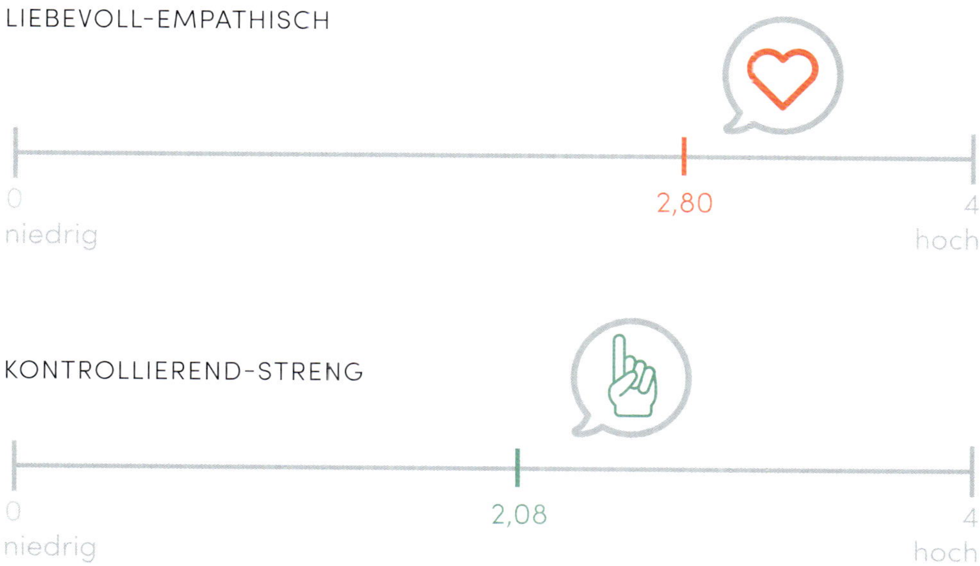

Personen, die angaben, dass ihnen im Elternhaus kein Gottesbild vermittelt wurde, wurden nicht befragt.

Veränderungen im Gottesbild

Wie stark unterscheidet sich das vermittelte Gottesbild?

ROLLE DES GLAUBENS - UNTERSCHIEDE ZWISCHEN DEN GENERATIONEN

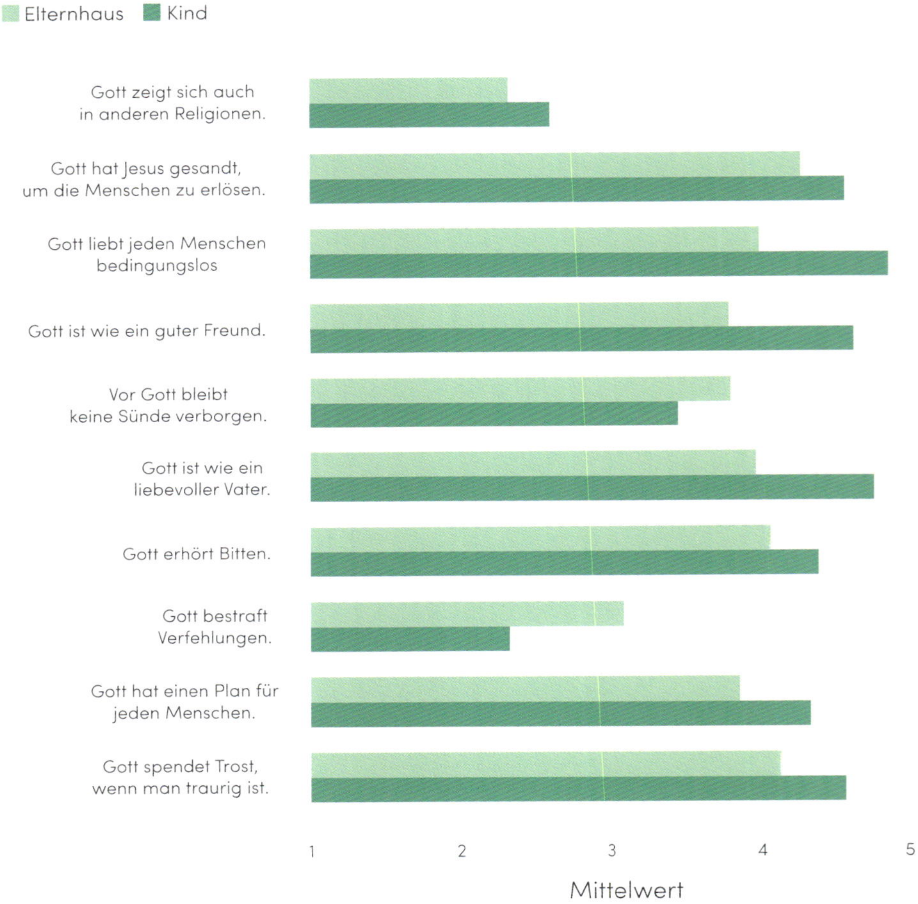

Der Gott, den die Eltern selbst vermittelt bekamen, hatte im Durchschnitt stärker kontrollierend-allmächtige Züge. 57 Prozent der Eltern wurde gelehrt, dass vor Gott keine Sünde verborgen bleibt. Nur noch 40 Prozent wollen diesen Aspekt an ihre Kinder weitergeben. Am höchsten ist der Unterschied jedoch bei der Aussage »Gott bestraft Verfehlungen«. 26 Prozent aller Eltern wuchsen mit solch einem Gottesbild auf; nur 4 Prozent wollen diesen Aspekt an ihre Kinder weitergeben.

Es wird jedoch nicht nur seltener ein Gott vermittelt, der kontrollierend-allmächtige Züge aufweist, noch viel stärker geht der Trend hin zu einem liebevoll-empathischen Gottesbild. Im Elternhaus erhielt noch die Aussage »Gott hat Jesus gesandt, um die Menschen zu erlösen« die höchste Zustimmung (76 Prozent), in der eigenen Erziehung soll jedoch vor allem das Bild eines jeden Menschen bedingungslos liebenden Gottes (97 Prozent) sowie das eines liebevollen Vaters (96 Prozent) vermittelt werden. Die Aussagen »Gott ist wie ein guter Freund« (91 Prozent) und »Gott spendet Trost, wenn man traurig ist« (91 Prozent) folgten direkt danach. Zum Vergleich: Ein bedingungslos liebender Gott wurde »nur« in 63 Prozent der Fälle im Elternhaus der Eltern vermittelt. Trotz dieser deutlichen Verschiebung muss man jedoch auch festhalten, dass schon damals das Bild eines liebevoll-empathischen Gottes stark ausgeprägt war.

Insgesamt sind diese Unterschiede keine Überraschung, denn auch die Glaubenserziehung unterliegt den gesellschaftlichen Veränderungen und jede Generation muss neu ausloten, wie sie ihre Kinder im Glauben erziehen möchte. Dass dies keine neue Frage ist, zeigt ein kurzer Blick zurück in die Erziehungsratgeber der letzten Jahrzehnte.

Veränderungen im Erziehungsstil

Wir haben festgestellt, dass auch der christliche Erziehungsstil mit dem allgemeinen gesellschaftlichen Wandel zusammenhängt – verlaufen die Veränderungen jedoch parallel?

Wir müssen feststellen, dass der Wandel bei christlichen Familien langsamer vonstattengeht als im säkularen Bereich. Während in den 1970er- und 1980er-Jahren die antiautoritäre Welle das Erziehungsverhalten prägte, hielt man in christlichen Familien am »alten« Stil fest, weil man ihn als biblisch begründet ansah. Eltern haben das Sagen, die Kinder haben zu gehorchen. Begründet wurden solche Aussagen mit einer Bibelstelle in Klammern, zum Beispiel »(Eph 6,1)«. Das Motto lautete: So wie die Eltern Gott gehorchen sollen, so sollen die Kinder den Eltern gehorchen.

Während in den 1970er- und 1980er-Jahren die antiautoritäre Welle das Erziehungsverhalten prägte, hielt man in christlichen Familien am »alten« Stil fest, weil man ihn als biblisch begründet ansah.

Im Vordergrund stand darum der autoritäre Erziehungsstil. Als klassisches Beispiel kann Larry Christenson[95] genannt werden, der 1970 schrieb: »Gehorsam ist überhaupt nicht freigestellt. Er wird verlangt. Gott verlangt ihn von den Eltern, und die Eltern haben ihn von den Kindern zu verlangen.«[96] Die Eltern müssen im Gehorsam Gott gegenüber »den Ungehorsam des Kindes in Ordnung bringen«[97]. Verweigern die Kinder den Gehorsam, gilt es, »biblische Zucht zu üben«[98], das heißt, sie körperlich zu strafen. Im Mittelpunkt dieser Erziehung steht der Mann, der sowohl die entscheidende Autorität gegenüber seiner Frau wie auch gegenüber seinen Kindern ist.

Erst mit dem Umbruch des allgemeinen Erziehungsstils vom autoritären über den antiautoritären zum autoritativen vollzog sich auch langsam in der christlichen Erziehungsliteratur eine Wende, aber nur schleichend bis in die Gegenwart hinein (siehe dazu auch Kapitel 9). Während bei Christenson das geistliche Miteinander (tägliches Gebet, Bibellesen, Gespräch) eine zentrale Rolle einnimmt, hat sich im christlichen Alltag in den letzten Jahrzehnten immer mehr durchgesetzt, dass vieles, was mit der Glaubenserziehung zu tun hat, vermehrt an die Gemeinde delegiert wird. Eltern haben deshalb dafür zu sorgen, dass ihre Kinder im Gemeindeangebot ihren Platz finden. Die Haltung, dass für Glaubensfragen die Gemeinde zuständig sei, ist weit verbreitet (siehe dazu auch Kapitel 6).[99]

Fazit: Die Glaubenserziehung hat sich verändert

Fassen wir die bisherigen Erkenntnisse zusammen: Bei den befragten Eltern hat sich das Klima der Glaubenserziehung und auch das Gottesbild verändert, nicht aber das Ziel und die Richtung ihrer Glaubenserziehung. Die Mütter und Väter wollen einen liebenden Gott, einen Vater und Freund in einer guten Art und Weise an ihre Kinder weitergeben, aber sie wollen nicht, dass diese Glaubensaussagen an sich infrage gestellt werden. Sie geben ihren Kindern ihre Glaubenswahrheit mit und sind sich sicher, dass diese gut für sie ist. Wie sich dies in der alltäglichen Erziehungspraxis zeigt, werden wir in Kapitel 4 sehen.

Betrachten wir die am Anfang des Kapitels erwähnten vier Ebenen nun noch einmal:

a) Das **oberste Ziel** der befragten Eltern ist die Erziehung ihrer Kinder zum Glauben. Dies wurde sehr deutlich. Die hohe Motivation zeigt sich nicht nur in den 87 Prozent, die angaben, dass der Glaube in der christlichen Erziehung eine große oder sehr große Rolle spielt, sondern auch in der Zielsetzung, dass das Kind den Glauben der Eltern annehmen soll.

b) Die befragten Eltern bevorzugen mehrheitlich eine **einweisende Glaubenserziehung** (»Ich möchte, dass mein Kind meinen Glaubensvorstellungen folgt«). Dies ist ein überraschend klares Ergebnis. Dieser Stil steht für eine dogmatische Klarheit (»Mein Kind soll lernen, dass nur der christliche Glaube zum Heil führt«), aber auch für unterschwellige emotionale Erwartungen im Erziehungsalltag sowie für eine Ablehnung anderer Glaubensformen.

c) Das **Klima** der Glaubenserziehung ist warm und eher weniger kontrollierend-streng. Hier ist ein Wandel von dem selbst erlebten Erziehungsklima der Eltern sichtbar, das zwar auch leicht emotional warm war, jedoch lange nicht so stark ausgeprägt und zugleich etwas stärker kontrollierend-streng.

d) Das **Gottesbild**, das die Eltern ihren Kindern vermitteln wollen, ist eher ein liebevoll-empathisches als ein kontrollierend-allmächtiges.

Versuchen wir nun eine Interpretation des Gesamtbildes, dann stellen wir fest, dass die Ergebnisse in einer gewissen Spannung zueinander stehen. Auf der einen Seite haben wir ein wärmeres Erziehungsklima und ein vorwiegend liebevoll-empathisches Gottesbild. Auf der anderen Seite haben wir die klaren Ziele der Eltern, dass ihr Kind ihren Glauben übernehmen soll, was sich in einem einweisenden Erziehungsstil ausdrückt. Die Eltern stehen somit in einem gewissen Dilemma, dem sie nicht einfach mit einem wärmeren Erziehungsklima und einem positiveren Gottesbild ausweichen können. Was passiert, wenn die Kinder trotz warmem Erziehungsklima den Glauben der Eltern nicht annehmen möchten oder Zweifel haben? Viele Eltern sind hier klar und stellen die Glaubenserziehung vor die Autonomie ihres Kindes. Werte wie »mündig werden« oder »eigene Glaubensentwicklung« stehen hinten an, wie die schwache Zustimmung zur Aussage »Für mich ist es weniger wichtig, was mein Kind glaubt, solange es Freude und Stärke aus seinem Glauben schöpft« zeigt. Dies führt zwangsläufig zu schwierigen Situationen, die eigentlich gar nicht zu den Werten und Normen der befragten Eltern passen, sich aber aus dieser Spannung erklären lassen. Schauen wir im nächsten Kapitel, wie sich das auf die Erziehungspraxis auswirkt.

PORTRAIT PAUL

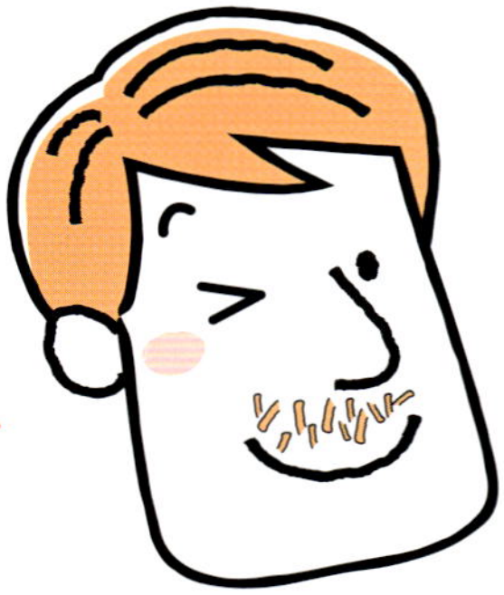

»Meine Frau und ich haben Spaß am Thema Erziehung. Wir tauschen uns im Alltag viel aus und versuchen, möglichst auf jedes einzelne Kind einzugehen und zu schauen, wie es ihm gerade geht.«

Paul und seine Ehefrau Mia sind 33 und 35 Jahre alt. Sie haben zwei Kinder im Grundschulalter. Zusammen mit anderen (christlichen) Familien wohnen sie auf einem Dorf in Sachsen in einer Lebensgemeinschaft. Für den Nachmittag bedeutet das oft: *»Die Kinder bekommen ihre Walkie-Talkies und gehen im Wald oder bei uns auf dem Hof spielen. Es leben ganz viele Kinder mit auf dem Hof in der Nachbarschaft. Die Kinder bewegen sich viel draußen, es gibt einige andere Kinder zum Spielen.«* Das Zusammenleben mit den anderen Familien wird als sehr positiv beschrieben:

> *Und genau das genießen die natürlich total und wir als Eltern natürlich auch, dass wir mit anderen Menschen, die zu unserer Lebensgemeinschaft gehören […] zusammenleben und Austausch haben, miteinander unterwegs sind und unser Leben teilen, in allen Höhen und Tiefen, Stärken und Schwächen, und in allen geistlichen Fragen im Austausch sind und miteinander unterwegs sind.*

Paul ist Mitglied der evangelischen Landeskirche, hat Theologie in Tübingen und Erfurt studiert, arbeitet mittlerweile aber als Programmierer für ein Start-up. Das Motto seiner Erziehung ist: *»Lieben, lieben, lieben«*. Paul spricht viel mit seiner Frau über das Thema Erziehung: *»Meine Frau und ich haben Spaß am Thema Erziehung. Wir tauschen uns im Alltag viel aus und versuchen, möglichst auf jedes einzelne Kind einzugehen und zu schauen, wie es ihm gerade geht. Des Weiteren haben wir Bücher zum Thema Erziehung gelesen und Seminare besucht.«* Wichtig in der Erziehung ist, dass die Kinder verstehen, warum etwas wie gemacht werden soll: *»Viel erfolgt über Gespräche und übers Erklären. Wir verfolgen das Prinzip, den Kindern zu erklären, warum etwas erlaubt ist oder nicht. Des Weiteren wünschen wir uns sehr, dass unsere Kinder emotionale Menschen sein können.«*

Er möchte, dass seine Kinder erfahren, dass »*Jesus das Beste ist, was ihnen passieren kann, und dass es sich lohnt, im Leben zu lieben*«. Dies sollen sie durch das Gebot der Nächstenliebe im Alltag mitbekommen. Folglich möchte er seinen Kindern auch vermitteln, dass Gott »*ein liebender Gott ist. Und dass er durch Jesus auf die Welt kam und sich klein gemacht hat und Mensch wurde und somit Gott und Mensch gleichzeitig war und dass nach seinem Tod und der Auferstehung der Heilige Geist kommt. Und auch, dass Gott ein Gott ist, mit dem man Beziehung leben kann und der im Alltag dazugehört.*«

In der Familie werden bestimmte Glaubensrituale wie das Segnen praktiziert: »*Es ist für uns total wichtig, dass wir die Kinder, bevor sie morgens das Haus verlassen, segnen. Wir segnen die Kinder als Eltern und die Kinder segnen uns dann auch, dann wird eine Kerze angezündet und gemeinsam ein Vers aufgesagt und gemeinsam gebetet.*« Außerdem wird gemeinsam Mittag gegessen. »*Die gemeinsamen Mahlzeiten haben schon einen großen Stellenwert. Bei uns ist es total wichtig, dass jeder Raum bekommt, um erzählen zu können, wie der Tag bisher war. Das passiert vor allem natürlich beim Mittagessen.*« Nach dem Mittagessen machen die Kinder Mittagsschlaf oder Mittagspause und haben somit Zeit für sich. Im Anschluss an das Abendessen, vor dem auch gebetet wird, teilen sich die Eltern auf die Kinder auf und lesen, beten und singen vor dem Zubettgehen mit ihnen. Zum Teil haben sie für die Kinder und mit ihnen individuelle Rituale entworfen.

Die Familie geht regelmäßig in die Gemeinde und den Gottesdienst: »*Es ist uns wichtig, dass die Gemeinde und der Gottesdienst Orte sind, zu denen wir gerne gehen. Die Gemeinde ist auch ein Ort, an dem verschiedene Generationen zusammenkommen und gemeinsam ihren Glauben leben.*« Gemeinde ist für Paul »*ein Abbild dafür, wie ein Leben mit Gott möglich ist*«.

Paul wurde selbst nicht christlich erzogen: »*Ich komme aus keiner christlichen Familie und ich kenne meinen Vater nicht. Meine Mutter war psychisch krank und hat mich nicht geplant erzogen, sondern Erziehung einfach so geschehen lassen.*« Er ist früh ausgezogen und meint: »*Leider sind meine Eltern da kein gutes Vorbild. […] Ich will es jetzt ganz bewusst irgendwie anders machen, als meine Eltern das gemacht haben.*« Das fordert Paul jedoch oft Disziplin ab und er muss gegen die eigenen Impulse handeln: »*Manchmal würde man durch den Einfluss seiner eigenen Erziehung bei Konflikten auf den Tisch hauen und sagen: ›Jetzt ist aber Ruhe‹, aber genau das mach ich bewusst nicht.*«

Seinen Eltern würde er im Nachhinein folgenden Rat geben: »*Zeigt mir mehr, dass ihr mich liebt, und lasst mich mehr an eurem Leben teilhaben. Macht keine Abgrenzung zwischen Erwachsenenwelt und Kinderwelt, sondern lasst mich teilha-*

ben.« Bezogen auf gesellschaftliche Veränderungen meint er: »*Ich glaube, dass der Leistungsdruck deutlich höher geworden ist als früher. Deshalb haben Eltern meiner Meinung nach auch einen Schutzauftrag.*« Freiräume für die Kinder sind Paul und Mia sehr wichtig, dem leistungsorientierten Bildungssystem stehen sie skeptisch gegenüber:

> *Wir sind manchmal einfach eher genervt von dem Bildungssystem, das wir haben, was sehr auf Leistungen und auf bestimmte Kriterien abzielt. Im Töpferkurs lernen die manchmal viel mehr, als wenn sie 60 Matheaufgaben in 12 Minuten machen […] auch in Zeiten, wo sie für sich als Kinder unbeobachtet spielen können.*

KAPITEL 4

DIE GLAUBENSVERMITTLUNG IM ALLTAG

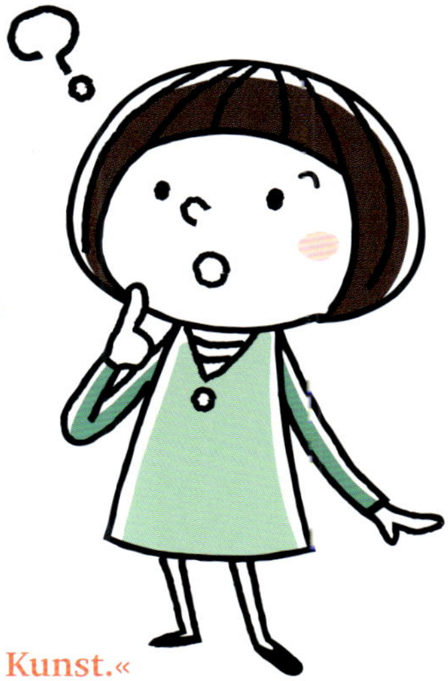

»Wo wir ein echtes Problem haben, ist: Wie kriegen wir das hin mit den Gottesdiensten? Das war früher einfacher, als die Kinder kleiner waren. Die sind jetzt so breit gefächert, dass es ganz, ganz schwer ist, einen Gottesdienst zu finden, der allen gefällt.«
MICHAEL

»Mit Pubertierenden ins Gespräch zu kommen, ist schon eine Kunst.«
SABINE

Wir wollen nun einen Blick in das Innenleben christlicher Familien werfen und schauen, wie die Glaubensvermittlung im Alltag aussieht und ganz praktisch gelebt wird. Inwieweit leben die Eltern den Glauben vor?

Gut ein Drittel der befragten Eltern ist sich ihrer Vorbildfunktion bewusst als auch, welche prägende Kraft der Alltag in der Glaubenserziehung hat. Auf die Frage: »Haben Sie das Gefühl, dass Sie Ihrem Kind ein gutes Vorbild im Glauben sind?«, antworten 35 Prozent, dass sie dies oft oder sehr oft haben. Die Mehrheit (57 Prozent) hat dieses Gefühl nur manchmal, die restlichen 8 Prozent nur selten oder nie. In den Interviews mit den Eltern kam die Spannung in dieser Frage sehr anschaulich zum Ausdruck, deshalb hier ein Beispiel: Nadja ist 40 Jahre, verheiratet und hat einen Sohn in der Pubertät.

Interviewer: »Was finden Sie herausfordernd an der Glaubenserziehung?«

Nadja: *»Also, schwierig in unserer Familie finde ich, dass die Beziehung zwischen meinem Mann und mir nicht so ganz einfach ist und die Jungs das jetzt in ihrem Alter mitbekommen. Das ist für mich so der Konflikt, den wir in der Familie haben und wo ich mich frage: Wie wirkt das denn auf den Jungen? Auch in Hinsicht auf meine christlichen Wertvorstellungen merke ich: Da lebe ich ihm was nicht so vor, wie ich es ihm gerne vorleben möchte, weil das Miteinander mit meinem Mann und mir oft schwierig ist. […] Was wirkt nach, wenn er mal älter ist, wenn er mal selbst eine Beziehung hat? Da stimmen meine christlichen Ideale nicht mit dem überein, was ich lebe, und damit muss ich fertig werden oder damit müssen wir fertigwerden. Und da ist es mir wichtig, dass ich das auch Gott hingeben kann und sagen kann: ›Ich gebe mein Bestes, ich glaube, es reicht nicht, aber wir leben aus der Vergebung.‹«*

»Ich gebe mein Bestes, ich glaube, es reicht nicht, aber wir leben aus der Vergebung.«

I: »Und wie sieht das praktisch aus?«

N: *»Das Leben aus der Vergebung ist auch etwas, was ich mit einbringen möchte in der Familie. Auch mein Mann. Also dass wir uns vergeben können und dass die Kinder das auch mitbekommen. Dass wir nicht alles richtig machen, aber wir uns auch entschuldigen können, dass wir um Vergebung bitten. So können wir auch manchmal schwierige Situationen aus dieser Perspektive anschauen.«*

Diese oder ähnliche Aussagen haben wir in den Interviews immer wieder gehört: dass der christliche Glaube für die Eltern selbst eine Hilfe ist und sie versuchen, gerade auch Probleme mit ihren Kindern (vor allem den älteren) offen zu besprechen. Dabei geht es eben nicht um Perfektion, sondern um gelebte Beziehungen, sowohl zwischen Vater und Mutter, den Eltern und Gott sowie den Eltern und Kindern. Auch Robert ist sich im Klaren darüber, dass sein Verhalten immer auch eine Vorbildfunktion hat: *»Wichtig ist […], ein Vorbild zu sein, und mal bin ich zum Beispiel gereizt oder schlecht gelaunt, dann verhält man sich auch entsprechend, das ist dann nicht besonders gut und nicht besonders vorbildlich.«*

Erziehung ist also mehr als der Einsatz von Erziehungsmitteln, dennoch ist für das Ziel, Kinder zum Glauben zu erziehen, auch eine ganz konkrete Glaubenspraxis nötig. Diese Praxis lässt sich ganz grob in außer- und innerfamiliäre Erziehung einteilen. Die außerfamiliäre Glaubenspraxis zeigt sich beispielsweise in Gottesdienstbesuchen, christlichen Veranstaltungen (und wird in Kapitel 6 ausführlich behandelt) oder im Einsatz für soziale Gerechtigkeit. Die innerfamiliäre (explizite) Glaubenspraxis zeigt sich im gemeinsamen Gebet, dem Vorlesen biblischer Geschichten etc., und um diese soll es im folgenden Kapitel gehen.

Die Grundeinstellung der befragten Eltern wird deutlich an der großen Zustimmung zur Aussage: »Sie sagen Ihrem Kind, dass es von Gott geliebt wird.« 64 Prozent der Eltern geben an, dies sehr oft oder oft zu sagen, nur 7 Prozent selten oder nie. So sieht es auch Sabine und stellt für sich fest: *»Also mir ist es wichtig, dass sie wissen: Gott liebt sie. Das ist die Basis. Und egal welche Fehler, welchen Schrott, welche Katastrophe sie erleben, da ist immer Sicherheit und Halt und Stabilität.«* Oder Robert, der seinen Kindern ein gesundes Gottesbild mitgeben möchte, *»das Bild des guten Hirten«*.

Für viele christliche Familien steht die Bibel im Mittelpunkt des Glaubens und auch der Glaubensvermittlung. Dies wird uns in den Interviews bestätigt, zum Beispiel sagt Robert: *»Eine christliche Erziehung wäre aus meiner Sicht, die Werte der Bibel auch auf den Umgang mit den Kindern zu übertragen.«* Svenja beschreibt ihre Erziehungsgrundlage folgendermaßen: *»Ich will meinem Sohn auf jeden Fall vermitteln, dass ein Gott existiert und dass die Bibel sein Wort ist, das wir ernst nehmen müssen.«* Ob und wie Svenja das umsetzt, bleibt offen. Wichtig ist dafür jedenfalls die Kommunikation über den Glauben. Diese wollen wir uns nun etwas genauer anschauen.

Gespräche über den Glauben

Gespräche über den Glauben können von den Eltern wie vom Kind ausgehen. Ein Fünftel der Väter und Mütter gibt an, dass die Kinder das Gespräch häufiger initiieren als sie selbst. Oft zwingen Fragen der Kinder sie dazu, sich mit ihrem eigenen Glauben auseinanderzusetzen, manchmal auf ganz neue Weise. Als Antworten auf die offene Frage, an welche Glaubensfragen der Kinder sich die Eltern erinnern können, wurden Fragen zum Tod Jesu, zum Tod von Haustieren, zum Tod von Großeltern bzw. Menschen allgemein, zu Engeln und Schutzengeln, zur elterlichen Religiosität und Gott allgemein genannt, wie beispielsweise: »Hat Gott die Krankheit gemacht?« oder: »Und die Dinosaurier, haben die nicht in die Arche gepasst?«.

Oftmals fällt es Eltern schwer, auf solche Fragen zu antworten. Für Svenja spielt auch das Alter eine wichtige Rolle: »*Ja, wie gesagt, die Kinder nehmen wenig von den Eltern ernst. Bis zu einem bestimmten Alter vielleicht schon, weil sie keine andere Wahl haben. Aber sobald die dann einen Einfluss bekommen durch die Gesellschaft, dann rücken die Eltern, oder was die Eltern zu sagen haben, in den Hintergrund.*« Anders erlebt es Nadja mit ihren Söhnen, die mit zunehmendem Alter eher zu Gesprächspartnern werden: »*Mir gefällt, dass meine Söhne auch jetzt, wo sie in der Pubertät sind, mit mir im Gespräch sind und dass ich den Eindruck habe, dass sie mich an ihrem Leben Anteil nehmen lassen und dass es Dinge gibt, die sie mit mir besprechen, die ich zum Beispiel mit meinen eigenen Eltern nie besprochen hätte.*«

Der Religionspädagoge Altemeier spricht von einer Unsicherheit, über Glaubensfragen zu reden. Diese rühre vor allem daher, dass das Sprechen darüber nicht eingeübt wurde und früher weniger üblich war. Weitere Gründe seien die Angst, den gestellten Fragen nicht gerecht zu werden, sowie die Diskrepanz zwischen dem heutigen zweifelnden Glauben und dem Glauben der Kindheit, wo alles selbstverständlich und klar erschien.[100] Möglich sei auch, dass der eigene Glaube verloren gegangen ist oder sich stark verändert hat, aber man dem Kind trotzdem das Gefühl der Geborgenheit vermitteln möchte, das man selbst einmal im Glauben erlebt hat.

Die Unsicherheit, über Glaubensfragen zu reden, rührt vor allem daher, dass das Sprechen darüber nicht eingeübt wurde und früher weniger üblich war.

Den Glauben im Alltag zur Sprache zu bringen, stellt deshalb auf vielfache Weise eine Herausforderung dar. Insgesamt sprechen die befragten Eltern, wie die folgende Grafik zeigt, aber oft mit ihren Kindern über Glaubensfragen.

HÄUFIGKEIT DER GESPRÄCHE MIT KIND ÜBER GLAUBENSTHEMEN

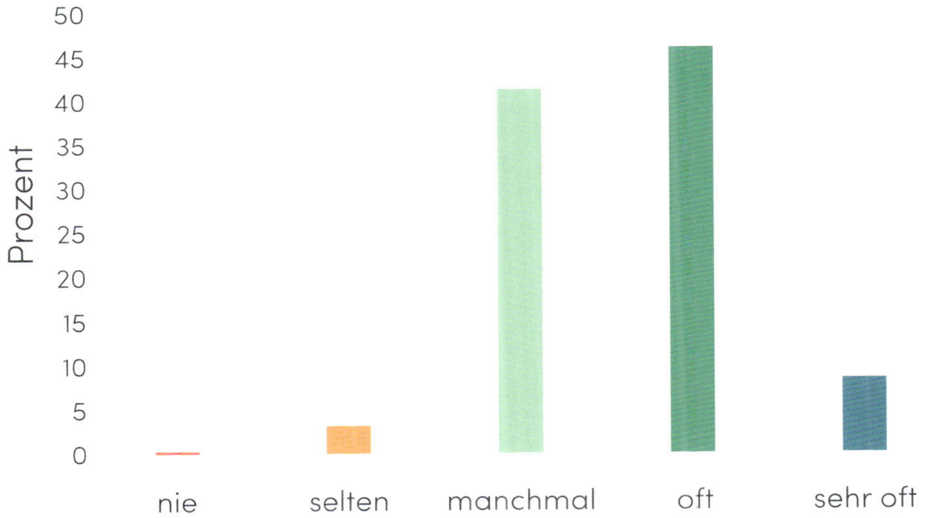

Doch worüber wird »oft« und »sehr oft« gesprochen?

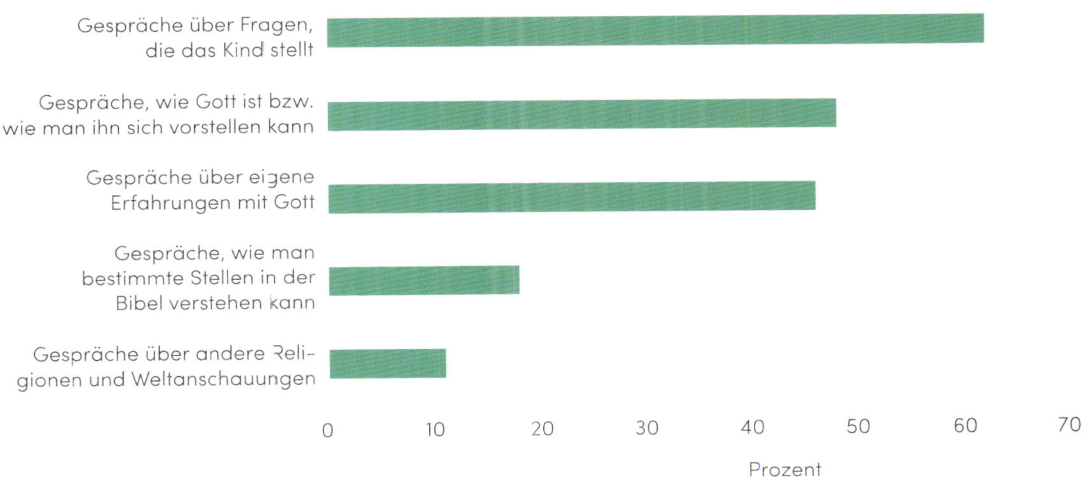

Hier zeigt sich, dass zum einen die Fragen des Kindes im Mittelpunkt stehen und zum anderen die Frage des Gottesbildes eine zentrale Rolle einnimmt. Auch die eigenen Erfahrungen werden häufig thematisiert, während die Bibel direkt und andere Religionen und Weltanschauungen kaum zur Sprache kommen. Letzteres liegt möglicherweise daran, dass es vielen christlichen Eltern schlicht an Wissen über andere Religionen fehlt, wie Nadja zugibt: »*Ich muss sagen, dass ich über den Buddhismus sehr wenig weiß oder über den Hinduismus. Ein bisschen über den Islam, aber das ist alles sehr rudimentäres Wissen […]. Das bedaure ich manchmal.*«

Dass so selten über andere Religionen und Weltanschauungen gesprochen wird (11 Prozent tun dies oft oder sehr oft), passt überdies in den Duktus der Gesamtergebnisse, die gezeigt haben, dass viele Eltern sehr stark von ihrem eigenen Glauben überzeugt sind und diesen gezielt an ihre Kinder weitergeben wollen. Alle anderen Glaubensrichtungen werden eher als Gefahr angesehen und daher wenig thematisiert.

Die Wichtigkeit des Gebets

Das Gebet hat in der christlichen Familie eine hohe Priorität: 77 Prozent der Eltern beten mindestens einmal am Tag mit ihren Kindern, 47 Prozent sogar mehrmals am Tag. Noch höher sind die Zahlen, wenn es um das eigene Gebet geht. So beten 91 Prozent mindestens einmal am Tag, 77 Prozent sogar mehrmals. Doch zu welchen Gelegenheiten beten die Eltern mit ihren Kindern?

ZU WELCHEN GELEGENHEITEN BETEN SIE REGELMÄSSIG MIT IHREM KIND? Personen, die seltener als einmal im Monat mit ihrem Kind beten, wurden nicht befragt.

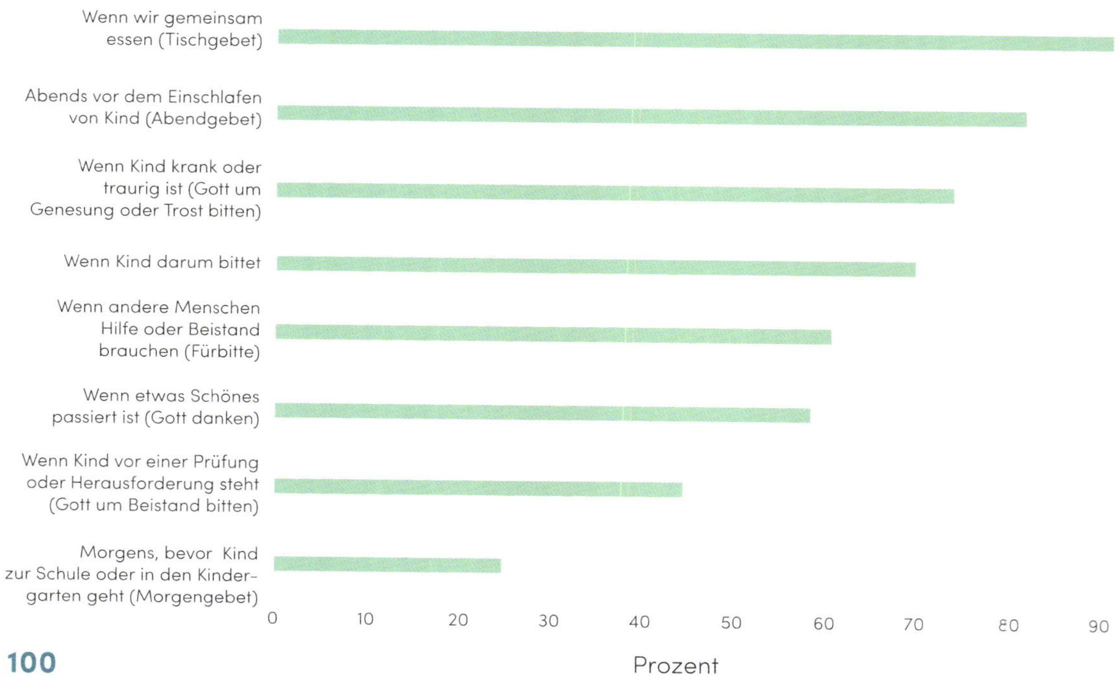

In der Glaubenserziehung gibt es dem Alter entsprechend unterschiedlich intensive Rituale und Glaubenspraxen, dies gilt besonders für das Gebet. Je jünger das Kind ist, desto mehr beten die Eltern mit ihm (siehe nächste Grafik), wie auch Melanie (53 Jahre) erzählt: *»Als die Kinder klein waren, haben wir viel mit ihnen gebetet, aber jetzt wird das immer seltener.«* Diese Entwicklung ist sowohl entwicklungspsychologisch als auch religionspädagogisch gut nachvollziehbar. Die Kinder werden älter und selbstständiger, auch in ihrer Glaubensausübung.

GEMEINSAMES GEBET NACH ALTER DES KINDES

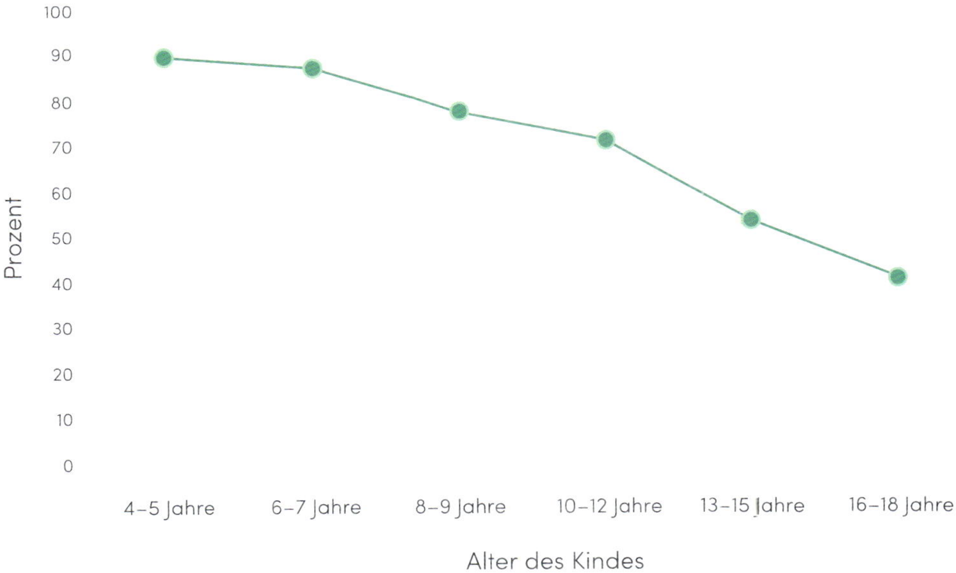

Dargestellt sind die prozentualen Anteile von »1x am Tag«.

Gebet spielt also ohne Frage eine zentrale Rolle in der christlichen Familie. Wenn wir jetzt noch einmal genauer hinschauen (siehe nächste Grafik) und auch die Altersangaben des Kindes beachten, dann fällt Folgendes auf: Das durchgängigste und regelmäßigste Gebet ist das vor dem Essen, gefolgt von dem, »wenn das Kind traurig oder krank ist«. Ein wichtiger Impuls geht außerdem vom Kind selbst aus, »wenn das Kind darum bittet«. Auch die Fürbitte (»Wenn andere Menschen Hilfe oder Beistand brauchen«) ist wichtig. *»Das abendliche Zu-Bett-Gehen ist der fast wichtigste christliche Zeitpunkt, da geht es nicht nur um das Gebet, sondern da wird gefragt, wie der Tag so war. Da werden auch Werte vermittelt oder Inhalte vom Glau-*

ben. Wenn man eine Gebetserhörung hatte oder für etwas betet, das wird dann erwähnt.«

Auch Robert findet es wichtig, dass er und seine Frau Vorbilder sind und ihre Kinder mit in ihren Glauben hineinnehmen, gerade was das Thema Gebet betrifft: »*Wenn man eine Gebetserhöhung hatte oder dass man für etwas betet, das wird erwähnt, und dieses abendliche Zu-Bett-Gehen, das ist fast der christlich schwerste Zeitpunkt, ist nicht nur das Gebet, sondern und dass man eben fragt, wie der Tag so war. Da werden auch Werte vermittelt oder Inhalte vom Glauben.«*

Gebet spielt ohne Frage eine zentrale Rolle in der christlichen Familie.

Die folgende Grafik zeigt verschiedene Gebetsthemen der Kinder auf (von Dank über persönliche Anliegen zur Fürbitte) und ordnet sie dem jeweiligen Alter zu. Es fällt auf, dass mit zunehmendem Alter das Gebet vor Prüfungen und Herausforderungen stark zunimmt, was durchaus nachvollziehbar ist. Genau umgekehrt ist es mit dem Abendgebet. Interessant ist außerdem, dass das Morgengebet kaum eine Rolle spielt. Ansonsten sind die meisten Anlässe des Betens vom Kleinkind bis zum Jugendalter erstaunlich konstant.

GEBETSTHEMEN NACH ALTER DES KINDES

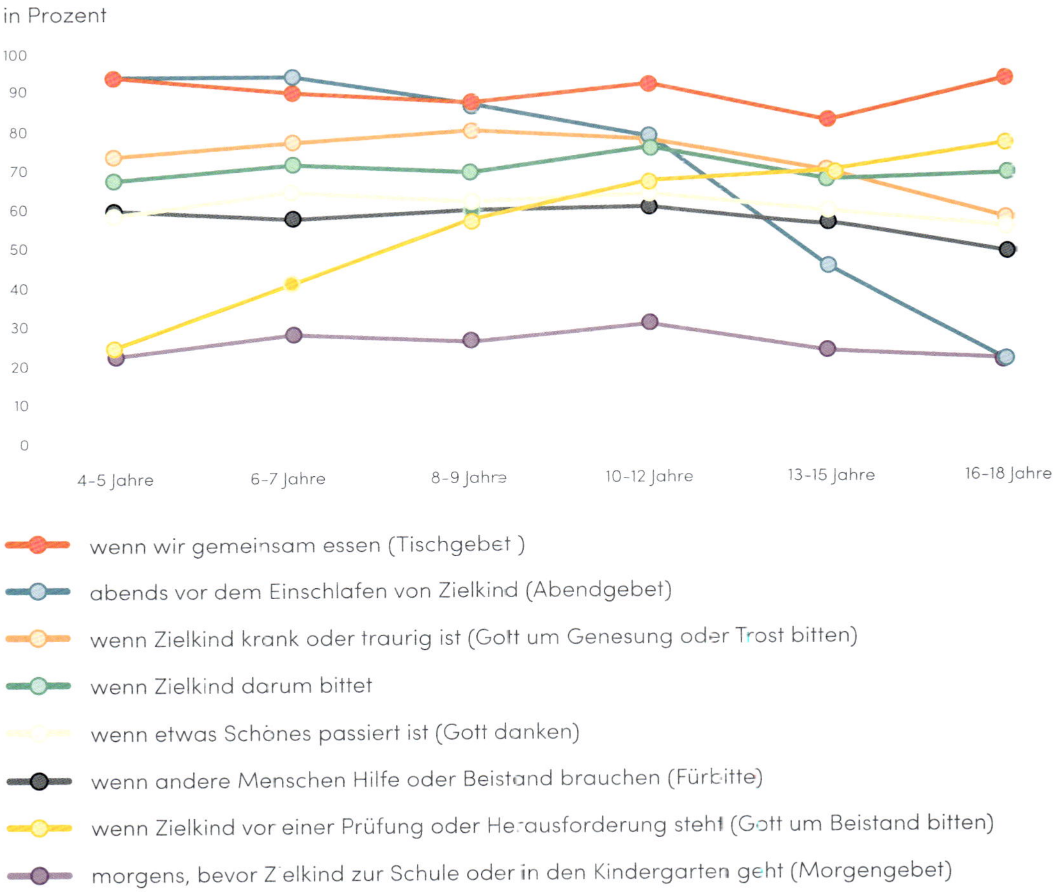

Personen, die seltener als einmal im Monat mit ihrem Kind beten, wurden nicht befragt

Rituale im Alltag

Glaube zeigt sich in erster Linie in der Praxis und kann nur als solche an die nächste Generation weitergegeben werden. Zudem sind konkrete Formen, die Kinder beobachten oder bei denen sie mitmachen können, wichtig für die schon beschriebene Nachahmung. Eine besondere Rolle in der Glaubenspraxis spielen daher Rituale. Sie helfen, den (Erziehungs-)Alltag zu strukturieren, zugleich unterbrechen sie ihn und weisen auf etwas hin, das über ihn hinausgeht. Dafür müssen Räume geschaffen werden. Wichtig ist außerdem die regelmäßige und verlässliche Durchführung.[101]

Rituale sind auf die wechselseitige Anerkennung von Eltern und Kindern angewiesen. Wo diese nicht vorhanden ist, kann das Ritual zur Pflicht oder zur lästigen Gewohnheit verkommen und die damit angestrebte Vermittlung des Glaubens wird unwahrscheinlich. Eine besondere Bedeutung hat das gemeinsame Abendritual, welches dem Kind hilft, ruhig zu werden und sich nicht allein zu fühlen.

Abendrituale können als eine Abfolge von Handlungen verstanden werden, deren Beginn deutlich markiert wird und an deren Ende das Einschlafen des Kindes steht. Ein Großteil (90 Prozent) der Befragten in der Untersuchung der Pädagogin Silvia Arzt[102] gibt an, zumindest gelegentlich ein Abendritual mit den Kindern zu vollziehen, bei 70 Prozent ist hierbei ein Abendgebet fester Bestandteil. Auch andere Studien zeigen immer wieder, wie wichtig ein christliches Abendritual im Nachhinein für die Entwicklung des eigenen Glaubens war.

Mögliche Bestandteile sind der Rückblick auf den Tag, das Vorlesen einer Geschichte oder das Gebet.[103] Abendrituale, die in den Familienalltag eingebettet sind, haben dabei eine emotional-stabilisierende Wirkung und fördern eine eigenständige Gottesbeziehung.[104] Daneben spielen Tischrituale eine besondere Rolle in der Familie, weil das gemeinsame Essen ein zentraler Ort im Leben vieler Familien ist. Dabei wird dann häufig ein Tischgebet gesprochen.

Bei den befragten Eltern haben Rituale eine hohe Bedeutung, dies wird beim Gute-Nacht-Ritual sichtbar, das 63 Prozent regelmäßig durchführen und das auch explizit mit ihrem Glauben zu tun hat. Dabei zeigt sich eine hohe Kreativität. Michael beschreibt dies wie folgt:

> *Unsere Rituale zum Beispiel haben wir selbst geschrieben. Da haben wir uns alle möglichen Sachen genommen, die wir so gefunden haben: Was könnte man so morgens beten und was nach dem Essen und was abends und so weiter. Und wir haben unser eigenes Sonntagsritual entworfen, was so ein bisschen an die Passahfeier erinnert. Und machen das eben mit den Kindern, weil wir da versuchen, irgendwie so bestimmte Dinge im Alltag unterzubringen.*

Dabei kommt es gar nicht so sehr auf die Besonderheit des Rituals an, sondern, wie Paul berichtet, auf Einfachheit und Regelmäßigkeit: *»Dann zünden wir die Kerze an und sagen gemeinsam als Familie den Vers: ›Jesus, wir zünden eine Kerze an für dich‹ und beten dann noch gemeinsam.«* Für Stefan sind die selbst erfahrenen

Rituale seiner Kindheit Orientierungspunkte für seine Glaubenserziehung heute, beispielsweise das Tischgebet oder die Fürbitte, wenn jemand krank ist.

Beim Ausfüllen des Fragebogens war es möglich, die Glaubensrituale der Familie in ein offenes Antwortfeld zu schreiben. Über 600 Personen haben davon Gebrauch gemacht. Eine kleine Auswahl soll hier präsentiert werden, um die Vielfältigkeit und Vitalität aufzuzeigen.

- *»Wir segnen unsere Kinder, bevor sie aus dem Haus gehen, und beten, dass sie zum Segen für die Menschen um sie herum werden.«* (Mann, 51 Jahre, Freie evangelische Gemeinde)
- *»Wir machen ca. einmal im Monat eine gemeinsame Familienandacht, in der wir alle gemeinsam (Eltern und drei Kinder) singen, beten und eine Bibelstelle oder -geschichte mit Playmobilmännchen o. Ä. nachspielen.«* (Frau, 28 Jahre, ohne Gemeindeangabe)
- *»Wir singen oft zusammen Lobpreislieder. Da Karl aber im Rollstuhl sitzt, ist es mit dem Kirchgang schwierig. Deswegen machen wir auch oft zu Hause eigene Gottesdienste.«* (Frau, 28 Jahre, evangelische Kirche)
- *»Da wir direkt neben der Kirche wohnen, laufen unsere Kinder, wenn gerade ein akuter Notfall ist, in die Kirche und zünden für den Menschen in Not eine Kerze an.«* (Frau, 33 Jahre, evangelische Kirche)
- *»Abends lesen wir in der Kinderbibel, oft wird eine Kerze angezündet, Verstorbenen gedacht.«* (Frau, 36 Jahre, römisch-katholische Kirche)
- *»Wir leben weniger bestimmte Rituale aus, als dass wir versuchen, den Glauben in unserem Alltag dauerhaft zu leben. Zum Beispiel wenn wir an einem Verkehrsunfall vorbeifahren, bittet Katrin mich regelmäßig, für die Opfer zu beten, gleich vor Ort.«* (Frau, 38 Jahre, sonstige Freikirche)
- *»Wir besuchen ältere Menschen, zeigen ihnen unsere Liebe und erzählen auch von Jesus/Gott.«* (Frau, 43 Jahre, Freie evangelische Gemeinde)
- *»Wenn die Kinder vom Spielen zurückkommen oder Stress mit ihren Freunden hatten, dann besprechen wir das zu Hause am Tisch und wir versuchen, einen Weg zu finden, der nach Jesu Sinn ist.«* (Frau, 48 Jahre, ohne Gemeindeangabe)
- *»Morgens werden die Kinder von uns Eltern gesegnet. Vor jeder Mahlzeit wird gebetet bzw. eine gesegnete Mahlzeit gewünscht.«* (Frau, 49 Jahre, sonstige Freikirche)
- *»Wir feiern als Familie zusammen den Tag, an dem ich mich für Jesus entschieden habe.«* (Frau, 54 Jahre, evangelische Kirche)

- *»Die Tauftage werden gefeiert – die Taufkerze brennt, es gibt ein kleines Geschenk, Segenswünsche, etwas Gutes zu essen.«* (Mann, 53 Jahre, evangelische Kirche)
- *»Morgenandacht, mittags Psalm lesen, Abendandacht; Einhalten des Shabbat; offener Mittagstisch für Bedürftige.«* (Mann, 49 Jahre, evangelische Gemeinschaftsbewegung)

Das Ende der Familienandacht?

Eine nicht geringe Bedeutung bei der Vermittlung christlicher Inhalte haben Kinderbücher (insbesondere Kinderbibeln). Die Erzählung biblischer Geschichten und das Gebet wird in der Familie vor allem von Frauen übernommen, wobei dies in der Vorschulzeit häufiger geschieht als danach. Lange Zeit war dies in eine sogenannte Familienandacht eingebettet, in denen meist ein kurzer Bibelabschnitt (bei jüngeren Kindern aus der Kinderbibel), eine dazu passende Erklärung (aus einem Andachtsbuch oder Andachtskalender) gelesen und dazu gebetet und manchmal auch gesungen wurde. Dies scheint in einer immer mehr vom Alltagsstress bestimmten Zeit schwieriger zu werden. Vielleicht wirkt eine solche Andacht für viele Familien aber auch einfach nicht mehr passend und stimmig für ihre Glaubenserziehung. So sagten 74 Prozent der befragten Familien, dass sie selten oder nie eine Familienandacht halten, und nur 11 Prozent geben an, dass dies oft geschehe.

Warum dies so schwierig ist, erzählt Janina Kürschner, Mutter von vier Kindern (1, 9, 11, 14 Jahre), die ein »Sonntagsbegrüßungsfest« einführen wollte:

> *Ich habe schön gekocht, dann um 18 Uhr mit Mann und Kindern eine biblische Geschichte gelesen und eine kurze Andacht gehalten. Danach haben wir darüber gesprochen, gesungen und gebetet. Gern würde ich sagen, es war wundervoll und wir waren alle vom Geist erfüllt danach. Stattdessen war ich ab Samstagnachmittag schon total im Stress, denn ich wollte gern ein besonderes Abendessen pünktlich um 18 Uhr auf dem Tisch stehen haben. Dann mussten die Lieder noch mal auf der Gitarre geübt werden und die Andacht vorbereitet werden. Und obwohl ich verschiedene Vermittlungsmethoden ausprobierte, die Kinder fanden fast alles nur langweilig oder sehr lustig. Es war frustrierend! Mein Mann hat bis 18.30 Uhr alles mitgemacht, aber dann begann die Sportschau, und auch er*

wurde unruhig. Also haben wir nach ein paar Monaten das Fest gestrichen.[105]

Interessanterweise hat sich aber in puncto Familienandacht nicht viel verändert, vergleicht man das eigene Erleben der Eltern mit dem, wie sie es heute machen:

FAMILIENANDACHT – UNTERSCHIEDE ZWISCHEN DEN GENERATIONEN

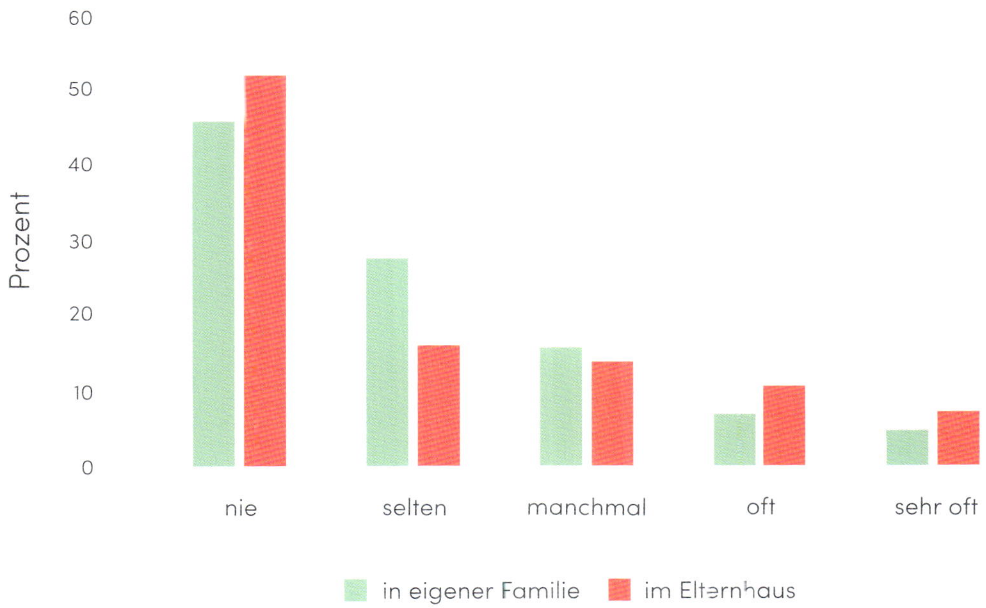

Folgen wir den Ergebnissen dieser Umfrage, dann hat sich bezüglich Familienandachten im Vergleich zur Ursprungsfamilie wenig verändert, außer, dass heute viele Familien bewusst nach alternativen Glaubensritualen für ihre familiäre Glaubenspraxis suchen.

Bibellesen – auf das Alter kommt es an

86 Prozent der Eltern geben an, dass ihr Kind nie, selten oder manchmal in der Bibel oder einer Kinderbibel liest. 14 Prozent sagen, dass ihr Kind dies oft oder sehr eigenständig tut. Dies ändert sich natürlich mit dem Alter. Je jünger das

Kind, desto mehr wird ihm vorgelesen, und je älter es wird, desto selbstständiger liest es in der Bibel. Dies bringt uns zur nächsten Grafik, denn nicht nur das Bibellesen verändert sich mit dem Alter des Kindes, sondern fast alle Erziehungsmittel und Rituale.

GLAUBE IM ALLTAG NACH ALTER DES KINDES

Skala: 1 »nie« – 5 »sehr oft«.

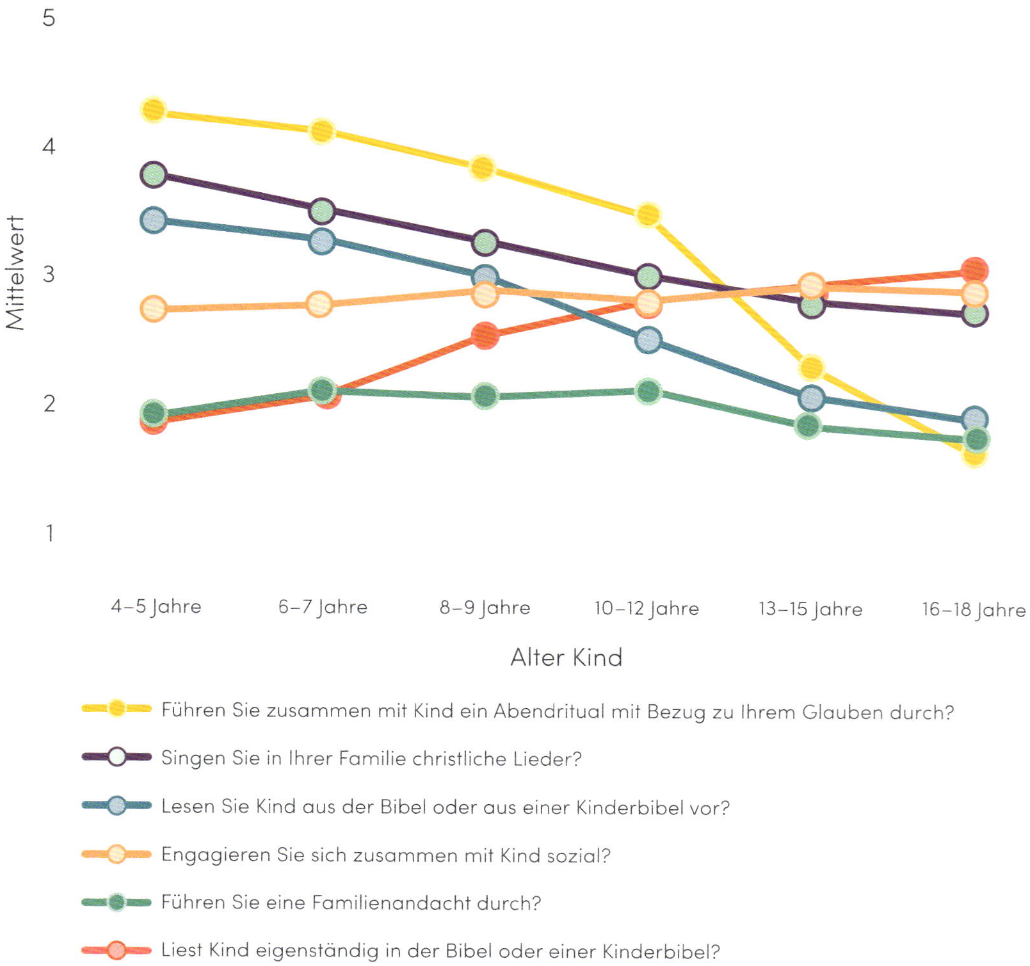

Während sich die Familienandacht und das soziale Engagement relativ gleichbleibend durch die Altersstufen ziehen, verändern sich Bibellesen (vorlesen vs. selbstständig lesen), Singen und die Durchführung eines Abendrituals erwartungsgemäß mit dem Alter.

Interessant ist, dass es kaum Unterschiede beim Bibellesen und der Familienandacht zwischen den Geschlechtern gibt, Väter und Mütter tun dies mit ihren Kindern ungefähr gleich oft.

Fazit: Die Formen ändern sich

Während das gemeinsame Lesen der Bibel und die Familienandacht von den meisten Eltern nicht mehr stark praktiziert werden, haben sich andere Formen durchgesetzt. Das Beten hat einen festen Platz im Familienleben, ebenso ein Abendritual. Wir können daher auf der Grundlage dieser Befragung feststellen, dass es in christlichen Familien eine lebendige Glaubenspraxis gibt, die aber sehr unterschiedlich gestaltet wird: von einem Abendgebet oder -lied bis hin zu längeren Zeiten mit Singen, Bibel- oder Geschichtelesen, Gesprächen etc.

GLAUBE IM ALLTAG

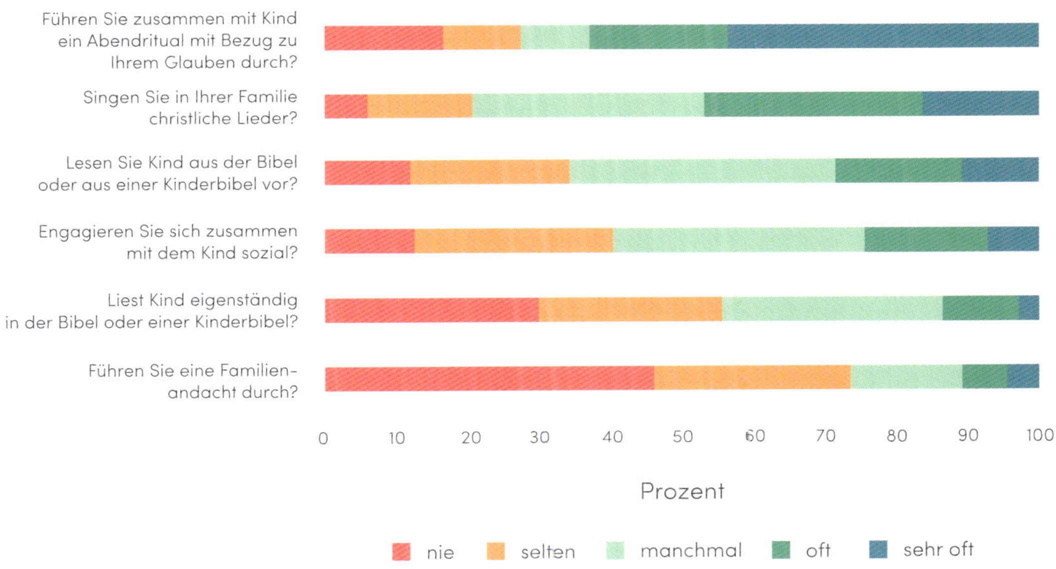

Wir wollen nun Teile der gewonnenen Erkenntnisse mit einer anderen Umfrage vergleichen, sodass sich ein weiterer Horizont ergibt. Leider gibt es wenige empirische Erhebungen zum Themenbereich »christliche Familie«, sodass dieses Unterfangen nicht einfach ist. Im Jahr 2000 wurde jedoch schon einmal eine vergleichbare Studie mit 627 befragten Eltern gemacht (wobei die Umfrage schon im Jahr 1994/1995 durchgeführt wurde): »Die christliche Familie heute: Ergebnisse einer Umfrage unter evangelikalen Familien über ihr Glaubens- und Familienleben und ihre Erziehungspraxis« von Wilhelm Faix.

Ein direkter Vergleich ist natürlich schwierig, da die Fragen nicht immer parallel gestellt wurden, die Skalen anders waren und sich das Alter der Kinder unterscheidet (bei »Die christliche Familie heute« waren die Kinder meistens zwischen 2–14 Jahre alt, deshalb haben wir unsere Daten auch auf das Alter 4–14 heruntergerechnet).

»Die christliche Familie heute« 2000	**aktuelle Studie 2016**
22 % der christlichen Eltern lesen täglich oder fast täglich in der Bibel mit ihren Kindern	**32 %** der christlichen Eltern lesen oft oder sehr oft aus der Bibel oder Kinderbibel vor
29 % beten selten oder nie mit ihren Kindern	**7 %** beten selten oder nie mit ihren Kindern
8 % haben genügend Zeit für ihr Kind	**45 %** haben genügend Zeit für ihr Kind
20 % sagen, dass die Gemeinde eine Hilfe in der Erziehung ist	**39 %** sagen, dass sie Menschen aus der Gemeinde als große Unterstützung in der Erziehung von ihrem Kind erleben

Nimmt man diese Zahlen und ist sich dabei bewusst, dass es mehr um Tendenzen als um konkrete Vergleiche geht, dann fällt zuerst auf, dass sich alle Werte zum Positiven entwickelt haben; es wird in den Familien mehr Bibel gelesen, mehr gebetet, die Eltern verbringen wesentlich öfter genügend Zeit mit ihren Kindern (nach ihrer subjektiven Einschätzung) und die Gemeinden geben mehr Hilfe und Orientierung bei Erziehungsfragen.

Alle Werte haben sich zum Positiven entwickelt; es wird in den Familien mehr Bibel gelesen und mehr gebetet.

Die christliche Familie ist daher nicht auf einem »absteigenden Ast«, das zeigen diese Ergebnisse klar. Das Gegenteil ist der Fall, das geistliche Leben der von uns befragten Eltern ist nach ihrer Selbsteinschätzung deutlich vitaler als noch vor zwanzig Jahren. Der Abgesang mancher Mahner auf die christliche Glaubenserziehung scheint deshalb verfrüht bzw. verkürzt.

PORTRAIT NADJA

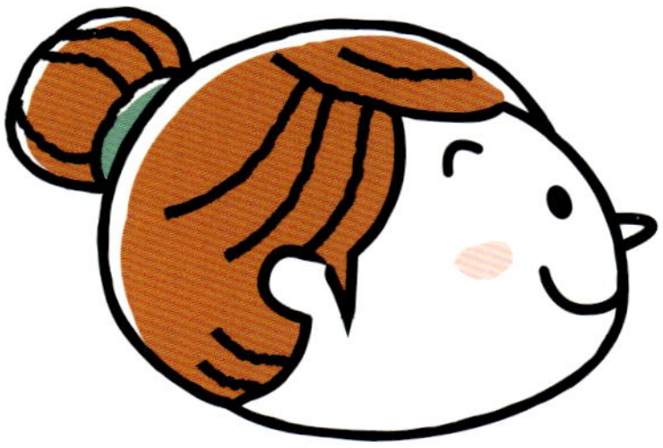

»Mein großer Wunsch ist, dass mein Sohn einen Lebensweg für sich auswählt, mit dem er sich wohlfühlt, sowohl beruflich als auch emotional, psychisch und dass er beheimatet ist in Gott.«

Nadja ist 40 Jahre alt, Erzieherin und Mitglied einer charismatischen Freikirche in Rheinland-Pfalz. Sie ist verheiratet und hat einen Sohn. Ihr Mann arbeitet, Nadja ist zu Hause, was sie als sehr positiv erlebt.

> *Gerade die Zeit des Mittagessens, wo ich ja meistens mit meinem Sohn alleine sitze, das ist eine Phase, wo wir auch oft … also nicht immer. Manchmal ist er einfach nur genervt, aber oft kommen wir da auch gut miteinander ins Gespräch, also sowohl über Schule, manchmal auch über etwas Politisches oder auch über Gott und Glaube und Gemeinde, was er da so erlebt. Das, finde ich, sind für mich sehr schöne und auch wertvolle Momente, weshalb ich sehr gerne mit ihm esse.*

Ein gutes Familienklima ist Nadja und ihrem Mann sehr wichtig – sie sehen es als Grundlage für ihre Glaubenserziehung: »*Und das war, glaube ich, immer so unsere Botschaft als Eltern. Wir versuchen Geborgenheit zu vermitteln, Heimat zu schaffen, aber es gibt noch Heimat und Geborgenheit in einem viel größeren Kontext, nämlich in Gott.*« Daher wünscht sie sich: »*Ich möchte, dass mein Sohn an Gott glauben kann und eine persönliche Beziehung zu Gott aufbauen kann. In welchem Rahmen das erfolgt, muss er für sich selbst herausfinden.*« Nadja ist dabei sehr wichtig, dass sie ihrem Kind die Anerkennung gibt, die sie selbst in ihrer Kindheit nicht bekommen hat.

> *Ich glaube, die Botschaft, die ich ihm mitgeben möchte, ist: Du bist so, wie du bist, okay. Das finde ich ganz wichtig. Das ist etwas, was ich so zu Hause nicht gehört habe. Ich habe zu Hause sehr*

> *viel Kritik gehört, meine Eltern waren der Meinung, Lob schadet, Kritik hilft, und das hat mich zu einem sehr unsicheren Menschen gemacht.*

Deshalb möchte sie ihrem Sohn eine andere Haltung entgegenbringen.

In der Erziehung ist Nadja das gemeinsame Gespräch und das Reflektieren wichtig: *»Mir gefällt, dass mein Sohn auch jetzt, wo er in der Pubertät ist, mit mir im Gespräch ist und dass ich den Eindruck habe, dass ich an seinem Leben Anteil habe. Ich bespreche mit ihm Dinge, die ich mit meinen Eltern nie besprochen hätte.«* Entscheidend sind Vertrauen und das Gefühl der Geborgenheit.

Auf die Frage, ob Nadja die Erziehung ihres Kindes als christlich bezeichnen würde, antwortet sie:

> *Bevor Sie gekommen sind, habe ich mit meinem Sohn gesprochen und habe ihn gefragt, ob er seine Erziehung als christlich empfunden hat. Und ich war sehr geschockt, als mein 17-Jähriger mir sagte: »Nicht besonders.« Ich habe immer gedacht, wir hätten ihn sehr christlich erzogen. Gerade im Kontrast zu dem, wie ich selbst erzogen worden bin. Ich glaube, viele Werte habt er so nebenbei mitbekommen.*

Diese Einsicht konkretisiert Nadja: *»Mein Sohn hat mir gesagt, er hat viel in der Gemeinde gelernt. Gar nicht so viel zu Hause. Das hat mich schockiert.«*

Der Sohn führt regelmäßig Glaubensgespräche mit seinen Freunden: *»Das Thema Glauben und Gott ist für ihn sehr wichtig. Er unterhält sich mit einem Muslim, einem Atheisten und einem Katholiken über den Glauben.«* Problematisch findet sie, dass ihr Sohn mitunter mitbekommt, dass die Eltern Eheprobleme haben. Im Elternhaus der Befragten gab es sehr viel Kritik. Das macht sie selbst jetzt anders. Ihr Sohn soll ein stabiles Selbstbewusstsein aufbauen. Rat in der Erziehung holt sich die Befragte über Ratgeber wie zum Beispiel die Zeitschrift family. Wichtig ist ihr, im Gespräch zu sein sowie zu beten und zu segnen, besonders auch in schwierigen Situationen. Ihrem Sohn will sie das Gottesbild eines liebenden Gottes vermitteln: *»dass Gott uns liebt, dass er wie in dem Gleichnis von dem verlorenen Sohn mit offenen Armen auf uns wartet«*.

Nadja glaubt, dass Gott der Lebensmittelpunkt sein möchte – nicht auf eine autoritäre Art, sondern die Freiheit fördernd. Sie ist der Überzeugung, dass es viele christliche Werte in der Gesellschaft gibt, diese aber einfach als humanistische

Werte angesehen werden. Ihr ist wichtig, dass alle Menschen so angenommen werden, wie sie sind. Entsprechend würde sie ihren Eltern heute raten:

> *Ich würde mir wünschen, dass ihr mich so annehmt, wie ich bin. Dass ihr mich so akzeptiert und dass ihr meine Gaben und Fähigkeiten seht und dass ihr diese fördert. Auch wenn ich anders bin und anders begabt bin, als ihr euch das vorgestellt habt. Es wäre schön, wenn ich vertrauen gelernt hätte. Vertrauen in euch und auch Vertrauen in Gott. Das hätte mir vieles im Leben leichter gemacht und hätte mir geholfen, mich zu entfalten.*

KAPITEL 5

VÄTER, MÜTTER, SÖHNE, TÖCHTER – UNTERSCHIEDE ZWISCHEN DEN GESCHLECHTERN

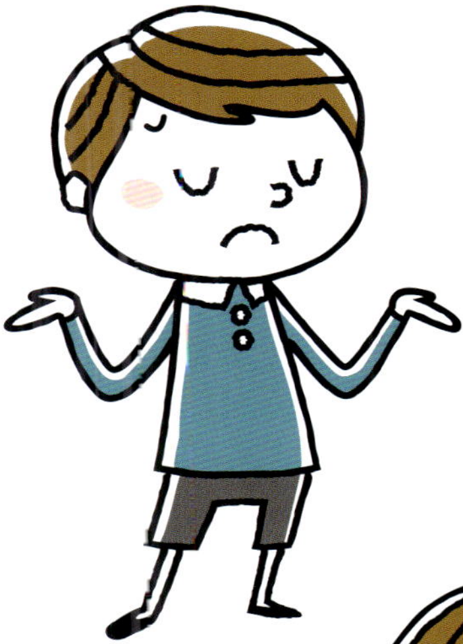

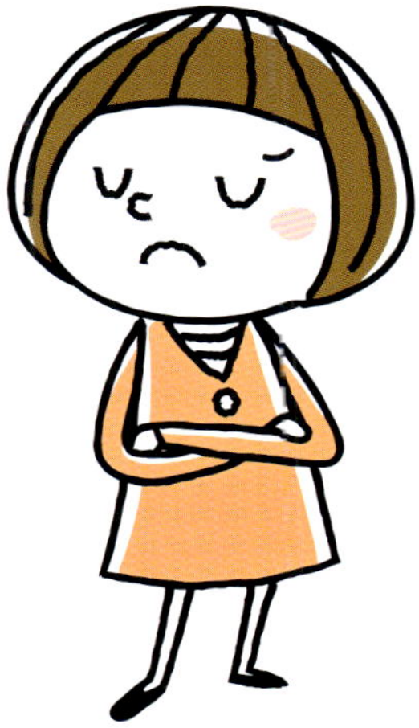

»Es erscheint mir sprachpsychologisch sehr bedeutsam, dass es ein Wort ›bemuttern‹, aber kein Wort ›bevatern‹ gibt.«
BERTHA PAPPENHEIM[106]

»Die Beziehung zwischen meinem Mann und unseren Kindern ist eher schwierig.«
NADJA

Zu Beginn des Buches (Kapitel 2) kamen wir auf den starken gesellschaftlichen Wandel zu sprechen. Dieser hat nicht nur auf die Familie, die Erziehung und den Glauben starke Auswirkungen, sondern auch auf das, was man »Geschlechterrollen« nennt – in nicht wenigen christlichen Kreisen ein Reizthema. Das Wort »Gender« ist für viele angstbesetzt, da sie es direkt mit »Gender Mainstreaming« zusammenbringen. Dabei geht es um die Furcht vor dem Einfluss mächtiger Lobbygruppen, die alle Unterschiede zwischen den Geschlechtern einebnen wollen.

»Gender« steht in der Wissenschaft jedoch zunächst einmal einfach nur für eine simple Unterscheidung. Das englische Wort »sex« bezeichnet das biologische Geschlecht, also die unterschiedlichen primären und sekundären Geschlechtsorgane, die hormonellen und chromosalen Unterschiede etc. Mit »gender« wird hingegen auf das soziale Geschlecht verwiesen, also auf das, was wir auf Deutsch auch »Geschlechterrolle« oder »Geschlechtsstereotype« nennen. Egal, ob man zurück in die Geschichte blickt, in andere Kulturen oder auch nur die Unterschiede in verschiedenen gesellschaftlichen Milieus unserer Gesellschaft, überall zeigt sich, dass die natürlichen biologischen Unterschiede (*sex*) unterschiedlich gedeutet werden bzw. Mann-Sein und Frau-Sein unterschiedlich gelebt werden (*gender*). Männlichkeit bedeutete beispielsweise im frühen Mittelalter etwas anderes als in den 1950er-Jahren, in Japan etwas anderes als in Schweden und im Bauarbeitermilieu etwas anderes als unter Studierenden der Geisteswissenschaften.

Ob wir es nun gut finden oder nicht, die Geschlechterrollen sind einem ständigen Wandel unterzogen, mal stärker und mal schwächer.

Ob wir es nun gut finden oder nicht, die Geschlechterrollen sind einem ständigen Wandel unterzogen, mal stärker und mal schwächer. In diesem Kapitel soll geklärt werden, wie dieser Wandel aktuell in unserer Gesellschaft aussieht, wie er sich auf die Familienerziehung auswirkt und was wir zu diesem Thema in unserer Studie herausfinden konnten.

Die Veränderung der Geschlechterrollen in unserer Gesellschaft

Relativ eindeutig ist der gesamtgesellschaftliche Befund hin zur sogenannten »Egalisierung der Geschlechter«. Dieser Fachbegriff ist aber missverständlich: Er bedeutet nicht, dass es in unserer Gesellschaft egal ist, ob man nun Mann oder Frau ist oder dass alle Unterschiede zwischen den Geschlechtern aufgehoben sind, sondern dass es zu einer tendenziell stärkeren Gleichwertigkeit oder auch Gleichwürdigkeit zwischen Männern und Frauen gekommen ist. Beiden Geschlechtern soll die gleiche Würde und der gleiche Wert zukommen, beide sollen die gleichen Chancen haben, sich als individuelle und einzigartige Personen zu entwickeln und zu entfalten.

Das ist für uns heute in der Regel selbstverständlich, war die meiste Zeit in der Geschichte aber nicht so. Hier galt vielmehr die Frau als deutlich weniger wert als der Mann. In vormodernen Zeiten standen Frauen oftmals auf einer Stufe mit Sklaven und Leibeigenen und wurde nicht selten genau wie solche behandelt. In der Industrialisierung entstand ein neues Ideal. Als viele Menschen vom Land in die schnell anwachsenden Städte zogen und aus der Großfamilie Schritt für Schritt die bürgerliche Kleinfamilie entstand, kam es auch zu einer strikten Rollenaufteilung: Der Mann ging zur (damals meist sehr harten) Arbeit, die Frau blieb zu Hause und kümmerte sich um Haushalt und Kinder.[107] Das Zuhause wurde als privater Raum gestaltet und bildete einen Kontrast zur beruflichen und öffentlichen Welt: Während in den Fabriken der raue Wind von Leistung und Effizienz wehte, so sollte das Zuhause ein wohliger Ort der Gemütlichkeit sein. Auf diese Weise entstand ein neues Ideal der Geschlechterrollen.

In unserer nachindustriellen Dienstleistungsgesellschaft hat sich mittlerweile selbstverständlich viel verändert: Frauen sind heute in vielem den Männern gleichgestellt, es gibt eine gestiegene Akzeptanz der Gleichwertigkeit der Geschlechter und Frauen sind heute verstärkt selbst berufstätig. Das alles ist unbestritten richtig. Überraschend ist jedoch, dass sich im Binnenraum der Familie nur begrenzt etwas geändert hat. Denn auch unsere modifizierten Geschlechterrollen stammen oft noch aus alten Zeiten. So stark der gesamtgesellschaftliche Trend zur Egalisierung der Geschlechter ist, so sehr gibt es gerade im Binnenraum der Familie nach wie vor eine recht klare Rollenverteilung: Die Frau ist für die Kinder und den Haushalt zuständig, auch wenn sie heute oft noch zusätzlich arbeiten muss. Sie befindet sich somit häufig in einer widersprüchlichen Situation: Das alte Lebensmodell der Hausfrauenehe gilt nicht mehr, ein neues ist aber nicht in Sicht. Vielmehr muss jede Frau selbst sehen, wie sie Beruf und Familie in Einklang bringt.

Natürlich gilt das nicht für alle: Es gibt auch Paare, die sich tatsächlich die Arbeit im Haushalt und die Kindererziehung aufteilen, und es gibt sogar Hausmänner, die ganz zu Hause bleiben. Jedoch sind diese nicht nur in einer starken Minderheit, oftmals klaffen auch Ideal und Wirklichkeit weit auseinander.

Schauen wir uns dazu einige Daten an. Bei Personen, die mit einem Partner/einer Partnerin zusammenleben und vor allem bei denen, die Kinder haben, sind traditionelle Geschlechterrollen nach wie vor weit verbreitet.[108] Zwar können sich 79 Prozent die Berufstätigkeit beider Partner gut vorstellen, allerdings ist nur für 20 Prozent denkbar, dass die Frau arbeitet, während sich der Mann um Haushalt und Kinder kümmert.[109] Insgesamt drückt das Antwortverhalten der Frauen weniger stark ausgeprägte traditionelle Geschlechterrollen aus als das der Männer.[110] Im Vergleich zu Daten von 1993 hat sich vor allem der Anteil der Personen erhöht, die sich gut vorstellen können, dass der Mann sich abends um die Kinder kümmert, damit die Frau ausgehen kann (1993: 65 Prozent/2013: 79 Prozent), oder dass der Mann Elternzeit in Anspruch nimmt (1993: 35 Prozent/2013: 50 Prozent). Jedoch geht der Trend nicht immer in eine Richtung: Der Anteil der Personen, die sich gut vorstellen können, dass die Frau einer Arbeit nachgeht, die viel Reisen erfordert, ist gesunken (1993: 27 Prozent/2013: 17 Prozent) Ebenfalls geringer geworden ist der Anteil der Personen, die sich vorstellen können, dass der Mann zugunsten der Berufstätigkeit der Frau Karriereeinbußen in Kauf nimmt (1993: 50 Prozent/2013: 44 Prozent).[111]

Wie sieht es jedoch jenseits der Einstellungen im realen Familienleben aus? In der Vorwerk-Familienstudie gaben 2013 77 Prozent der Frauen an, alle oder den größten Teil der Familienarbeit (Haushaltsarbeit plus Erziehungsarbeit) selbst zu machen.[112] Auch laut der AOK-Familienstudie von 2014 liegt die Hauptverantwortung im Haushalt bei der Mutter.[113] Die Kinderbetreuung ist ebenfalls nach wie vor hauptsächlich Aufgabe der Mütter.[114] Außerdem zeigte sich, dass sich Frauen häufiger zusammen mit ihrem Kind bewegen (z. B. Radfahren, Spaziergänge, Sport, Spiel usw.) und mit ihm Mahlzeiten einnehmen, jedoch gab es keine Geschlechterunterschiede in der Häufigkeit ungeteilter Aufmerksamkeit für das Kind.[115] Bei aller Ungleichheit bezüglich der Familienarbeit muss man als Trend doch klar festhalten: Die Väterbeteiligung an der Erziehung ist seit 1965, besonders seit 1985, kontinuierlich angestiegen.[116]

Die Rollenverteilung bei christlichen Eltern

Auch wir haben in unserer Studie einige Fragen zum Themenkomplex Geschlechterrollen sowie Familienarbeit und Beruf gestellt, deren Ergebnisse wir nun vorstellen wollen.

»MANN UND FRAU SIND IN IHREM WESEN UNTERSCHIEDLICH. DIESE UNTERSCHIEDE SIND GOTTGEWOLLT UND HABEN IHREN SINN.«

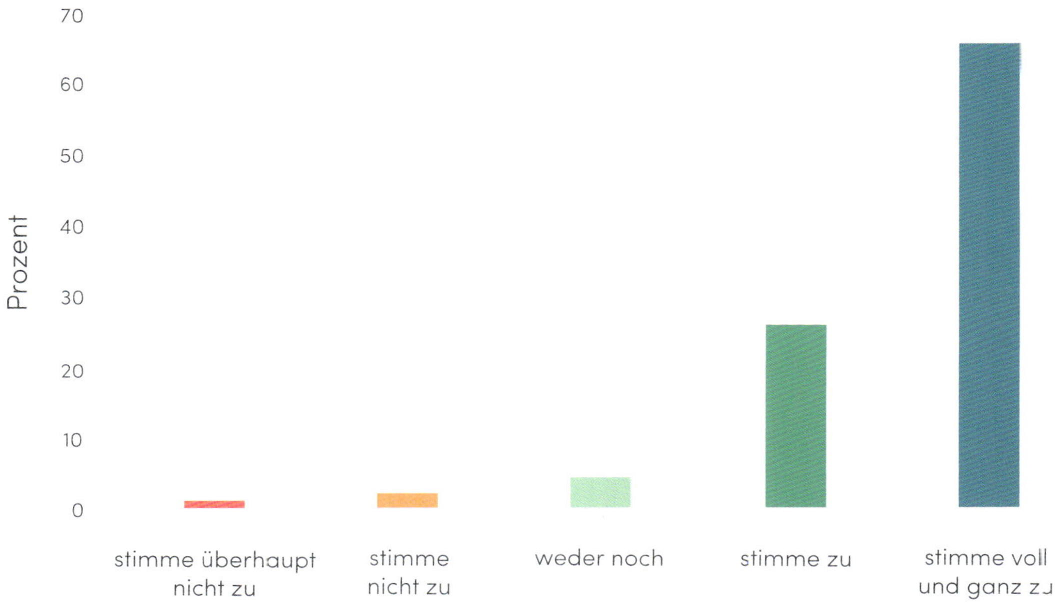

Zunächst gibt es eine sehr hohe Zustimmung (92 Prozent) zu der Aussage, dass Mann und Frau in ihrem Wesen unterschiedlich sind, diese Unterschiede gottgewollt sind und einen Sinn haben. Wie diese Wesensunterschiede gedeutet werden, ist natürlich damit nicht gesagt, auch nicht, wie stark diese mit den traditionellen Geschlechterrollen zusammenhängen. Wir haben jedoch einige andere Fragen gestellt, durch die man diesem Aspekt nachgehen kann.

Schauen wir uns zunächst an, wie viele Frauen und wie viele Männer berufstätig sind und auf welche Weise. Die Frauen in unseren untersuchten Familien[117] gehen mehrheitlich (66 Prozent) einer Erwerbstätigkeit nach. Von den Männern sind es hingegen 98 Prozent. In der Regel scheint es sich dabei um eine Vollzeitstelle zu handeln, zumindest arbeiten die Männer in unserer Studie im Durchschnitt knapp über 42 Stunden pro Woche. Die Frauen gehen hingegen im Durchschnitt nur 14 Stunden pro Woche einer Erwerbstätigkeit nach. Rechnet man die Frauen, die überhaupt nicht beruflich tätig sind, heraus, liegt die Durchschnittszahl bei knapp 21 Stunden pro Woche. Rein faktisch gibt es bei den Vätern und Müttern somit in puncto Erwerbstätigkeit eine zwar leicht modifizierte, aber immer noch traditionelle Rollenverteilung. In unserer Vergleichsgruppe ALLBUS-Eltern sind 92 Prozent aller Männer und 78 Prozent aller Frauen erwerbstätig. Wenig verwunderlich ist daher auch, dass Männer deutlich häufiger angeben, tendenziell zu wenig Zeit zu haben, sich mit ihren Kindern zu beschäftigen und mit ihnen zusammen zu sein.

Rein faktisch gibt es bei den Vätern und Müttern somit in puncto Erwerbstätigkeit eine zwar leicht modifizierte, aber immer noch traditionelle Rollenverteilung.

ZEITKNAPPHEIT NACH GESCHLECHT DES BEFRAGTEN

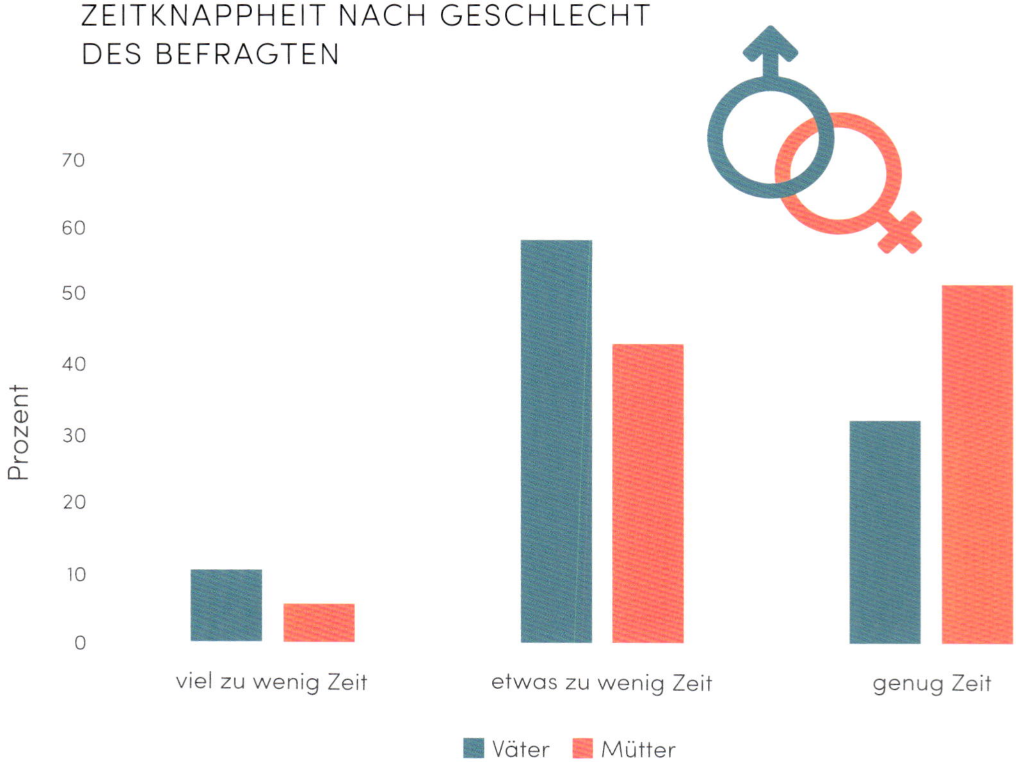

Die faktisch eher traditionelle Rollenverteilung, die durch die unterschiedliche Erwerbsarbeit sowie die Zufriedenheit mit der Zeit für die Kinder zum Vorschein kommt, zeigt sich auch an anderen Stellen. Bezüglich der Familienarbeit sind die Eltern in unserer Studie verhältnismäßig egalitär eingestellt: Die knappe Hälfte der Befragten (49 Prozent) stimmt der Aussage, dass sich Mann und Frau gleichermaßen um Kinder und Haushalt kümmern sollten, zu. Damit liegen sie sogar leicht über den Zahlen aus anderen Studien.[118] Betrachtet man dieses Ergebnis gemeinsam mit den großen Unterschieden in der Erwerbstätigkeit sowie der Zeitknappheit, ist jedoch mehr als fraglich, wie stark sich jenseits des Ideals die Familienarbeit tatsächlich gleich aufteilt.

»MANN UND FRAU SOLLTEN SICH GLEICHERMASSEN UM KINDER UND HAUSHALT KÜMMERN.«

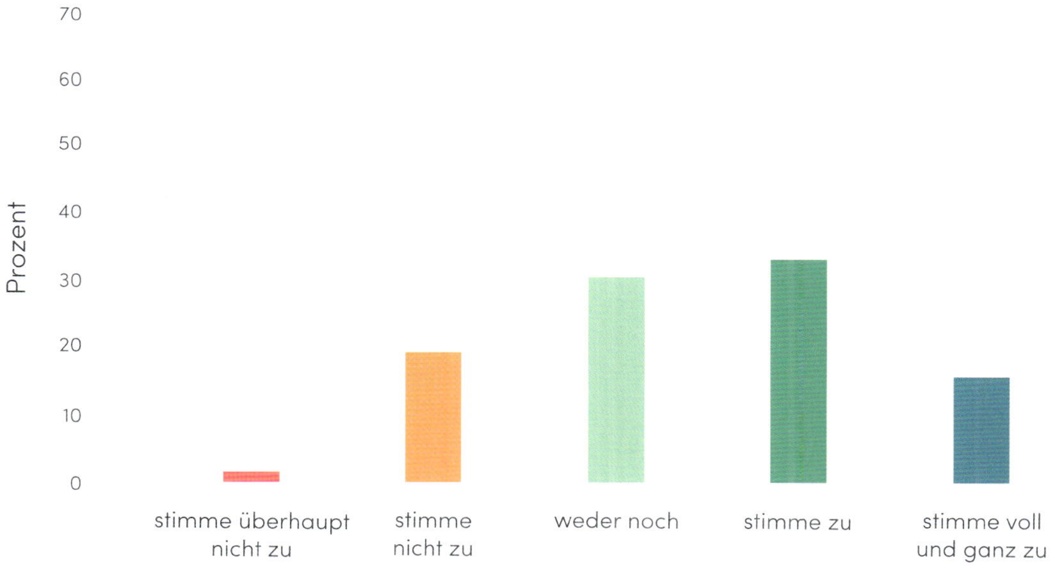

Jedoch scheint zugleich eine Mehrheit einer vollen Berufstätigkeit der Frau skeptisch gegenüberzustehen. So stimmen 55 Prozent der Befragten der folgenden Aussage zu: »Alles in allem: Das Familienleben leidet darunter, wenn die Frau voll berufstätig ist.« In der schon genannten repräsentativen deutschen Bevölkerungsumfrage ALLBUS stimmten nur 36 Prozent der Eltern dieser Aussage zu – jedoch 46 Prozent derer, die einer christlichen Konfession angehören und mindestens einmal in der Woche beten.

»ALLES IN ALLEM: DAS FAMILIENLEBEN LEIDET DARUNTER, WENN DIE FRAU VOLL BERUFSTÄTIG IST.«

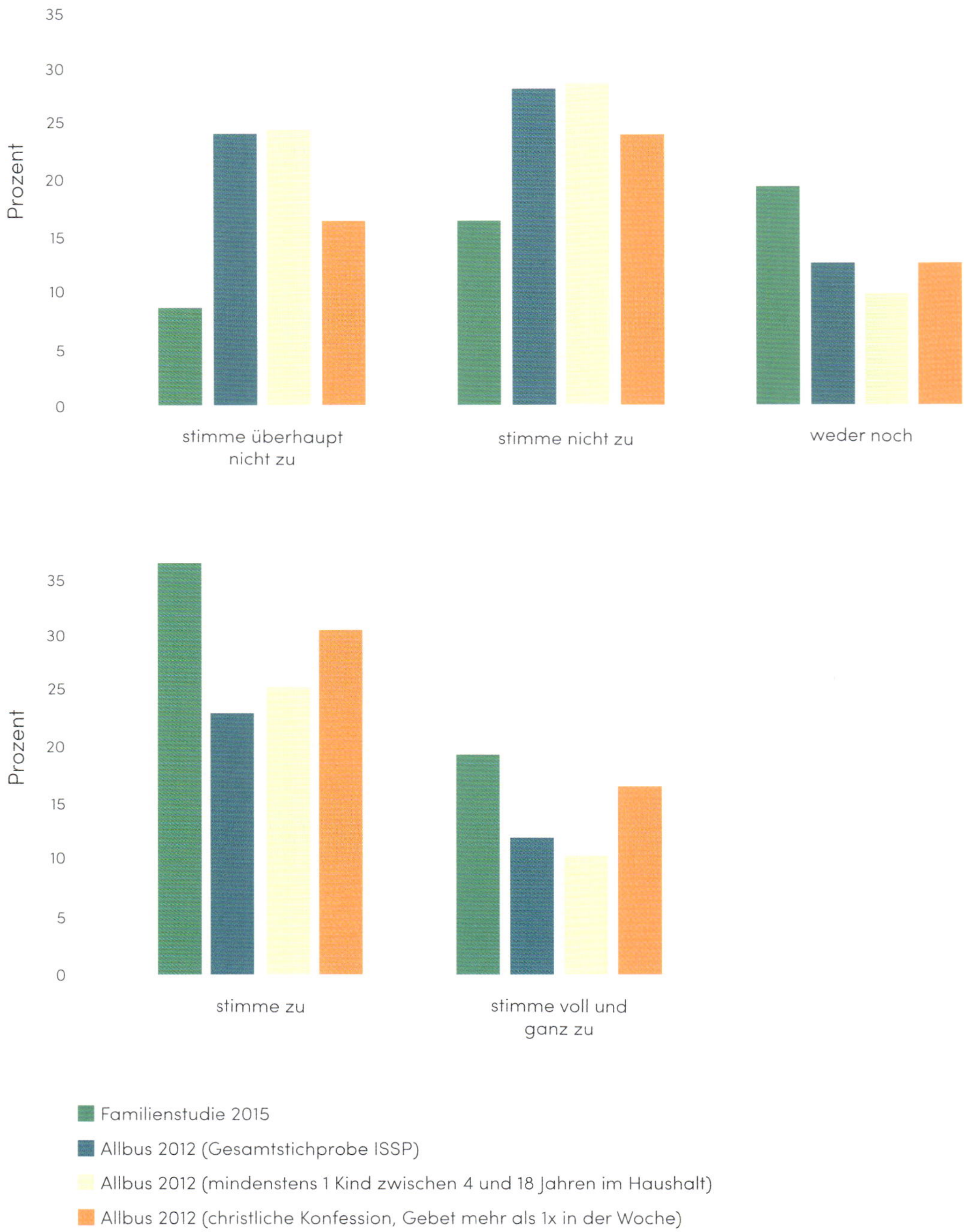

Mit einer höheren formalen Bildung sinkt tendenziell die Zustimmung zu den Aussagen »Alles in allem: Das Familienleben leidet darunter, wenn die Frau voll berufstätig ist« sowie »Mann und Frau sind in ihrem Wesen unterschiedlich. Diese Unterschiede sind gottgewollt und haben ihren Sinn«. Umgekehrt steigt sie mit höherer formaler Bildung bei der Aussage »Mann und Frau sollten sich gleichermaßen um Kinder und Haushalt kümmern«. Die gleiche Tendenz lässt sich bezüglich des Stadt-Land-Gefälles feststellen. Mit höherer Bildung und urbanerer Umgebung steigt die Zustimmung zu einem nicht traditionellen Geschlechterideal.

Unterschiede im Erziehungsverhalten

In Anbetracht der verhältnismäßig stärkeren Zustimmung zu den traditionellen Geschlechterrollen ist zu erwarten, dass sich auch um die Glaubenserziehung der Kinder in christlichen Familien eher die Mütter als die Väter kümmern. Zumindest verweist eine Reihe anderer Studien eindeutig darauf, dass den Müttern in der Übermittlung des Glaubens eine größere Bedeutung zukommt und auch in unserer Dekonversionsstudie gab es deutliche Hinweise darauf.[119] Beispielsweise sagen Evangelische häufiger von ihrer Mutter als von ihrem Vater, dass diese einen positiven Effekt auf die eigene Religiosität hatte.[120]

Auf Ebene der Einstellung zur Glaubenserziehung lassen sich in unserer Studie jedoch nur kleine Unterschiede zwischen den Geschlechtern ausmachen. Bei den Vätern spielt der Glaube häufiger eine sehr große Rolle in der Erziehung als bei den Müttern – ein eher überraschendes Ergebnis für das wir auch keine wirkliche Erklärung haben. Jedoch spricht es wieder dafür, dass an unserer Studie in der Erziehung besonders engagierte Männer teilgenommen haben. Frauen neigen hingegen zur Vermittlung von klarer umrissenen Gottesbildern; sowohl das liebevoll-empathische als auch das kontrollierend-allmächtige Gottesbild ist bei ihnen etwas stärker ausgeprägt.

Deutlicher sind Unterschiede im konkreten Verhalten bei der Glaubenserziehung festzustellen. Zum Thema Gebet fragten wir die Mütter und Väter zum einen danach, wie oft sie mit ihrem Kind beten. Zum anderen fragten wir sie, wer häufiger mit ihrem Kind bete: sie selbst, ihr Partner oder beide ungefähr gleich. Bei der Frage nach der Häufigkeit bestand zwischen Vätern und Müttern kein bedeutsamer Unterschied. Betrachtet man jedoch auch die Antworten auf die Frage »Wer betet häufiger gemeinsam mit Ihrem Kind? Sie oder Ihr Partner?«, ergeben sich sehr deutliche Unterschiede zwischen den Geschlechtern. Mütter geben fast doppelt so oft wie Väter an, dass sie häufiger als ihr Partner mit ihrem Kind beten. Knapp die Mehrheit der Männer (49 Prozent) gibt an, dass beide ungefähr gleich häufig mit ihrem Kind beten.

GEBETSHÄUFIGKEIT NACH GESCHLECHT DES BEFRAGTEN

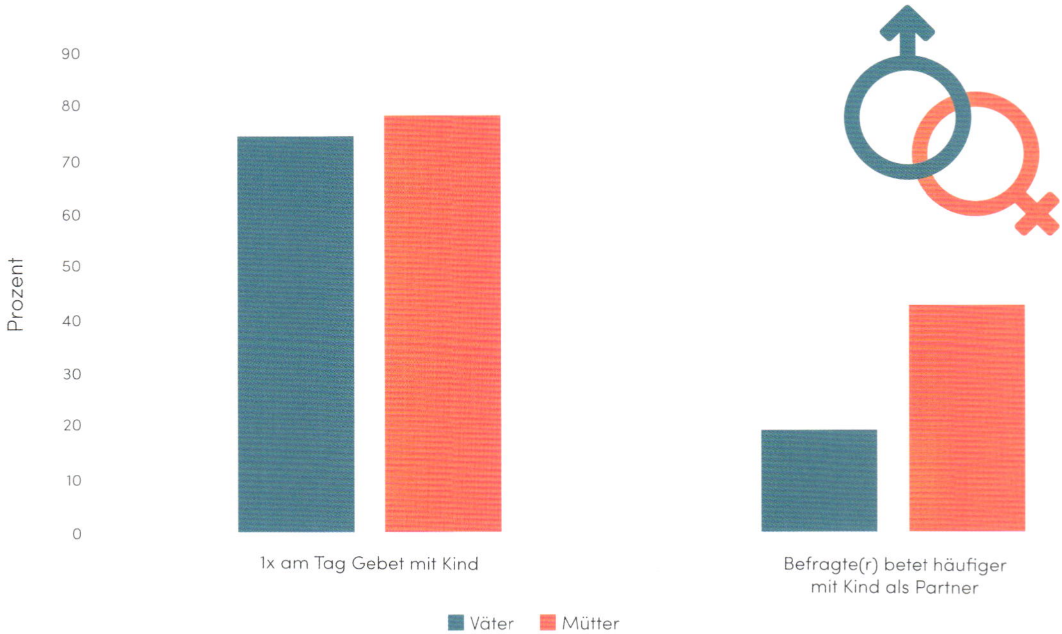

Für diese Differenz gibt es nun zwei Interpretationsmöglichkeiten, die sich nicht ausschließen, also beide zugleich zutreffen können. Erstens können hierfür schlicht Unterschiede in der Selbst- und Fremdwahrnehmung ursächlich sein. Männer denken, dass sie häufiger mit dem Kind beten, als sie es wirklich tun, und/oder Frauen unterschätzen das Gebetshandeln der Männer bzw. überschätzen ihr eigenes. Zweitens müssen wir aber auch bedenken, dass in unserer Studie deutlich mehr Mütter als Väter teilgenommen haben und es sein könnte, dass die befragten Väter schlicht deutlich engagierter sind als der christliche Durchschnittsvater.

Klar ist jedenfalls, dass es sich nicht um ein Spezifikum beim Thema Gebet handelt. Denn ein ganz ähnliches Bild ergibt sich, wenn man nach der Häufigkeit von Gesprächen über Glaubensthemen fragt. Frauen thematisieren Glaubensinhalte etwas häufiger als Väter. Und bei der Frage »Wer spricht häufiger mit Ihrem Kind über Glaubensthemen? Sie oder Ihr Partner?« geben Mütter sehr viel öfter an, dass eher sie selbst mit ihrem Kind über Glaubensthemen sprechen als ihr Partner.

Frauen thematisieren Glaubensinhalte etwas häufiger als Väter.

GESPRÄCHSHÄUFIGKEIT NACH GESCHLECHT DES BEFRAGTEN

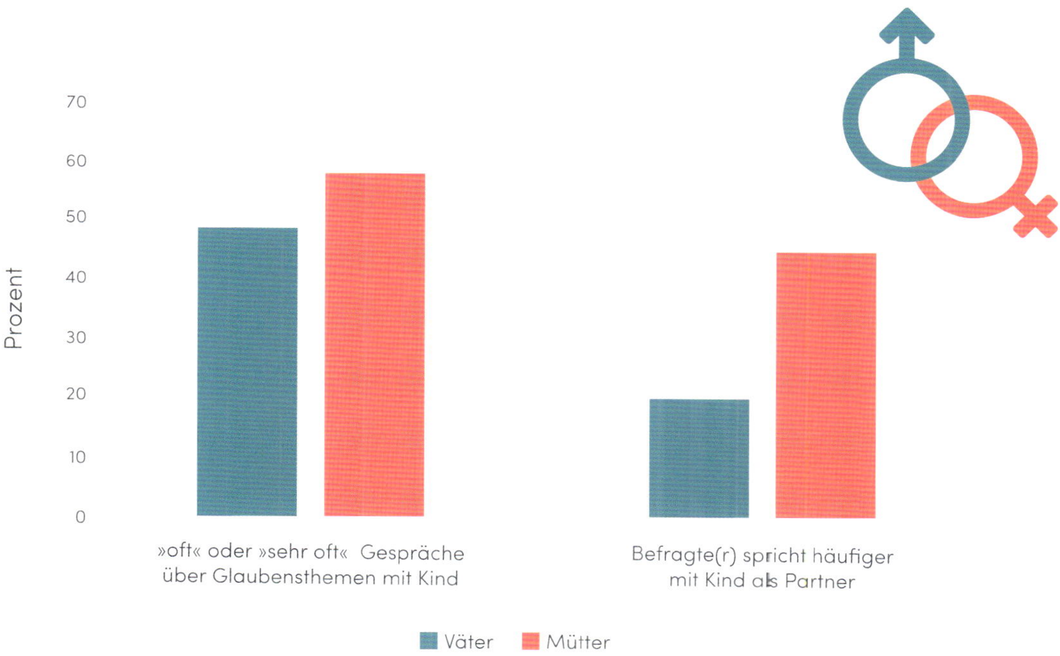

An vielen Stellen gab es jedoch auch keine bedeutsamen Unterschiede in den Antworten der befragten Mütter und Väter, so zum Beispiel bei der Häufigkeit einer einweisenden vs. hinweisenden Glaubensvermittlung, bei der Wichtigkeit, dass das Kind den Gottesdienst besucht, bei der Gemeindebindung und bei der Einschätzung der Erziehungsrelevanz der Gemeinde.

Kleine Differenzen gab es bei den Erziehungsstilen. Die Dimension der emotionalen Wärme und Unterstützung ist bei den Müttern etwas stärker ausgeprägt als bei den Vätern. Hinsichtlich der Rangfolge der Erziehungsziele vergeben die befragten Mütter bei »Mein Kind soll glücklich sein und das Leben genießen« zudem tendenziell einen höheren Rang.

Die Einstellung gegenüber körperlicher Strafe in der Erziehung ist bei den befragten Müttern zwar leicht ablehnender, aber nicht bedeutsam. Unterschiede gibt es bei den Gesprächen über Sexualität. Obwohl das durchschnittliche Alter der Kinder der befragten Mütter und Väter fast gleich war, gaben die Väter am häufigsten an, dass ihr Kind noch zu jung sei, um mit dem Thema Sexualität konfrontiert zu werden, während die Mütter am häufigsten aussagten, dass sie mit ihrem Kind offen darüber reden können. Und Väter gaben viermal häufiger als Mütter an, dass sie das Thema Sexualität anderen überlassen (4 Prozent zu 1 Prozent). Es scheint christlichen Vätern also nicht nur schwererzufallen, mit ihren Kindern über den Glauben zu sprechen, sondern auch über Sexualität.

Unterschiede bei Mädchen und Jungen

Welche Unterschiede gibt es in der (Glaubens-)Erziehung von Mädchen und Jungen? Interessanterweise spielt der Glaube in der Erziehung von Mädchen leicht häufiger eine mindestens große Rolle als bei Jungen (89 Prozent zu 85 Prozent). Passend dazu wird bei den Erziehungszielen »Den christlichen Glauben annehmen« als leicht wichtiger beurteilt: Bei den Mädchen wird es zu 60 Prozent auf Rangplatz 1 gewählt, bei den Jungen zu 55 Prozent.

Warum ist das so? Wir können nur spekulieren. Wir wissen, dass spätestens im Erwachsenenalter bei frommen Christen die Frauen überrepräsentiert sind und auch gesamtgesellschaftlich gilt, dass Frauen tendenziell deutlich religiöser sind als Männer. Liegt ein Grund dafür bereits in einer unterschiedlichen Glaubenserziehung? Provozierend formuliert: Investieren christliche Eltern unbewusst mehr in die Glaubenserziehung von Mädchen, weil sie davon ausgehen, dass dieses Investment sich eher lohnt, also eher zum Ziel führt? Ist die größere Gläubigkeit bei Frauen also teils eine selbsterfüllende Prophezeiung?

Fairerweise müssen wir aber sagen, dass es abgesehen von diesem Punkt in unserer Studie erstaunlicherweise selten bis kaum messbare Unterschiede in der Erziehung von Mädchen und Jungen gab. In den allermeisten Fällen waren diese Unterschiede zu vernachlässigen oder nicht vorhanden. Lediglich die strenge Glaubenserziehung ist bei den Jungen geringfügig stärker ausgeprägt als bei den Mädchen. Zudem können die befragten Eltern mit Jungen etwas seltener offen über Sexualität reden als mit Mädchen.

War früher alles besser? Ein Blick zurück

Schauen wir zuletzt noch kurz zurück. Bei den Assoziationen bezüglich des Glaubens der eigenen Eltern gibt es nur leichte Unterschiede. Hier haben die Väter etwas häufiger positive Assoziationen als die Mütter. In der Einschätzung des Erziehungsstils der eigenen Eltern ergeben sich auch ein paar Unterschiede. So ist zum einen bei den Müttern unserer Eltern der Grad der emotionalen Wärme deutlich stärker ausgeprägt, was bei der jetzigen Generation zwar auch der Fall war, jedoch nicht so deutlich. Nicht eindeutig ist die Tendenz bezüglich der Dimension Kontrolle und Strenge. Während die Mütter leicht häufiger kritisierten und straften, wurden die Väter in ihrem Verhalten leicht häufiger als streng und konsequent wahrgenommen und straften leicht häufiger körperlich.

ERZIEHUNGSSTIL NACH GESCHLECHT DER ELTERN

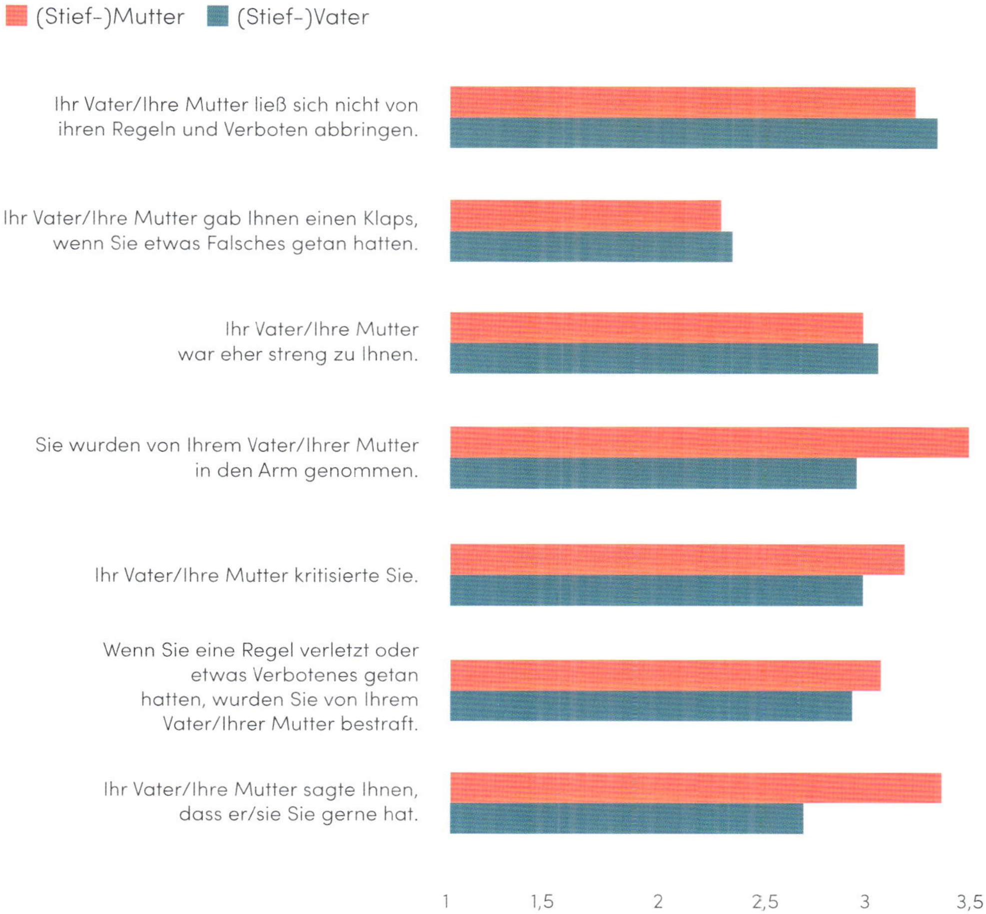

Auch in den Interviews trat, ohne dass explizit danach gefragt wurde, an einigen Stellen das Thema der veränderten Geschlechterrollen zutage. Besonders wurden Unterschiede zwischen der Eltern- und der Großeltern-Generation ausgemacht. So spricht Melanie davon, dass in der Kindheit ihrer Mutter »*alle Mütter zu Hause als Hausfrauen waren*«. Sie beschreibt die Situation wie folgt: »*Die hatten keinen Job. Hatten auch keinen Führerschein und haben die Kinder auch nicht gefahren. Das war einfach so. Das war bei mir dann schon ganz anders. Und ist ja inzwischen noch mal anders.*« Auch Anke beschreibt, dass sie aus einer Generation komme,

> *wo der Muttermythos noch sehr hoch war. Die Mutter ist für alles zuständig, die Mutter macht, die Mutter, Mutter, Mutter. Und in mir merke ich, das stimmt so nicht. Aber ich bin noch so erzogen worden. Das heißt, da kämpft was in mir. Ein Stück weit dieses Gefühl, ich muss es so machen, und dieses Gefühl, ich will aber gar nicht. Ich will nicht so eine Mutter sein. Ich bin es tendenziell auch nicht. […] Also ich bin jetzt nicht die Oberglucke und trotzdem merke ich dieses »wie muss eine Mutter sein« und »wie bin ich als Mutter«. Und das führt manchmal, glaub ich, zu dem Gefühl: »So, ich hab keinen Bock mehr. Macht euren Scheiß alleine.«*

Einprägsam schildert sie auch, wie unstimmig sie die traditionelle christliche Deutung der Geschlechterrollen schon als Kind erlebt hat:

> *Ich hab meinen Vater oft als unselbstständig erlebt. Aber dann wurde zum Beispiel in der Gemeinde gepredigt: »Wenn die Frau eine Frage hat, soll sie ihren Mann fragen.« Ich dachte immer: »Hä?!« Also ich fand das immer schon so heuchlerisch. Ich hatte das Gefühl, das Leben ohne meine Mutter würde gar nicht funktionieren, aber der Mann ist ja das Haupt, das fand ich immer schon furchtbar.*

Fazit: Es gibt Unterschiede zwischen Ideal und Wirklichkeit

Wir haben den gesamtgesellschaftlichen Trend betrachtet und danach viele unterschiedliche Aspekte und Ergebnisse unserer Studie – von Einstellungen zur Geschlechterrolle über Unterschiede im Erziehungsverhalten bis zu einem Rückblick ins eigene Elternhaus. Es ergibt sich dabei insgesamt ein differenziertes Bild.

Christliche Väter und Mütter glauben deutlich an von Gott bestimmte Wesensunterschiede zwischen den Geschlechtern und sind einer vollen Erwerbstätigkeit der Frau gegenüber eher skeptisch, zugleich sind sie zumindest vom Ideal her tendenziell für eine Aufteilung der Familienarbeit. Faktisch besteht jedoch nach wie vor eine Rollenteilung bezüglich der Erwerbsarbeit und der Zeit mit und für die Kinder. Auch die Glaubenserziehung sowie das Sprechen über delikate Themen wie Sexualität fallen somit stärker der Frau zu. Es ist daher sowohl eine gewisse Kontinuität der traditionellen Rollenverteilung als auch eine Modifizierung hin zu egalitären Rollenverständnissen zu beobachten. Insgesamt liegen die christlichen Väter und Mütter gesamtgesellschaftlich im Durchschnitt bzw. leicht entfernt von diesem in Richtung traditioneller Geschlechterrollen.

Die Glaubenserziehung sowie das Sprechen über delikate Themen wie Sexualität fallen stärker der Frau zu.

Soziologen haben herausgefunden, dass bei allem Wandel speziell die Mutterrolle verhältnismäßig stabil bleibt. Sie sprechen vom Normkomplex »Gute Mutter«. Normkomplex bedeutet, dass viele Normen und Erwartungen gebündelt zusammenkommen. Und die gesellschaftlichen Erwartungen sind relativ klar: Die Mutter gehört zum Kind und außerfamiliäre Betreuungskonstellationen stellen nur eine weniger gute Lösung dar. Anders gesagt: Kinderbetreuung bleibt für Frauen Pflichtaufgabe und ist für Männer meist Kür, das heißt, Männer können, müssen sich aber nicht um die Kinder kümmern. Frauen tragen somit die Hauptverantwortung für die Organisation der Familie und sind die zentrale Integrationsfigur, gerade auch bezüglich der Glaubenserziehung.[121]

Gleichzeitig muss man jedoch noch einmal unterstreichen, dass bei aller Rollenungleichheit die Väter zu Hause wohl noch nie so präsent waren wie heute. Wahrscheinlich gilt dies auch für die Glaubenserziehung.

PORTRAIT MICHAEL

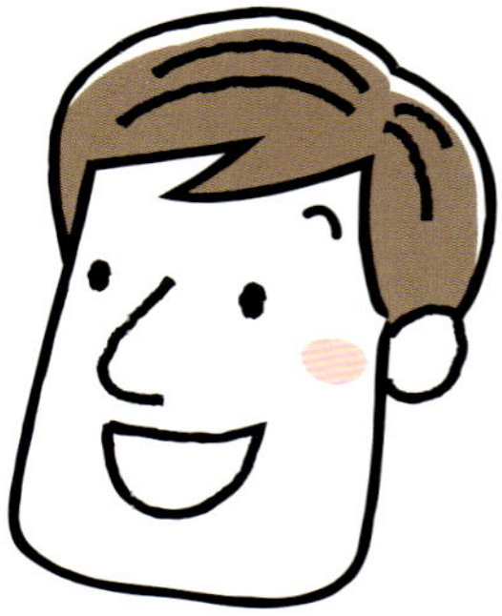

»Was mir am wichtigsten ist, ist ziemlich einfach: Ich möchte, dass sie reflektieren. Lieber reflektierte Atheisten als dumpfbackige Christen.«

Michael ist 52 Jahre alt, Lehrer in Bayern, evangelisch und verheiratet mit Renate. Er beschreibt sich selbst nicht als Kindertyp: *»Ich wollte auch nie welche haben. Meine Frau wollte immer schon viele Kinder haben, jetzt haben wir fünf.«* Die fünf Kinder im Alter zwischen 8 und 17 Jahren werden demokratisch erzogen. *»Wir haben schon sehr lange ein demokratisches System in der Familie: dass wir über wichtige Sachen abstimmen. Dann haben die Kinder immer die Mehrheit. […] Wenn die sich also einig werden, dann gewinnen die.«* Gefragt nach wichtigen Erziehungszielen, sagt Michael: *»Was mir am wichtigsten ist, ist ziemlich einfach. Ich möchte, dass sie reflektieren. Lieber reflektierte Atheisten als dumpfbackige Christen. Wobei ich es auch für nicht reflektiert halte, atheistisch zu sein.«*

Entsprechend dieses ihm wichtigen Ziels hat Michael selbst viel zum Thema Erziehung gelesen, insbesondere zum Thema demokratische Erziehung. Orientiert hat er sich aber auch an älteren Leuten, an Filmen sowie an den Gesprächen und am gemeinsamen Reflektieren mit Renate. *»Wir sind beide keine ideologischen Menschen. Also in dem Sinne, dass man bestimmte Sachen nicht ausprobieren oder nicht denken darf. Wie überlegen uns, was hilft und was zum Ziel führt.«* Wichtig in der Erziehung sind ihm außerdem traditionelle Werte wie Höflichkeit und Zuverlässigkeit. Er hofft, dass seine Kinder später mit ihrem Leben und ihren Entscheidungen glücklich sind und nicht das Gefühl haben, in eine Sackgasse geraten zu sein. Jedoch wünscht er sich auch, dass sie lernen, *»das Leben vor Gott verantworten zu können«*. Besonders wichtige Inhalte des Glaubens, die er seinen Kindern vermitteln möchte, sind die Dreieinigkeit Gottes, Barmherzigkeit, die Vergebung der Sünden und dass man immer einen Neuanfang machen kann.

Seine Familie lebt viele christliche Rituale wie das gemeinsame Beten beim Frühstück und beim Abendessen. Wichtig sind zudem das gemeinsame Bibellesen und der Gottesdienstbesuch. Gerade Letzteres wird aber als sehr herausfordernd erlebt: *»Wo wir ein echtes Problem haben, ist: Wie kriegen wir das hin mit den Gottesdiensten? Das war früher einfacher, als die Kinder kleiner waren. Die sind jetzt so* *breit gefächert, dass es ganz, ganz schwer ist, einen Gottesdienst zu finden, der allen gefällt.*« Die Familie tut sich auch schwer, eine passende Gemeinde zu finden: »*So richtig Gemeindeanschluss haben wir nicht.*«

Umso kreativer sind sie in der Gestaltung der geistlichen Rituale, die sie teils selbst entworfen haben: »*Da haben wir uns alle möglichen Sachen genommen, die wir so gefunden haben: Was könnte man so morgens beten und was nach dem Essen und was abends und so weiter. […] Und machen das eben mit den Kindern, weil wir da versuchen, irgendwie so bestimmte Dinge im Alltag unterzubringen.*«

Angestiftet haben Michael und Renate ihre Kinder auch zu sozialem Engagement: »*Was auch total schön ist, wir haben so eine Arme-Kinder-Box. Da tun die jetzt auch von sich aus ganz viel Geld rein. Also wir haben denen nie gesagt: Ihr müsst spenden. Aber die haben das halt mitgekriegt, dass da gespendet wird, und wenn sie jetzt Geld zugesteckt bekommen, tun sie ganz oft was davon rein.*«

Michael selbst kommt aus einer Familie mit einer christlichen Mutter und einem agnostischen Vater, die auch schon einen demokratischen Erziehungsstil hatten. Übernommen hat er die »*Grundzufriedenheit*« seiner Eltern, »*dieser Gedanke, dass man mit dem zufrieden sein muss, was man hat, […] das haben die richtig gut gemacht*«.

KAPITEL 6

DIE ROLLE DER GEMEINDE IN DER GLAUBENSERZIEHUNG

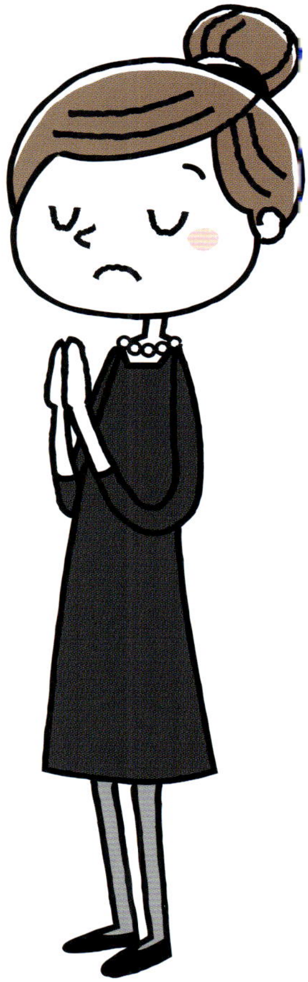

»Da fühle ich mich ein bisschen im Dilemma:
Müssten wir doch mehr in den Gottesdienst gehen?«
ANKE

»Wo wir in den Gottesdienst gehen? Das haben
die Kinder bestimmt!«
ANDREAS

So groß die Bedeutung der Familie für die Vermittlung des Glaubens auch ist, sie ist weder alles noch alleine prägend. Auch andere Lern- und Erziehungsorte spielen eine große Rolle (Kindergarten, Schule, Gemeinde, Medien etc.). Allerdings stehen auch sie immer unter dem indirekten Einfluss der Familie, da diese mit beeinflusst, mit welchen Voraussetzungen und Einstellungen Kinder und Jugendliche dort agieren (bzw. ob sie sie überhaupt frequentieren). Je mehr die Eltern den außerfamiliären Lernort bejahen, desto wirksamer fällt dessen Prägung aus.[122] Der Religionspädagoge Günter R. Schmidt kommt zu dem Ergebnis, dass ein christliches Milieu eine günstige Voraussetzung für eine christliche Familienerziehung ist.[123] Als wichtige Praktiken sieht er das gemeinsame Gebet, Gespräche, Lesungen und Feiern sowie den gemeinsamen, regelmäßigen Gottesdienstbesuch und das Kommunikationsnetzwerk um den Gottesdienst, bei dem man sich zwanglos begegnet. Im Idealfall gibt es somit eine positive Wechselwirkung zwischen Familienleben, Gemeinde sowie dem kommunalen Umfeld.

Eine wichtige Rolle in der außerfamiliären Glaubenspraxis nimmt also die Kirche und Gemeinde ein. Die meisten Befragten unserer Studie ordnen sich einer Gemeinde zu und besuchen diese auch regelmäßig. Auch die Teilnahme an gemeindlichen Gruppen und Veranstaltungen jenseits des Gottesdienstbesuchs spielt unbestritten eine wichtige Rolle für die religiöse Sozialisation. Zu denken ist hier an Jungen-/Mädchenschar, Kommunion-, Firm-, Konfirmanden- oder Taufunterricht, Jugendgruppe/Teenkreis, junger Erwachsenenkreis etc.

Eine besondere Rolle spielt hier auch wieder die Prägung durch Personen. Besonders die Beziehung zu Mitarbeitenden der Gemeinde und Kirche sorgt dafür, dass sich Menschen aufgehobener im Glauben fühlen. Ein knappes Drittel der Evangelischen berichtet über einen positiven Effekt von hauptamtlichen Kirchenmitarbeitenden auf ihren eigenen Glauben.[124] Bei den Befragten in der qualitativen Studie von Buchebener-Ferstl & Schipfer waren Personen aus dem kirchlichen Umfeld (PfarrerInnen, DiakonInnen, SeelsorgerInnen) wichtige Impulsgeber für die religiöse Entwicklung im Jugendalter.[125] Sie spielen unter denjenigen, die die eigene Einstellung zu Glauben und Kirche besonders beeinflusst haben, zwar eine wesentlich geringere Rolle als die Eltern, jedoch sind sie unter den Nicht-Verwandten die wichtigste Quelle religiöser Sozialisation evangelischer Christen.

Die Erwartungen, dass die Kirche einen Beitrag zur Kindererziehung liefern soll, sind insgesamt recht hoch: Dieser Meinung sind 40 Prozent der Kirchenmitglieder in den alten und überraschenderweise 54 Prozent in den neuen Bundesländern.[126] Und 55 Prozent der Evangelischen sind der Meinung, dass die Kirche etwas zur Lösung von Familienproblemen beitragen kann.[127] Wir sehen, dass es eine hohe Erwartungshaltung von christlichen Eltern an Kirche und Gemeinde gibt; sie sich Impulse und Hilfen für die Glaubensvermittlung erhoffen. Mit diesen übergeordneten Reflexionen wollen wir nun in die einzelnen Bereiche der Kirche und Gemeinde hineinschauen und fangen beim Gottesdienstbesuch an.

Und immer wieder sonntags: der Gottesdienstbesuch

Gemeinden und Kirchen werden in der Öffentlichkeit vor allem über Gottesdienste wahrgenommen.[128] Deshalb wollen wir mit dem, was den Eltern unserer Befragung an außerfamiliärer Glaubenspraxis am wichtigsten ist, beginnen: dem Gottesdienst. 87 Prozent der Eltern sagen, dass es ihnen wichtig ist, dass ihr Kind regelmäßig an einem Gottesdienst teilnimmt (sehr wichtig oder eher wichtig), und 80 Prozent geben an, dass ihr Kind auch tatsächlich mindestens mehrmals im Monat (44 Prozent sogar wöchentlich) dorthin geht – die Teilnahme an Kinder- und Jugendgottesdiensten eingeschlossen. Diese Zahl ist hoch und zeigt deutlich, dass der Gottesdienstbesuch für die christlichen Eltern unserer Studie nach wie vor eine sehr hohe Bedeutung hat.

87 Prozent der Eltern sagen, dass es ihnen wichtig ist, dass ihr Kind regelmäßig an einem Gottesdienst teilnimmt.

WICHTIGKEIT DER REGELMÄSSIGEN TEILNAHME AM GOTTESDIENST DES KINDES

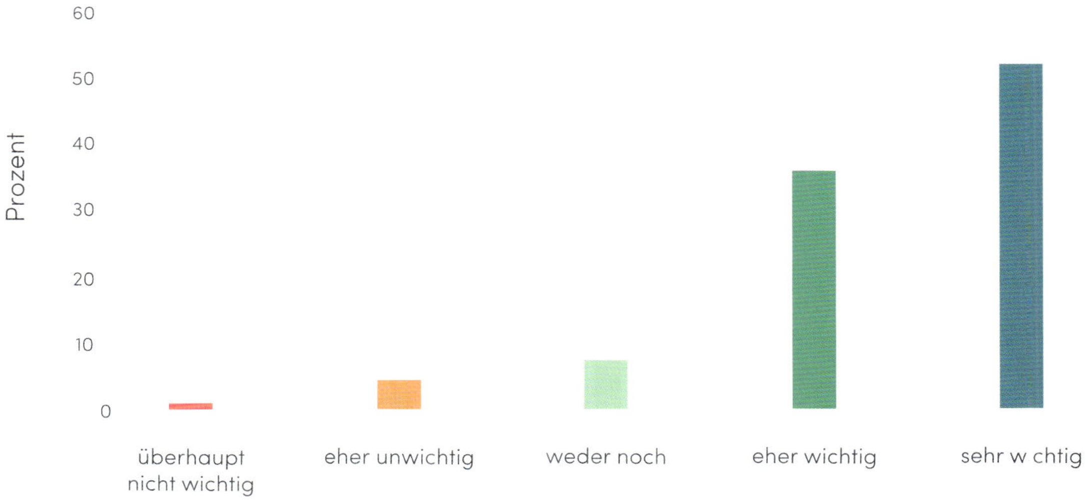

Auch andere Umfragen bestätigen die Wichtigkeit des Gottesdienstes, so geben 79 Prozent der Evangelischen an, zumindest gelegentlich mit anderen (in der Regel Ehepartner und Kinder) zusammen einen Gottesdienst zu besuchen, vor allem Familiengottesdienste.[129, 130] Dies ändert sich, wenn die Kinder älter werden, ins Teenager-Alter kommen, eigenständiger werden und ihre räumliche Unabhängigkeit zunimmt.

Eine oft diskutierte Frage ist, ob Kinder zum Gottesdienstbesuch gezwungen werden dürfen oder müssen. Hier versuchen viele Eltern einen Spagat zwischen etwas Nachdruck und Toleranz; offener Zwang wird heute aber nur noch selten ausgeübt. Was die Eltern in ihrer eigenen Erziehung oftmals als negativ erlebt haben, versuchen sie jetzt zu vermeiden. So gibt ein Viertel der Eltern (25 Prozent) an, dass sie selbst oft oder sehr oft an einem Gottesdienst teilnehmen mussten, obwohl sie dazu keine Lust hatten. Dies gilt aber nur für 5 Prozent ihrer Kinder. Die große Mehrheit (67 Prozent) muss nie oder selten in den Gottesdienst, wenn sie das nicht will. Jedoch ist hier zu beachten, dass diese Aussage aus Sicht der Eltern getroffen wurde und immerhin noch 28 Prozent angeben, dass ihr Kind zumindest manchmal mit in den Gottesdienst muss, obwohl es keine Lust hat.

Insgesamt ist der Gottesdienstbesuch über die Zeit stabil geblieben: 81 Prozent der 11- und 12-Jährigen besuchen mehrmals im Monat einen Gottesdienst, die Eltern haben dies im gleichen Alter zu 79 Prozent getan. Je älter die Kinder sind, desto seltener gehen sie in den Gottesdienst, dafür steigt die Teilnahme an Angeboten in der Kinder- und Jugendarbeit.

GOTTESDIENST UND KINDER- UND JUGENDARBEIT NACH ALTER DES KINDES

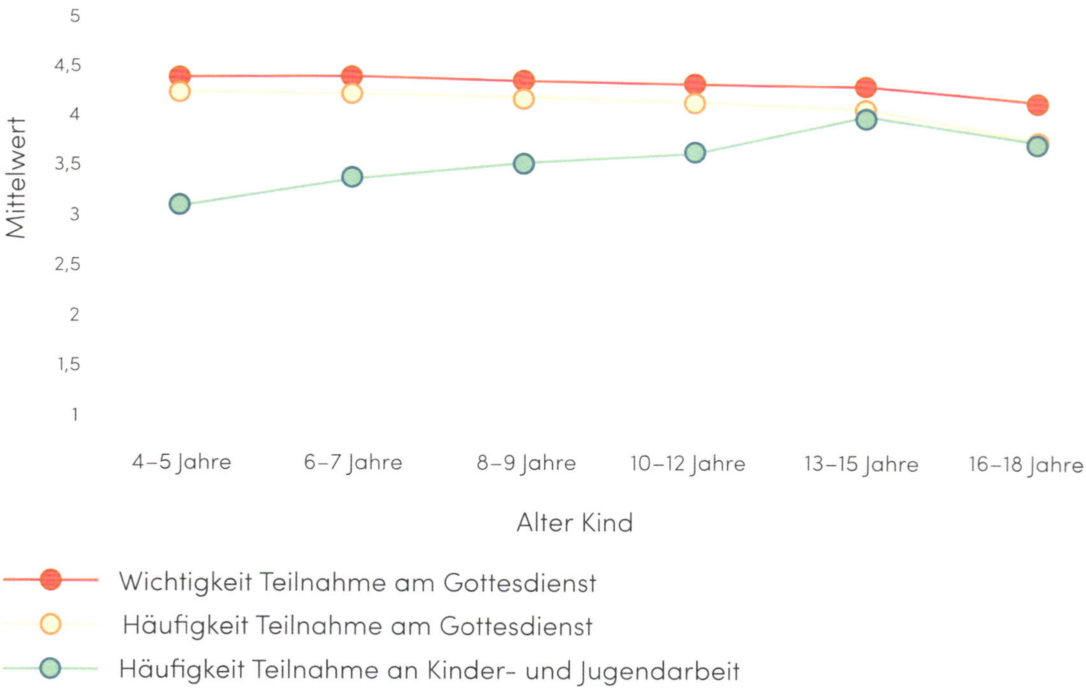

Die Zahlen sprechen also eine deutliche Sprache, der Gottesdienstbesuch hat eine große Bedeutung. Was sie nicht verraten, aber in den Interviews deutlich wurde, ist, dass das Thema weiter herausfordernd ist. Anke beschreibt eine Spannung: *»Dann fühle ich mich manchmal im Konflikt – ich möchte, dass sie das ganz freiwillig selbst machen, und wo muss ich aber auch manchmal was sagen […]? Da fühle ich mich ein bisschen im Dilemma: Müssten wir doch mehr in den Gottesdienst gehen?«* Für Sabine ist der sonntägliche Gottesdienstbesuch ein wöchentliches Ritual: *»Beide Söhne wissen, dass mir christlicher Glaube wichtig und wertvoll ist und meinem Mann auch, indem wir zum Beispiel jeden Sonntag in den Gottesdienst gehen und jedes Mal fragen: ›Möchtet ihr mitgehen?‹«* Auch Paul findet Gemeinde wichtig, weil *»Gemeinde der Ort ist, wo verschiedene Generationen zusammenkommen, wo Glauben gemeinsam gelebt wird«*. Und für einige war die Frage so entscheidend, dass sie die Gemeinde wegen ihrer Kinder gewechselt haben, zum Beispiel Andreas: *»Wir haben dann letztendlich damals angefangen, uns noch mal umzusehen, und sind in der evangelischen Freikirche gelandet, wo beide Kinder sagten: ›Hier wollen wir in Zukunft hingehen.‹«*

Haben die jetzigen Eltern eher eine Erziehung rund um den Glauben und die Gemeinde erlebt, steht in ihrer eigenen Erziehung das Kind deutlich im Mittelpunkt.

Bei Andreas wird deutlich, wie wichtig der Bezug zur Gemeinde in der Glaubenserziehung ist, aber auch, wie sich die Prioritäten verändert haben. Haben die jetzigen Eltern eher eine Erziehung rund um den Glauben und die Gemeinde erlebt, steht in ihrer eigenen Erziehung das Kind deutlich im Mittelpunkt.

Die Kinder- und Jugendarbeit

Mit zunehmendem Alter der Kinder gewinnt die Gemeinde an Bedeutung für die Glaubenserziehung. Deshalb ist es interessant zu wissen, wie zufrieden die Eltern mit der Kinder- und Jugendarbeit ihrer Gemeinde sind. Dass diese Frage eine hohe Bedeutung hat, haben wir allein schon daran gesehen, dass manche Eltern sich ihre Gemeinde nach der Qualität der Kinder- und Jugendarbeit aussuchen. Entsprechend sind 77 Prozent der Eltern der Meinung, dass es eine gute Kinderarbeit, und 69 Prozent, dass es eine gute Jugendarbeit in ihrer Gemeinde gibt. Jedes zweite Kind hat nach Aussage der Eltern Freunde in der Gemeinde.

Natürlich wäre in diesem Zusammenhang eine Befragung der Kinder und Jugendlichen selbst wünschenswert gewesen. Da dies nicht möglich war, können wir an dieser Stelle nur die Eltern zitieren. Für Nadja ist es sehr wichtig, dass ihre beiden Söhne sich wohlfühlen und freiwillig die Gemeindeangebote annehmen: *»Also von unserer Gemeinde aus gibt es ein Angebot für Teens und Jugendliche, einen sogenannten Jugendkreis. Der unter einem moderneren Namen läuft, und da gehen beide Jungs hin. Der findet nur alle 14 Tage statt, aber das ist so ein Highlight, auf das sie sich auch immer wieder freuen.«* Auch für Sebastian ist es wichtig, dass seine Teenager Anschluss an die Gemeinde bekommen. Bis zur Konfirmation war das alles kein Problem, danach wurde es schwieriger. Allerdings sieht er die Sache pragmatisch und freut sich, wenn sie irgendwo mitarbeiten (Technik) und ab und zu mal den Gottesdienst besuchen.

Zwar wird die Kinder- und Jugendarbeit sehr positiv bewertet, wie sieht es aber mit der konkreten Teilnahme aus? Dies zeigt die folgende Grafik, die man sehr unterschiedlich bewerten kann. Man kann erfreut sein, dass über die Hälfte der Kinder und Jugendlichen mindestens mehrmals im Monat an Angeboten teilnimmt, man kann sich aber auch besorgt darüber zeigen, dass ein gutes Drittel (36 Prozent) dies seltener als einmal im Monat tut.

HÄUFIGKEIT BESUCH KINDER- UND JUGENDARBEIT

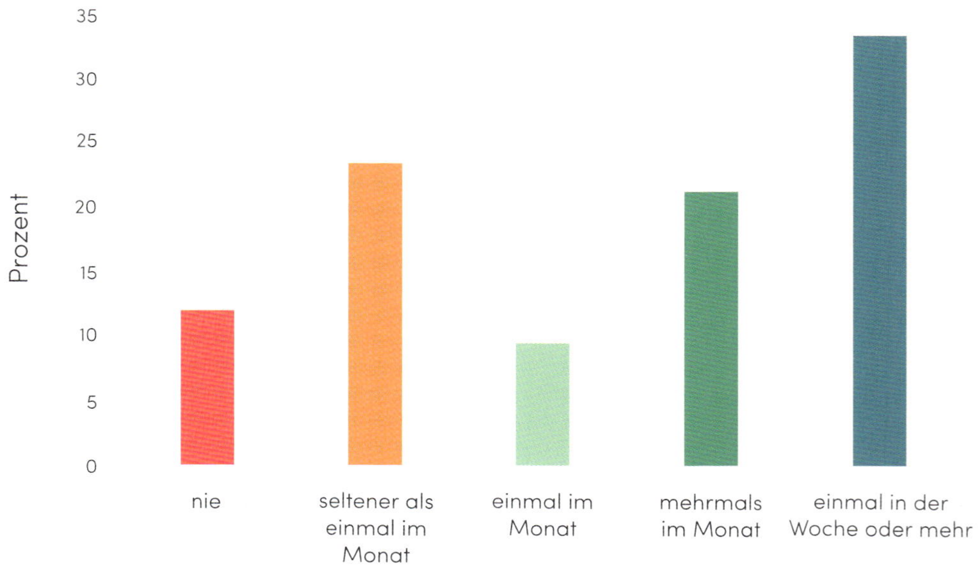

Auffällig dabei ist, dass die Häufigkeit der Teilnahme mit einem höheren Bildungsstand der Eltern sinkt. Und je älter ein Kind, desto häufiger nimmt es an Angeboten teil.

Unterschiede zwischen den Denominationen

Wie gerade gesehen, ist es nicht unüblich, die Gemeinde passend zur Familiensituation auszusuchen. Es stellt sich daher die Frage, welche Erwartungen Eltern an die Gemeinde in Bezug auf die Glaubenserziehung konkret haben. In der 1994/95 durchgeführten Umfrage zum Thema christliche Erziehung geben 58 Prozent der Frauen und 67 Prozent der Männer an, dass die Gemeinde zumindest zum Teil eine Hilfe bei der Gestaltung des Familienlebens darstellt. Gleichzeitig bejahen 33 Prozent die Aussage, dass in der Gemeinde zu wenig für Familien getan wird. Und 65 Prozent der befragten Eltern zwischen 21 und 50 Jahren sind der Meinung, dass Erziehungsfragen in die Verkündigung gehören.[131]

Wir fragten die Eltern auch in unserer Studie, ob sie die Menschen aus ihrer Gemeinde als eine große Unterstützung in der Erziehung erleben: 39 Prozent stimmten dem zu. Jedoch geben auch 28 Prozent an, dass das Thema Erziehung in der Gemeinde kaum zur Sprache kommt. 36 Prozent konsultieren andere Gemeindemitglieder, wenn sie Rat und Orientierung bei Erziehungsfragen suchen; eher seltener wendet man sich an SeelsorgerInnen (13 Prozent) und PfarrerInnen (9 Prozent).

76 Prozent der befragten Eltern fühlen sich zudem in ihrer Gemeinde sehr wohl. Zumindest 12 Prozent geben jedoch an, kaum Menschen aus der Gemeinde richtig gut zu kennen. Interessant ist, dass die Gemeinde als Gemeinschaft ein wichtiger Ort für Erziehungsfragen ist, aber die PfarrerInnen trotzdem kaum eine Rolle spielen. Uns scheint, dass die Rolle der Gemeinde insgesamt eine Stärkung in Bezug auf die Glaubenserziehung braucht und Familien in ihren Erziehungsbemühungen mehr unterstützen sollte – angefangen mit der Verkündigung über Erziehungsangebote bis hin zu Gesprächsgruppen zum Thema Glaubenserziehung. Dies hat auch Auswirkungen auf die Arbeit mit Kindern und Jugendlichen in der Gemeinde.

»Mein Kind soll meinen Glauben haben«

Deutliche Unterschiede zwischen den Denominationen ergeben sich bei der Wichtigkeit der Vermittlung des christlichen Glaubens. Nur bei Angehörigen der evangelischen und katholischen Kirche ist es mehrheitlich der Fall, dass »Mein Kind soll den christlichen Glauben annehmen« nicht auf Rang 1 der Erziehungsziele ist. Bei den anderen steht dies zwischen 62 und 69 Prozent auf Platz 1 (siehe dazu auch Kapitel 3).

ERZIEHUNGSZIELE »MEIN KIND SOLL DEN CHRISTLICHEN GLAUBEN ANNEHMEN« NACH DENOMINATION

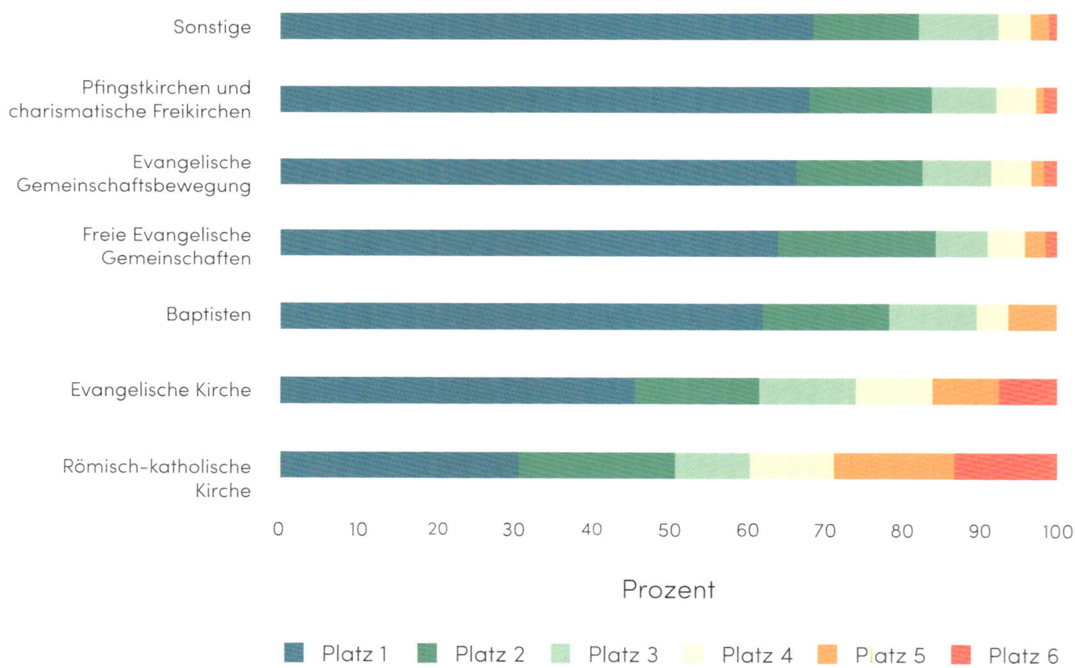

Fälle, die keiner Gemeinschaft angehören, sind nicht dargestellt

Das Bild vom Kind

Grundlage der Glaubenserziehung ist das sogenannte »Bild vom Kind«, also: Wie sehen die Eltern ihr Kind? Dies ist auch eine theologische Frage, das heißt, ob Eltern der Meinung sind, dass ihr Kind als gutes oder verdorbenes Wesen auf die

Welt kommt. Hier gab es gravierende Unterschiede in den Denominationen, wie die folgende Grafik aufzeigt.

KINDERBILD NACH DENOMINATION

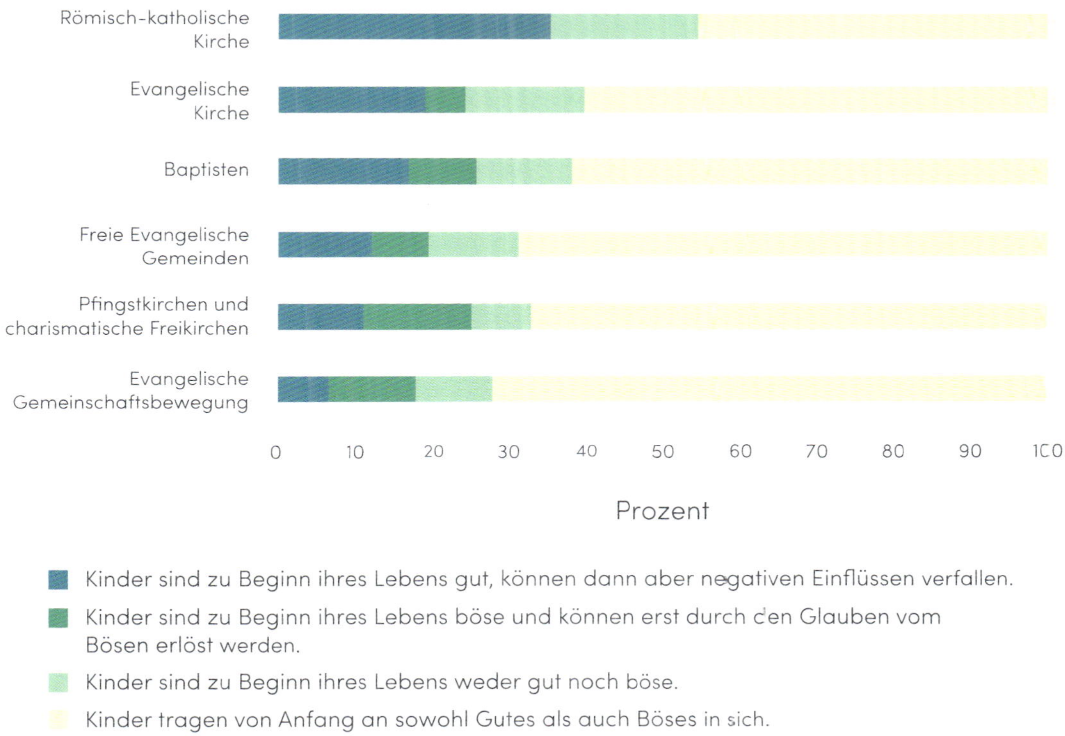

Die größten Übereinstimmungen gab es bei den Aussagen, dass Kinder zu Beginn ihres Lebens sowohl Gutes als auch Böses in sich tragen bzw. dass sie weder gut noch böse sind. Die deutlichsten Unterschiede sind bei der Aussage zu erkennen, dass Kinder zu Beginn ihres Lebens böse sind und erst durch den Glauben vom Bösen erlöst werden können. Diese Meinung ist vor allem bei den Pfingstgemeinden und der Gemeinschaftsbewegung zu finden, bei der evangelischen Kirche kaum und bei der katholischen Kirche gar nicht. Umgekehrt ist die Reihenfolge bei der Aussage, dass Kinder zu Beginn ihres Lebens gut sind, dann aber durch negative Einflüsse dem Bösen verfallen.

Dies ist theologisch interessant, wenn wir uns fragen, wo diese unterschiedlichen Deutungen herkommen, denn sie hängen eng mit dem jeweiligen Sündenverständnis zusammen. Besonders der Kirchenvater Augustin hat sich viele Gedanken über die »Weitergabe von Sünde« gemacht. Durch den Sündenfall verlor Adam seine ursprüngliche Vollkommenheit und gab die Trennung von Gott durch Fortpflanzung an alle Nachkommen weiter. Daraus folgt, dass kein Mensch ohne Sünde leben kann (*non posse non peccare*) und jeder der Sünde völlig verfallen ist. Der Mensch kann nichts zu seiner Rettung dazutun und wird aus Gnade gerettet. Eine Folge war, dass Sexualität und alles Körperliche eine untergeordnete Rolle spielten und daraus insgesamt eine leibfeindliche Theologie entstand.

In der Reformation nahm Luther diese Lehre von Augustin auf und betonte vor allem die Gnadenlehre (*sola gratia*), die sich in der evangelischen Theologie durchgesetzt hat. Das Kind bleibt zwar Sünder, also böse von seiner Grundnatur, ist aber durch den Glauben gerecht vor Gott. Der Pietismus versucht nun, zum Beispiel durch August Herman Francke und seine Hallischen Erziehungsanstalten, im Kind mit frommen Übungen den Glauben anzubahnen. Die Gnade befreit zwar, aber das Kind muss sich dem Willen Gottes immer wieder neu unterordnen. Erst mit der Aufklärung kam die Meinung auf, dass das Kind an sich unschuldig, rein und gut von Anfang an sei. So entstand ein Gegensatz zwischen den Humanisten, die behaupteten, der Mensch sei von Grund auf gut, und den Christen, die behaupteten, der Mensch sei von Jugend auf böse.

Aus heutiger Sicht würden wir sagen, dass die Diskussion zwischen Theologen und Humanisten ins Leere führt, weil beide Seiten von ganz unterschiedlichen Positionen aus argumentieren. Während es den Humanisten beim Begriff »böse« um eine moralische Kategorie geht: »Kann ein Kind böse handeln?« (Antwort: »Ja, aber es ist nicht von Grund auf böse.«), geht es in der theologischen Diskussion um eine geistliche Kategorie: »Ist das Kind von Gott getrennt?« Sünde ist theologisch gesehen zunächst kein moralischer Begriff, sondern beschreibt die gestörten Beziehungsverhältnisse des Menschen. Erst daraus erwachsen dann gute und böse Taten. Deshalb kommt Luther zu der Meinung, dass der Gläubige immer sowohl Sünder als auch Gerechter ist.

Wenn wir jetzt auf unsere Daten schauen, fällt auf, dass die meisten Eltern davon ausgehen, dass ihr Kind von Anfang an Gut und Böse in sich trägt. Interessanterweise sind es vor allem die römisch-katholischen Eltern, die ein eher positives Bild vom Kind haben (36 Prozent gehen davon aus, dass ihr Kind von Beginn des Lebens gut ist). Dies ist sicherlich ein überraschender Wert und zeigt, dass diese Eltern sich von ihrem theologischen Erbe (Augustin) gelöst haben. Nicht so überraschend ist, dass besonders die Eltern der Gemeinschaftsbewegung, aber auch der charismatischen Gemeinden/Pfingstkirchen von einem explizit negativen Bildes des Kindes (»Das Kind ist von Geburt an böse«: 11 Prozent und 14 Prozent) ausgehen. Hier zeigt sich ein eher dualistisches Verständnis von Glaube, das von einer Unterscheidung zwischen Gut und Böse ausgeht und dieses auf das Kind überträgt.

Wir halten die Frage nach dem Bild vom Kind von großer Bedeutung, da sie in der Glaubenserziehung eine Grundprägung mitgibt, die sich auf das Selbstverständnis und den Selbstwert auswirkt. Ein Kind braucht jedoch sowohl das Wissen als auch die emotionale Annahme, dass es von Gott von Anfang gewollt und geliebt ist. Eine praktische Frage, die sich daraus ergibt, ist, wie ich mein Kind in den Glauben einführe. Möchte ich, dass es durch eine Bekehrung aus dem »Bösen« befreit wird, oder gebe ich ihm Raum, den Glauben für sich zu entdecken? Oder anders gefragt: Ist die Glaubenserziehung eher freiheitlich oder eng geprägt?

Ein Kind braucht sowohl das Wissen als auch die emotionale Annahme, dass es von Gott von Anfang gewollt und geliebt ist.

Freiheit und Wahlmöglichkeit

Auch bei der Art und Weise der Glaubenserziehung lässt sich ein deutlicher Unterschied zwischen den beiden Volkskirchen und den Freikirchen sowie landeskirchlichen Gemeinschaften feststellen. So ist bei Letzteren die hinweisende Erziehung deutlich weniger ausgeprägt. Pfingstgemeinden haben im Schnitt die höchste Nähe zur einweisenden Erziehung, was bedeutet, dass sie ihren Kindern am wenigsten Freiheiten und Wahlmöglichkeiten in der Glaubenserziehung lassen und zudem eine enge Bindung an die eigene Gemeinde fordern. Dies zeigt sich auch deutlich an der Wichtigkeit des Besuchs des Gottesdienstes/der Kinder- und Jugendarbeit, die bei den Pfingstgemeinden am höchsten ausgeprägt ist.

HINWEISENDE ERZIEHUNG NACH DENOMINATIONEN

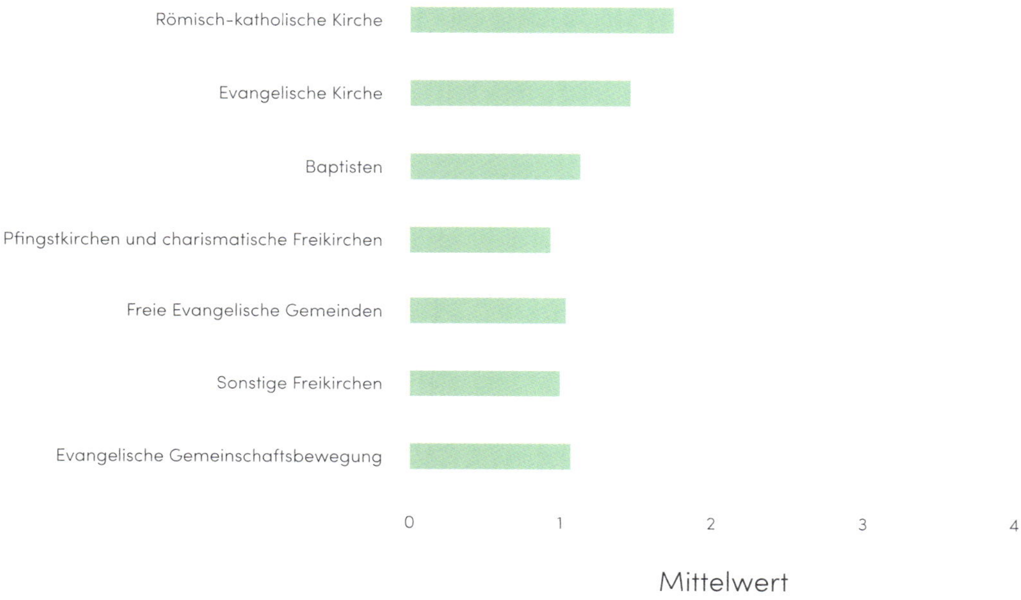

Fälle, die keiner Gemeinschaft angehören, sind nicht dargestellt),
Skala: 0 »einweisende Erziehung« – 4 »hinweisende Erziehung«.

Am stärksten ist die hinweisende Erziehung bei (den wenigen von uns befragten) Mitgliedern der katholischen Kirche ausgeprägt, gefolgt von der evangelischen Kirche. Dies passt in das Gesamtbild der erhobenen Daten.

Das strafende Gottesbild

Das strafend-kontrollierende Gottesbild ist am stärksten bei den Eltern der Evangelischen Gemeinschaftsbewegung sowie den Freikirchen ausgeprägt. Nur bei den Baptisten ist dies etwas weniger der Fall. Noch geringer ist es bei den Angehörigen der katholischen Kirche, deutlich am geringsten bei den Evangelischen. Die warme Erziehung wiederum ist bei den Evangelischen am stärksten, gefolgt von den Katholiken, und bei Pfingstkirchen und charismatischen Freikirchen am niedrigsten.

STRAFEND-KONTROLLIERENDES GOTTESBILD
NACH DENOMINATION

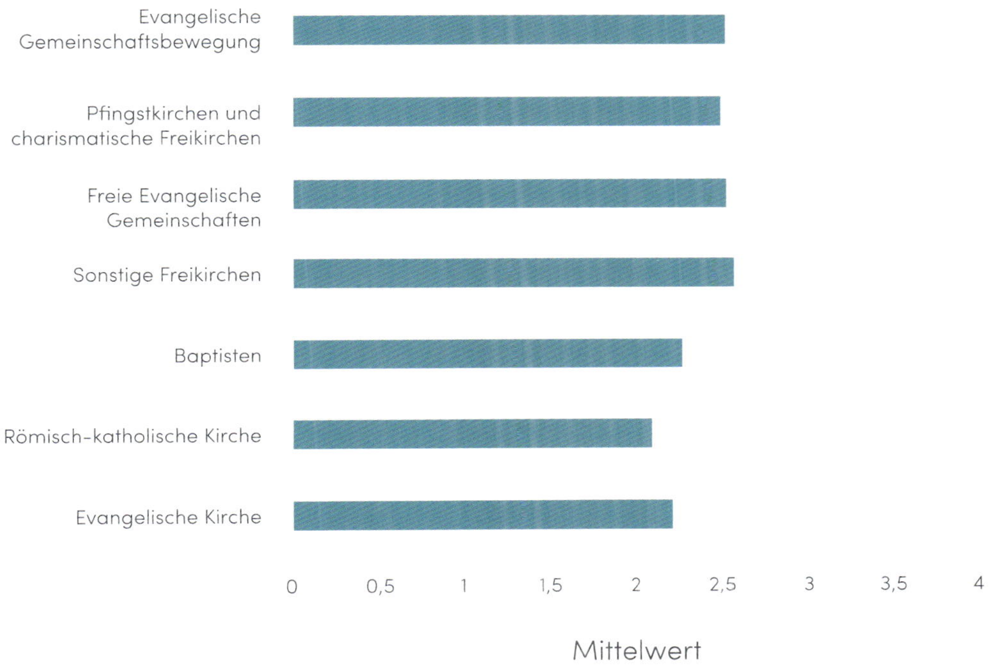

Was dies konkret bedeutet, soll nun an zwei Beispielen verdeutlicht werden – der Sexualerziehung und dem Gottesbild.

Sexualethik

Wir haben beim Thema, »ob Kinder gut oder böse auf die Welt kommen«, gesehen, wie weit die Spuren einer leibfeindlichen Erziehungspraxis zurückgehen und wie lange sie sich bis heute halten. Auch aktuell werden sexualethische Fragen sehr kontrovers diskutiert und theologisch und pädagogisch begründet. Zwei solcher Fragen haben wir deshalb in unserem Bogen aufgenommen. Sie werden hier nur kurz dargestellt und in Kapitel 8 ausführlich diskutiert. Zum einen ging es um die Thematik »Sex vor der Ehe« (»Ich möchte, dass mein Kind bis zur Ehe wartet, bevor er/sie mit ihrem Freund / seiner Freundin schläft«) und zum anderen um das Thema Homosexualität (»Wenn mein Kind homosexuell wäre, hätte ich kein

Problem damit«). Bei beiden Fragen gibt es eine große Diskrepanz zwischen den beiden Großkirchen und den Freikirchen inklusive Gemeinschaftsbewegung, wie die nächsten zwei Grafiken aufzeigen.

»ICH MÖCHTE, DASS MEIN KIND BIS ZUR EHE WARTET, BEVOR ER/SIE MIT IHREM FREUND / SEINER FREUNDIN SCHLÄFT.« NACH DENOMINATION

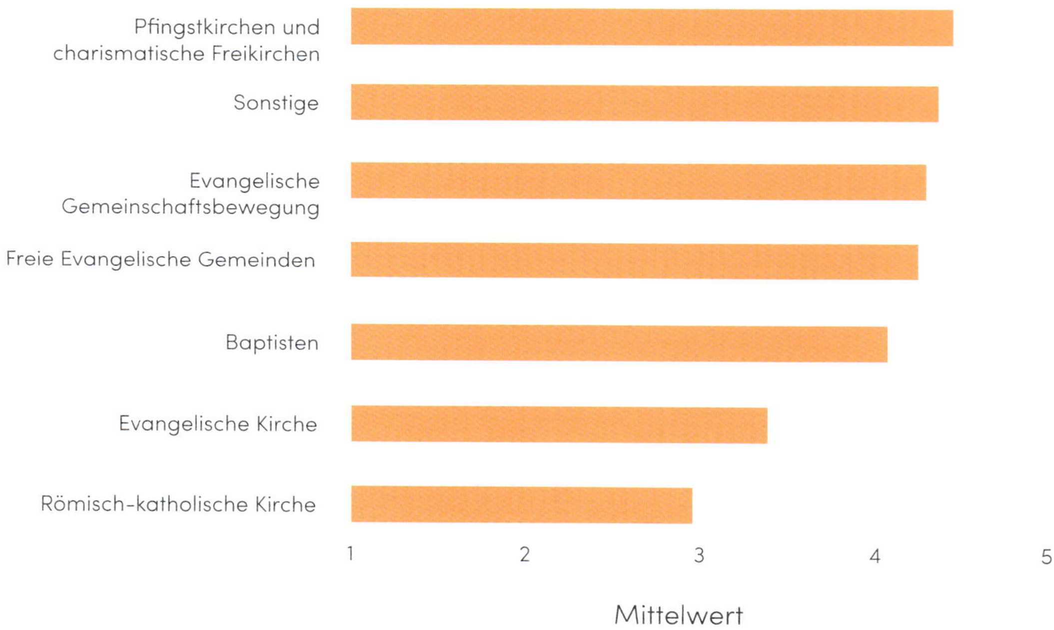

Fälle, die keiner Gemeinschaft angehören, sind nicht dargestellt).
Skala: 1 »stimme überhaupt nicht zu« – 5 »stimme voll und ganz zu«.

Hier wird ein deutlicher Unterschied zwischen den beiden Großkirchen und den verschiedenen Freikirchen inklusive der Gemeinschaftsbewegung sichtbar. Dies ist keine Überraschung, sondern die logische Konsequenz, die sich aus den Ergebnissen bezüglich Bild vom Kind, Gottesbild und Erziehungspraxis ergibt. Noch deutlicher wird es bei der Frage zum Thema Homosexualität.

»WENN MEIN KIND HOMOSEXUELL WÄRE, HÄTTE ICH KEIN PROBLEM DAMIT.« NACH DENOMINATION

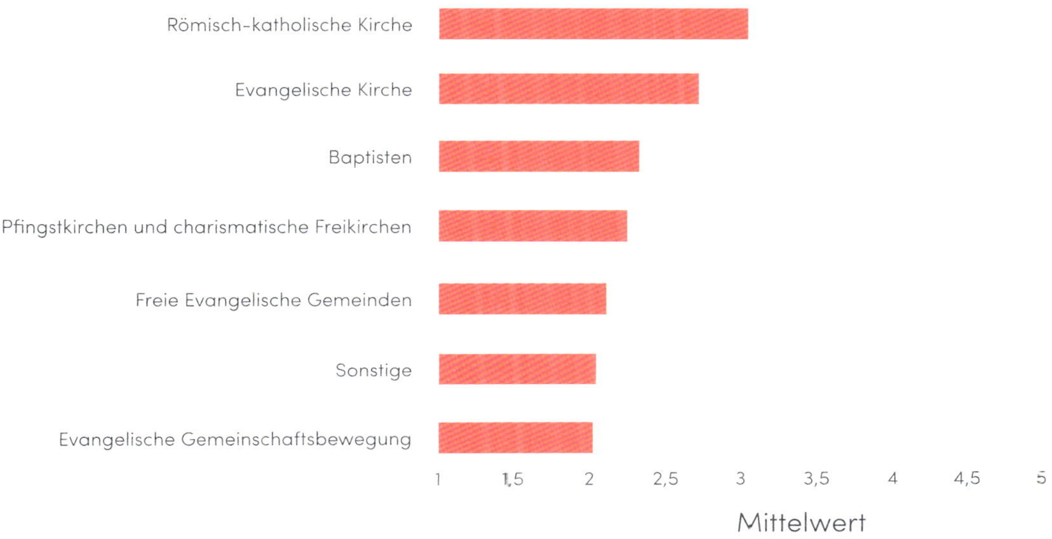

Fälle, die keiner Gemeinschaft angehören, sind nicht dargestellt).
Skala: 1 »stimme überhaupt nicht zu« – 5 »stimme voll und ganz zu«.

Nur die evangelischen und katholischen Eltern bewegen sich über dem Mittelwert, alle anderen deutlich darunter.

Fazit: Gemeindebindung und Erziehungsrelevanz der Gemeinde sind relativ hoch

Versuchen wir, die verschiedenen Fragen zum Thema Glaubenserziehung und Gemeinde zu bündeln, dann kann die Einstellung der Eltern zur Gemeinde in zwei Aspekte unterschieden werden. Erstens die Gemeindebindung: Dazu gehört, wie viele Freunde das Kind in der Gemeinde hat, ob sich die Eltern dort wohlfühlen und wie viele Personen sie kennen etc. Zweitens die Erziehungsrelevanz der Gemeinde: Dazu gehört die Beurteilung der Kinder- und Jugendarbeit, wie das Thema Erziehung in der Gemeinde angesprochen wird und wie die eigene Erziehung unterstützt wird.

GEMEINDEBINDUNG UND ERZIEHUNGSRELEVANZ DER GEMEINDE NACH DENOMINATION

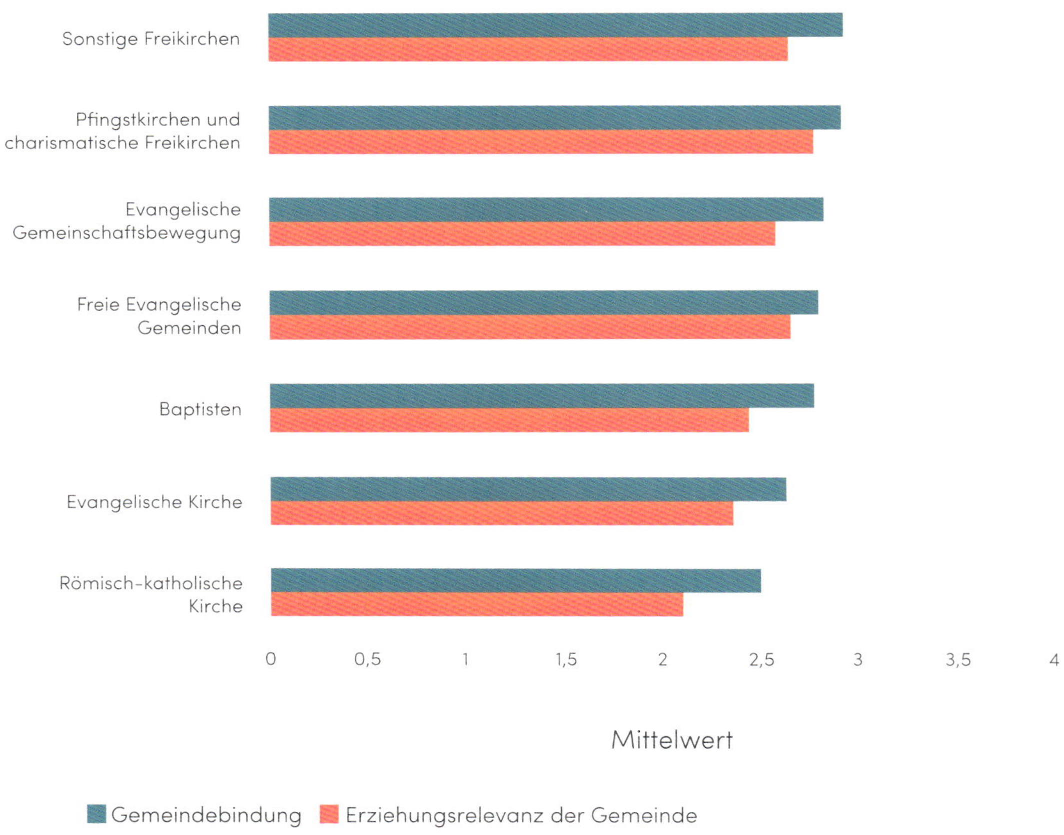

Fälle, die keiner Gemeinschaft angehören, sind nicht dargestellt

Wir sehen, nicht überraschend, dass die Gemeindebindung in den Freikirchen und der Gemeinschaftsbewegung etwas ausgeprägter ist als in den beiden Volkskirchen. Fast parallel dazu läuft die Erziehungsrelevanz, die naturgemäß etwas niedriger ist, aber insgesamt erstaunlich hoch ausfällt. Dies schlägt sich auch in der Häufigkeit der besuchten Veranstaltungen und der Teilnahme an Angeboten der Kinder- und Jugendarbeit nieder, wie die folgende Grafik aufzeigt.

GOTTESDIENST UND KINDER- UND JUGENDARBEIT NACH DENOMINATION

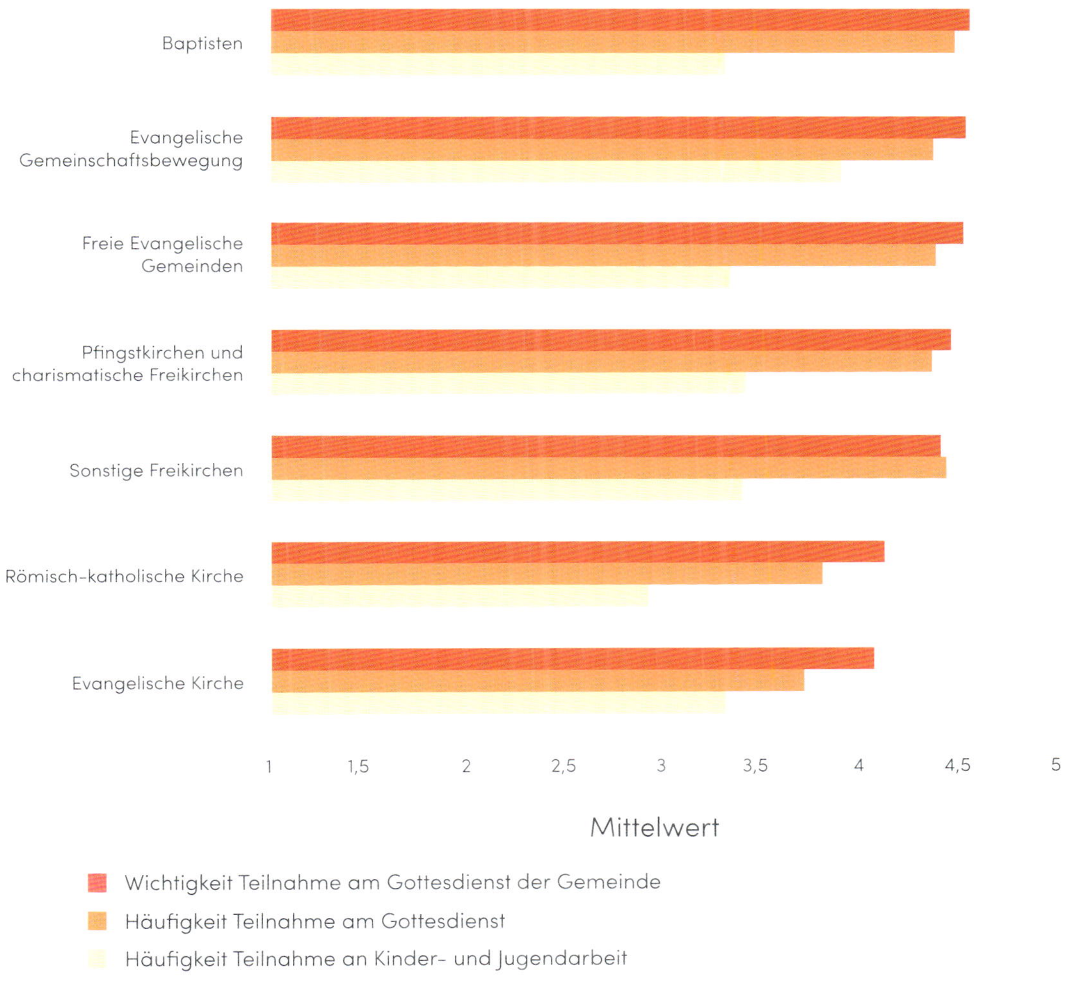

Hier wird deutlich, dass allen befragten Eltern, durch alle Denominationen hinweg, der Gottesdienstbesuch wichtig ist. Die insgesamt höchste Beteiligung (inkl. Kinder- und Jugendarbeit) haben die Pfingstgemeinden. Beachtenswert ist, dass die Kinder- und Jugendarbeit sogar häufiger frequentiert wird als der Gottesdienst. Auffällig ist ferner, dass Angehörige der evangelischen und katholischen Kirche die niedrigsten Werte bei der Kinder- und Jugendarbeit haben, gefolgt von den Baptisten und den FeGs. Dies ist insofern interessant, da die beiden letzten

Denominationen bei den Aspekten Wichtigkeit und tatsächliche Häufigkeit des Gottesdienstbesuchs ganz vorne lagen.

Bei der außerfamiliären Glaubenspraxis steht die Gemeinde hoch im Kurs, und zwar sowohl der Gottesdienst als auch die Kinder- und Jugendarbeit. Viele der befragten Eltern erwarten, dass Gemeinde ein Ansprechpartner auch in Sachen Glaubenserziehung ist, dies ist aber nur indirekt der Fall, zum Beispiel durch die sehr geschätzte Kinder- und Jugendarbeit. Sie würden sich mehr konkrete Hilfe und Ansprechpartner aus dem Kontext Gemeinde wünschen.

Viele der befragten Eltern erwarten, dass Gemeinde ein Ansprechpartner auch in Sachen Glaubenserziehung ist, dies ist aber nur indirekt der Fall.

Bei diesen grundsätzlichen Gemeinsamkeiten, was die Wichtigkeit von Gemeinde angeht, gibt es doch auch gravierende Unterschiede, wenn es darum geht, was und wie Glaubenserziehung aussieht. Insgesamt stellen wir eine unterschiedliche Glaubenserziehung zwischen den Eltern der evangelischen und katholischen Kirche auf der einen Seite und den Freikirchen und der Gemeinschaftsbewegung auf der anderen Seite fest. Diese zieht sich durch (fast) alle Bereiche der Glaubenserziehung, vom Erziehungsstil, dem Gottesbild bis zur Erziehungspraxis.

PORTRAIT SABINE

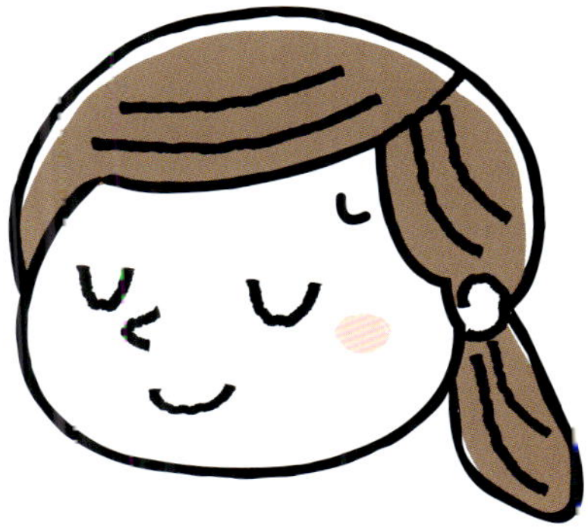

»Ich bin von Gott geliebt, egal, welchen Scheiß ich mache. Das möchte ich auch den Kindern vermitteln.«

Sabine ist Anfang 50, arbeitet als Ernährungsberaterin und ist Mitglied in einer evangelischen Kirche in Norddeutschland, in der sie auch ehrenamtlich aktiv ist. Sie ist verheiratet mit Markus und hat drei Kinder im Teenageralter.

Das Wichtigste, was Sabine ihren Kindern durch ihre Glaubenserziehung mitgeben möchte, ist: »*Gott liebt sie. Das ist die Basis. Und egal welche Fehler, welchen Schrott, welche Katastrophe sie erleben, da ist immer Sicherheit und Halt und Stabilität.*« Auf die Frage, was ihr in der Erziehung wichtig ist, antwortet sie:

> *Hm, ich glaube die Beziehung. Dass die Kinder in den Herausforderungen, in denen sie stehen – und das ist nicht wenig –, in einer halbwegs stabilen Beziehung zu uns bleiben können. Also dass ich auch, wenn mein Kleiner mich anschreit, weiß, dass er mich lieb hat, und er weiß, dass Mama ihn lieb hat. Also diese Basis des Vertrauens und des Zusammengehörens. Das ist das, was für mich, glaube ich, ganz wichtig ist.*

Entsprechend betrachtet sie als die Grundlage ihrer Erziehung, dass sie weiß: »*Ich bin von Gott geliebt, egal, welchen Scheiß ich mache. Das möchte ich auch den Kindern vermitteln: Meine oder unsere Liebe zu euch ist unerschütterlich.*« Das Motto der Familie lautet: »*Gemeinsam schaffen wir das.*« Wichtige Werte, die Sabine vermitteln möchte, sind gutes Benehmen, Gastfreundschaft, Hilfsbereitschaft, eine stabile Beziehung zu den Eltern, Toleranz, Menschenfreundlichkeit, ein guter Umgang mit Gefühlen und dass man auch mal Fehler machen darf. Zum Thema Gastfreundschaft sagt sie:

> *Dieses Es-für-andere-Menschen-schön-Machen, was ja auf meinem christlichen Glauben beruht, das kriegen die Kinder sehr wohl mit und das schätzen sie auch sehr. Und oft sind Freunde von den Kin-*

dern hier. Jetzt grad ist einer drüben und der schläft jetzt vier Nächte bei uns, weil die Mutter alleinerziehend und mal im Urlaub ist. Also das Prinzip offenes Haus und Gastfreundschaft.

Sabine geht mit Markus regelmäßig in den Gottesdienst und fragt die Kinder immer, ob sie mitkommen möchten. Der Gottesdienstbesuch war bei ihnen durchaus ein Thema: »*Und nach der Konfirmation haben sie auch eingefordert, dass sie nicht mehr in den Gottesdienst mitmüssen. Das haben wir dann auch ›gewährt‹, in Anführungszeichen. Also da ist uns ein selbstbestimmtes Glaubensleben wichtiger als jetzt ein regelmäßiger Gottesdienstbesuch.*«

Früher lasen sie ihren Kindern aus der Kinderbibel vor, Gespräche zu Glaubensthemen finden »*nicht häufig*« statt:

> *Ähm, gelegentlich mal, aber eher selten. Mit Pubertierenden ins Gespräch zu kommen, ist schon eine Kunst, und dann kommen wir eher über Schule ins Gespräch oder über ihre Freunde oder eben was im Moment gerade Alltag ist. Und dann kommt es selten vor, dass es dahinschwenkt, dass dann Glaube oder Gott Thema wird. Das ist selten.*

Wichtig ist es ihr, »*gesprächsbereit zu sein*«, gerade auch dann, wenn eines ihrer pubertierenden Kinder »*momentan nicht mehr so unbedingt den Kontakt will. Ihm immer wieder zu signalisieren: ›Ich habe Interesse an dir‹ und ›Ich möchte wissen, was dich bewegt‹, und selbst, wenn du nicht mit mir reden möchtest, signalisiere ich dir doch ›Ich bin da‹.*«

Erziehung bedeute in dem Alter ihrer Kinder meist, »*daran zu erinnern, dass es Regeln im Haus gibt, die man einhalten soll*«. Problematisch sieht sie das viele Computer-Spielen, da kommt es oft zu Streit.

> *Und eine wirklich schwerwiegende Situation für die ganze Familie war, als unsere Tochter das erste Mal Kontakt zu Drogen hatte. Da waren wir schwer gefordert und überfordert und haben es dann gut besprechen können und es hat sich auch gut aufgelöst, aber da waren wir sehr geschockt. Das war super herausfordernd.*

Besonders in solchen »*brenzligen Situationen*« hofft sie, dass ihre Kinder mit Jesus eine »*Richtschnur haben, dass sie kurz darüber nachdenken: Was könnte jetzt das richtige Verhalten sein?*« Bei der Drogengeschichte wurde ihrer Tochter klar: »*Das fand Gott auch nicht gut.*« Darüber war Sabine sehr erleichtert.

Orientierung für die Erziehung holt sie sich hauptsächlich im Gespräch mit ihrem Mann.

> *Mein Mann und ich sind da ein gutes Team. Also wir ticken da ziemlich ähnlich und müssen uns bei unseren drei fordernden Kindern gut abstimmen. Dass wir da auf einer Linie laufen, nicht dass der eine was verbietet und der andere sagt: »Och klar«. Ja, aber da ticken wir ziemlich gleich, das ist sehr gut.*

In Sabines Herkunftsfamilie spielte der christliche Glaube kaum eine Rolle: »*Ich erinnere mich nicht, dass meine Eltern mit mir gebetet hätten.*« Erst in der Konfirmationszeit kam sie durch einen tollen Pfarrer in Kontakt mit dem Glauben und ging von da an in die Jugendarbeit der Gemeinde. Teils versucht sie, ihre Erziehung bewusst anders zu gestalten als die, die sie selbst erfahren hat. Sie will zum Beispiel die übervorsichtige Haltung ihrer Eltern vermeiden: »*Also nicht dieses ›Sei vorsichtig, es könnte etwas passieren‹ oder ›Trau dich nicht, es ist gefährlich‹, sondern wir ermutigen die Kinder.*« Ihren Eltern würde sie heute folgenden Rat mit auf den Weg geben: »*Nehmt euch mehr Zeit für euch, lebt euer Leben jetzt und nicht erst, wenn ihr alt seid.*«

KAPITEL 7

KONFLIKTFELDER IN DER GLAUBENSERZIEHUNG

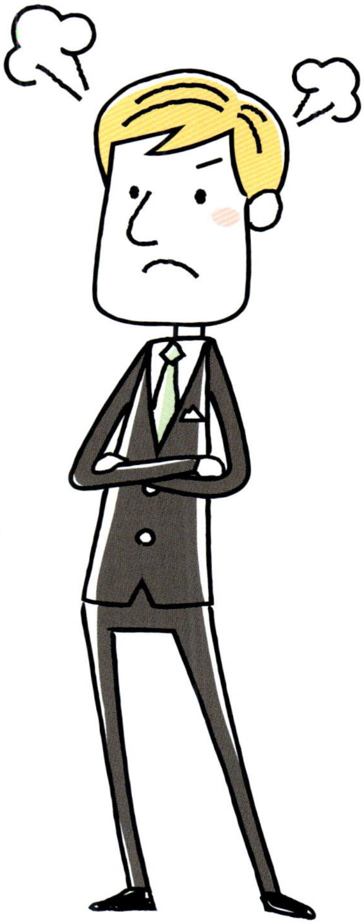

»Wichtig ist, ein Vorbild zu sein, und mal bin ich zum Beispiel gereizt oder schlecht gelaunt, dann verhält man sich auch entsprechend, das ist dann nicht besonders gut und nicht besonders vorbildlich.«
ROBERT

»Bei der Erziehungsberatung war ich nie!«
MELANIE

Familie ist der Ort, wo Menschen sich am nächsten kommen. Wo es die engsten Beziehungsgeflechte gibt. Familiäre Bindungen gehen so tief und sind so existenziell, dass sie kaum gekappt werden können. Selbst wo dies nach außen geschieht, wo also jemand die Beziehung zu anderen Familienmitgliedern komplett abbricht oder wo umgekehrt jemand aus der Familie ausgeschlossen wird, hört der kaum zu unterschätzende Einfluss der familiären Bindung nicht auf. Ein Heranwachsender, der genau das Gegenteil von dem macht, was seine Eltern wollen, zeigt mit diesem Verhalten, wie fest er letztlich an die Eltern gebunden ist, auch wenn seine »Rebellion« der verzweifelte Versuch ist, diese Bindung zu kappen.

Dass Familie als Ort intensivster Beziehungen also auch immer Konfliktpotenzial birgt, sollte erst einmal nicht verwundern. Und häufig sind diese Konflikte ja auch nicht existenziell, sondern eher typisch alltäglich. Menschen, die trotz ihrer Nähe unterschiedliche Bedürfnisse, Vorlieben und Wünsche haben, müssen sich aufeinander abstimmen und Kompromisse finden. Man ist sich so nah, dass man nahezu alle Eigenarten und Schwächen des anderen kennt, und dies muss man aushalten oder man reibt sich aneinander. Reibung erzeugt Wärme, sagen wir. Vielleicht erzeugt umgekehrt Wärme auch Reibung – oder zumindest große menschliche Nähe.

Wie aber gehen Menschen, die Vergebung erfahren haben, miteinander um, gerade auch, wenn es einmal schwierig werden sollte? Wie hat sich das Konfliktverhalten in der Familie über die Jahre verändert? Streiten wir heute mehr oder anders als vor vierzig Jahren? Welche Rolle spielen Auseinandersetzungen der Eltern in der Erziehung? Und was ist mit dem Tabuthema Gewalt? In diesem Kapitel wollen wir diesen Fragen nachgehen.

Zank und Streit – Konflikte gehören dazu

Schauen wir uns zunächst an, was wir über Konflikte in heutigen Familien wissen. Wir sprachen bereits davon, dass sowohl die Beziehungen zwischen den Eltern als auch die Eltern-Kind-Beziehungen insgesamt egalitärer geworden sind, also auf einer größeren Gleichwertigkeit basieren oder stärker auf Augenhöhe stattfinden. Das aber führt logischerweise dazu, dass die Konflikte in der Familie zunehmen.

Der bekannte christliche Autor C. S. Lewis begründete die Unmöglichkeit von Demokratie und Gleichwertigkeit in der Beziehung zwischen Mann und Frau damit, dass zwei Menschen keine Mehrheitsentscheidung treffen können. Entweder sind sie sich einig oder uneinig, und in letzterem Fall kann keine Mehrheitsentscheidung gefällt werden, sondern es steht immer patt. Dies zeigt, warum eine größere Gleichwertigkeit zu mehr Konflikten führt. Sind zwei Menschen – ob Mann und Frau oder Elternteil und Kind – einander untergeordnet, hat der eine zu tun, was der andere sagt. Er kann sich dann natürlich immer auch verweigern oder die Anordnungen unterlaufen, jedoch hat dies meist Konsequenzen; wenn es zu Konflikten kommt, fallen diese für gewöhnlich sehr heftig aus. Sind zwei Menschen hingegen gleichgestellt und haben unterschiedliche Ansichten oder Wünsche, so müssen sie einen Kompromiss aushandeln bzw. ihr Handeln miteinander

Sind zwei Menschen gleichgestellt und haben unterschiedliche Ansichten oder Wünsche, so müssen sie einen Kompromiss aushandeln bzw. ihr Handeln miteinander koordinieren. Das bringt Konflikte zwingend mit sich.

koordinieren. Das bringt Konflikte, wenn vielleicht auch leichterer Art, zwingend mit sich.

Tatsächlich hat die reine Häufigkeit von Konflikten in Beziehungen seit den frühen 1970er-Jahren leicht zugenommen, trotzdem sind die Paare mit ihrer Beziehung nicht unzufriedener als in der Vergangenheit. Die Zufriedenheit mit der Beziehung wird vor allem von einer Sache negativ beeinflusst. Wobei »Sache« hier eigentlich nicht das richtige Wort ist, denn es handelt sich um eine Person. Die Rede ist von der Anwesenheit eines kleinen Kindes. Es ist tatsächlich statistisch klar belegbar, dass die Beziehung leidet, wenn der Nachwuchs da ist, vermutlich weil Eltern dann weniger Zeit füreinander und mehr Konflikte miteinander haben und vieles im Familienalltag, unter anderem die Arbeitsteilung, neu zu gestalten und auszuhandeln ist.[132]

Dies klingt vielleicht zunächst beunruhigend, die gute Nachricht ist jedoch, dass statistisch ebenso deutlich wird, dass die niedrigere Zufriedenheit mit der Beziehung durch die Freude über das Kind und mit dem Kind (mehr als) kompensiert wird, daher geht die Lebenszufriedenheit insgesamt nicht zurück.[133] Es konnte ferner nachgewiesen werden, dass nur hohe und dauerhafte Konfliktsituationen sowohl die Erziehung als auch die kindliche Entwicklung negativ beeinflussen. Entscheidend ist jedoch auch hier weniger die Quantität als die Qualität, also nicht allein die Häufigkeit von Konflikten, sondern ihre Intensität – wie man sich in Konflikten verhält und diese austrägt. Schon 4- bis 5-jährige Kinder können zwischen destruktiven und konstruktiven Auseinandersetzungen unterscheiden. Und auch hier sind Eltern die Vorbilder ihrer Kinder, das heißt, im Idealfall lernen sie beispielhaft von ihren Eltern, wie man konstruktiv mit Konflikten umgeht.[134]

Konfliktfelder in der Ehe

Werden Eltern in Deutschland gefragt, was in ihrer Ehe oder Partnerschaft hin und wieder zu Konflikten und Streit führt, so sind die häufigsten Antworten: schlechte Angewohnheiten des Partners (42 Prozent), unterschiedliche Auffassungen von Ordnung und Sauberkeit (42 Prozent), die Eltern bzw. Schwiegereltern (42 Prozent) sowie Geldfragen (41 Prozent).[135] Bei Eltern von Kindern unter 16 Jahren bilden unterschiedliche Auffassungen bei der Erziehung die zweithäufigste Ursache für Streit. 44 Prozent geben an, sich mindestens gelegentlich über die Erziehung der Kinder zu streiten.[136]

Wie sieht das in christlichen Familien aus? Wir haben die Eltern befragt, wie oft es vorkommt, dass sie bei der Vermittlung des Glaubens in der Erziehung ihres Kind nicht einer Meinung sind. Wie die folgende Grafik zeigt, sind sich die meisten, das heißt 59 Prozent, nur selten uneinig. Jede/r Fünfte gibt gar an, nie Meinungsverschiedenheiten in der Glaubenserziehung zu haben.

HÄUFIGKEIT VON MEINUNGSVERSCHIEDENHEITEN MIT PARTNER IN DER ERZIEHUNG DES KINDES

(nur Fälle mit Partner)

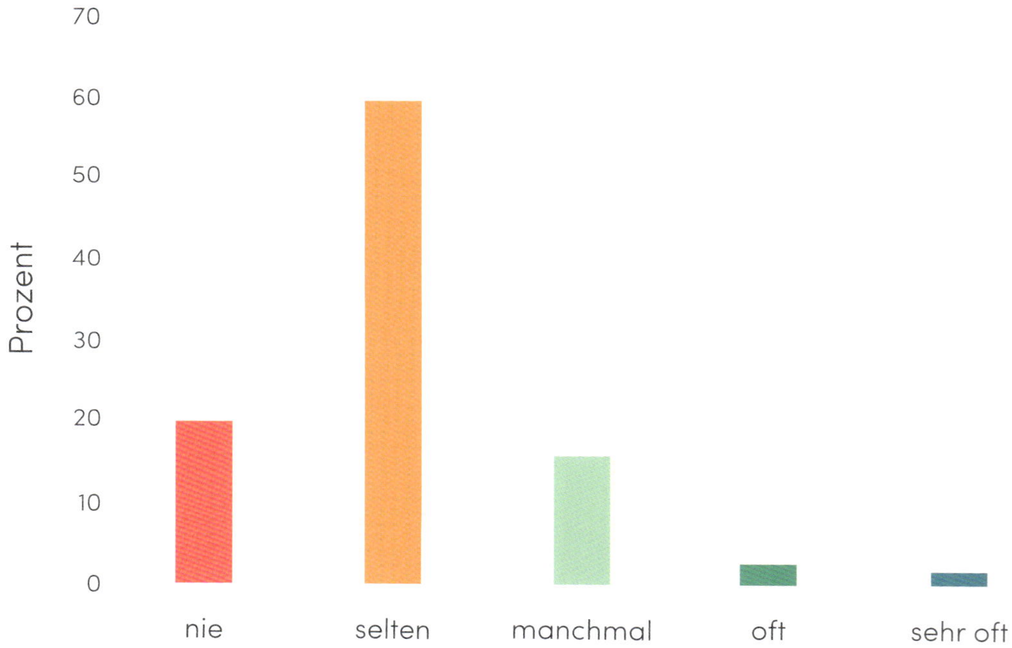

Diese Ergebnisse haben uns offengestanden sehr verblüfft, da sie fast gespenstisch positiv sind. Nach den obigen Ausführungen zu Konflikten könnte man sogar die Frage stellen, ob so seltene Meinungsverschiedenheiten wirklich ein gutes Zeichen sind. Vielleicht sind sich die Partner aber vor allem deswegen so einig, weil sie sich so ähnlich sind. Soziologen nennen dieses Phänomen Homogamie. Im Volksmund sagt man auch: »Gleich und gleich gesellt sich gerne.« Und tatsächlich gehört es zu den grundlegenden Gesetzmäßigkeiten des sozialen Zusammenlebens, dass sich sowohl bei Freundschaften als auch bei Ehen Menschen zueinandergesellen, die sich von ihrem sozialen und religiösen Hintergrund her sehr ähnlich sind. Denn nur so kann man sich blind verstehen und einander bestätigen. Und das führt dazu, dass trotz freier Wahl des Partners und unseres Liebesideals vor allem Menschen heiraten, die aus dem gleichen Milieu, also aus einem sehr ähnlichen sozialen Hintergrund, kommen.

Wenn wir im Zusammenhang mit unserer Zielgruppe von »Homogamie« sprechen, meinen wir die Tatsache, dass beide Partner derselben Denomination bzw. demselben Glauben angehören. Dies ist sehr häufig (bei 85 Prozent der Befragten) der Fall und führt vermutlich zu den insgesamt sehr geringen Meinungsverschiedenheiten bei der Glaubenserziehung. Diese Meinungsverschiedenheiten nehmen nicht nur mit dem Alter des Kindes etwas zu, sondern auch deutlich, wenn die Partner nicht der gleichen Denomination angehören, d. h., wenn der Mann beispielsweise Baptist ist, die Frau aber eine Pfingstkirche besucht. Befragte, die angaben, dass ihr Partner nicht mit dem Kind betet, berichteten ebenfalls deutlich häufiger von Meinungsverschiedenheiten (31 Prozent »oft« oder »sehr oft«).

MEINUNGSVERSCHIEDENHEITEN NACH ZUSAMMENSETZUNG DER DENOMINATION (nur Fälle mit Partner)

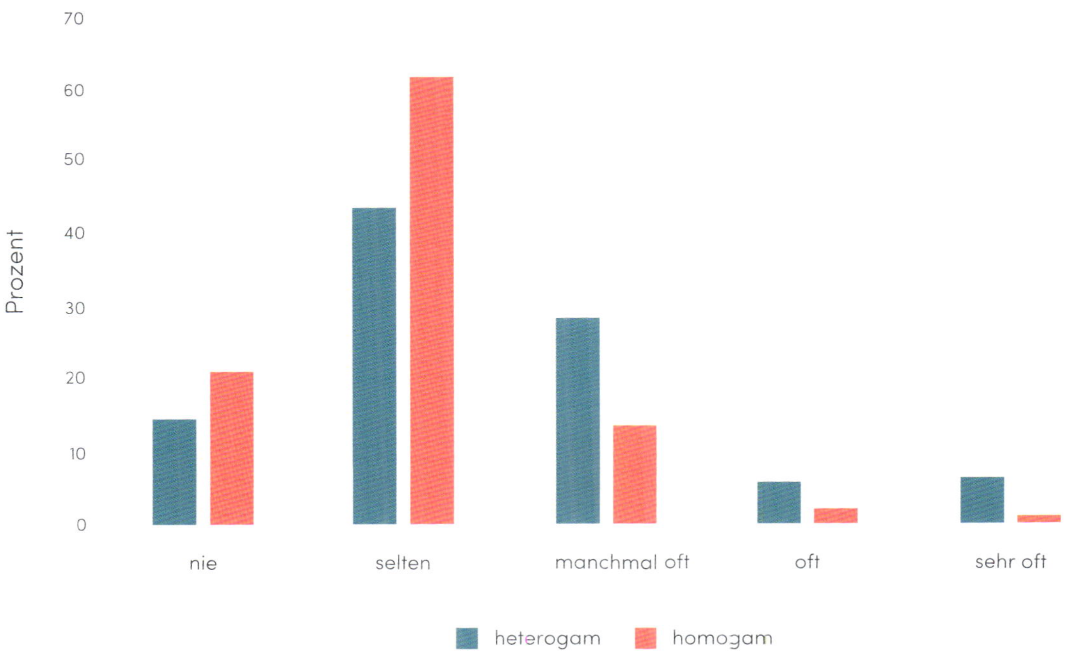

Wenn wir auf die Daten unserer Studie schauen, dann fällt auf, dass die Frauen in der Erziehung präsenter als ihre Männer sind. Auch dies könnte zu den wenigen Konflikten führen – die Männer schließen sich einfach der Meinung ihrer Frauen in Erziehungsfragen an.

Konfliktfelder in der Eltern-Kind-Beziehung

Nun haben wir einiges über die Konflikte zwischen den Eheleuten erfahren, wie aber sieht es mit Konflikten in den Eltern-Kind-Beziehungen aus? Hier gehören Alltagskonflikte, besonders im Jugendalter, zur Normalität. Nur ca. 10 Prozent der Familien in Deutschland berichten von starken Konflikten oder einer auffälligen Häufung von Konflikten. Typische Streitthemen sind das Aufräumen des Zimmers, die Mithilfe im Haushalt, die Begrenzung der Medienzeit, das Aussehen und Benehmen der Kinder, Schlafens- und Ausgangszeiten, Umgang und »richtige« Freundschaften sowie Fragen in Bezug auf die Schule.[137] Die meisten Streitthemen sind damit wohl zeitlose Klassiker.

Auch für die Konflikte zwischen Eltern und Kindern gilt, dass allein die Häufigkeit nicht entscheidend ist. So weiß man aus der Bindungsforschung, dass erst eine sichere Bindung zwischen Eltern und Kind beiden ermöglicht, eigenständige Personen zu sein, die einander ein Gegenüber sind – und somit auch miteinander streiten können. Wenn Eltern Standpunkte haben, auf denen sie bestehen, führt dies durchaus häufiger zu Alltagskonflikten als bei einer unsicher-ambivalenten Bindung, bei der die Kinder stets ihren Eltern gehorchen, weil sie Angst haben, sonst die Beziehung zu ihnen zu verlieren, oder bei der die Eltern selbst völlig unsicher sind und sich stets ihrem Kind aus Verlustängsten anpassen. Der Psychologe Martin Dornes formuliert dies sehr treffend: »Entscheidend ist also, dass die Konflikte, […] in eine stabile, liebevolle Beziehung eingebunden sind, denn dann werden sie von den Kindern auch nicht als bedrohlich erlebt.«[138]

Man weiß aus der Bindungsforschung, dass erst eine sichere Bindung zwischen Eltern und Kind beiden ermöglicht, eigenständige Personen zu sein, die einander ein Gegenüber sind – und somit auch miteinander streiten können.

Zwischen Eltern und Kindern hat sich über die Zeit in puncto Konflikte vor allem eine Sache entscheidend verändert: Es wird heute mehr darüber gesprochen. Dies wird von den Kindern und Jugendlichen sehr geschätzt. Unter anderem deswegen beurteilen die heute 20-Jährigen ihre Eltern sehr viel besser als die heute 60-Jährigen.[139] Insgesamt sind Kinder und Jugendliche mehrheitlich mit ihrer Familiensituation zufrieden, das heißt, je nach Studie und Stichprobe äußern 80 bis 90 Prozent Zufriedenheit.

Die Eltern-Kind-Beziehung wird von beiden Seiten also überwiegend positiv eingeschätzt, etwas mehr noch von den Eltern. Eine hohe Zufriedenheit von Kindern und Jugendlichen ist ab 1985 festzustellen, seit 1990 kam es sogar noch einmal zu einer Zunahme.[140] Der klassische Generationenkonflikt scheint ausgestorben zu sein. Besonders deutlich wurde das in der letzten Shell-Jugendstudie aus dem Jahr 2015, in der knapp drei Viertel (74 Prozent) der Jugendlichen angaben, sie würden ihre eigenen Kinder genauso oder ähnlich erziehen, wie sie erzogen wurden.[141] Allgemein lässt sich sagen, dass in traditionellen Befehlsfamilien, wo Eltern strikten Gehorsam von ihren Kindern verlangen, der Konfliktpegel am höchsten ist. Die verbesserte Beziehung zwischen Eltern und Kindern hängt daher wohl sehr eng mit dem in Kapitel 2 beschriebenen Erziehungsstilwandel zusammen.

Es wird also nicht nur nicht alles immer schlechter, sondern einiges deutlich besser. Vielleicht gab es in früheren Zeiten weniger Alltagskonflikte, schlicht weil Kinder und Jugendliche nur selten offenen Widerspruch oder Gehorsamsverweigerung zeigten – aus Angst vor den Konsequenzen. Nicht selten kommt es in sogenannten Befehlshaushalten vor allem gegen Ende der Adoleszenz zu Konflikten, und diese sind dann häufig auch von großer existenzieller Dramatik und führen zu einem echten Bruch.[142] In christlichen Familien läuft dieser Prozess dann nicht selten parallel mit dem Glaubensverlust der Kinder, wie wir in unserer Dekonversionsstudie gesehen haben, über die wir im Buch »Warum ich nicht mehr glaube« geschrieben haben.[143]

Die Entspannung in der Eltern-Kind-Beziehung zeigt sich am deutlichsten im Brennglas der Pubertät. Konflikte im Jugendalter entzündeten sich in der Vergangenheit oft an Streitigkeiten über die Autonomie der Kinder sowie am Reizthema Sexualität. Gerade durch den Wandel in diesen beiden Bereichen verlieren die Konflikte im Jugendalter heute häufig an Dramatik. Nur noch ca. 20 Prozent der Jugendlichen berichten von erheblichen Konflikten mit sich und/oder der Familie. Im Längsschnitt betrachtet gibt es einen deutlichen Rückgang von starken Konflikten zwischen Eltern und Pubertierenden und die Jugendzeit verläuft im Durchschnitt psychisch entspannter.[144] Jedoch haben Studien auch gezeigt: Je höher die Bedeutung von religiöser Erziehung im Elternhaus, desto häufiger kommt es zu Konflikten.[145] Bedenkt man, dass unsere Befragten bei sexualethischen Themen recht konservative Einstellungen haben und dass die Autonomie der Kinder zwar ein wichtiger Wert in der Erziehung der meisten ist, beim Thema Glaubenserziehung aber oft an seine Grenzen kommt, dann ist es durchaus plausibel, dass in christlichen Familien gerade die Pubertät konfliktbeladener ist. Es gibt also wahrscheinlich nicht nur häufigere, sondern auch heftigere Konflikte, weil tiefere Brüche drohen. Ein Beispiel, wo sich dies auch zeigt, ist das Thema Gewalt in der Erziehung.

Gewalt-ig problematisch – Gewalt in der Erziehung

Im Oktober 2010 schlug es in den Medien hohe Wellen. Der bekannte Kriminologe Christian Pfeiffer veröffentlichte eine Studie, die Schlagzeilen wie »Schläge im Namen des Herrn«[146] verbreitete. Was steckt hinter diesen Schlagzeilen und was kann man aktuell zur Rolle von Gewalt in der christlichen Erziehung sagen? Bevor wir dies ausführlich tun, schauen wir uns auch hier kurz ein paar allgemeine Befunde an.

Nach der Studie von Winfried Häuser u. a. mit repräsentativem Querschnitt durch die deutsche Bevölkerung zwischen 14 und 90 Jahren berichten im Nachhinein 2 Prozent über schweren emotionalen, 3 Prozent über schweren körperlichen und 2 Prozent über schweren sexuellen Missbrauch in Kindheit und Jugend. 7 Prozent fühlten sich emotional, 11 Prozent körperlich schwer vernachlässigt.[147] Wie in Kapitel 2 schon beschrieben, geht der langfristige Trend erfreulicherweise aber dahin, dass Kinder und Jugendliche in Deutschland heute deutlich seltener körperliche Gewalt in ihrer Erziehung erfahren. Die Zahlen gehen seit den frühen 1970er-Jahren schrittweise zurück, das heißt, bei den vor 1971 Geborenen haben ca. drei Viertel aller Befragten Gewalt erlebt, bei denen zwischen 1971 und 1980 sind es noch 56,1 Prozent und in der Gruppe der ab 1991 Geborenen sind es 37,3 Prozent.[148] Seit dem Jahr 2000 ist Gewalt in der Erziehung in Deutschland auch gesetzlich verboten. Im Bürgerlichen Gesetzbuch (§ 1631) heißt es: »Kinder haben ein Recht auf eine gewaltfreie Erziehung. Körperliche Bestrafungen, seelische Verletzungen und andere entwürdigende Maßnahmen sind unzulässig.« Eine Forsa-Umfrage vom März 2012 zeigt jedoch, dass Gewalt trotzdem noch weit verbreitet ist:

40 Prozent der Eltern geben ihrem Nachwuchs einen Klaps auf den Po.

10 Prozent verpassen ihren Kindern auch schon mal eine Ohrfeige.

4 Prozent der Eltern versohlen ihren Kindern den Po.[149]

Laut den Daten des ALLBUS (2012) beurteilen religiöse Menschen Gewalt gegenüber Kindern als etwas weniger schlimm als nicht religiöse. Wie oben erwähnt, gingen Pfeiffer und Baier 2013 in ihrer viel beachteten und intensiv diskutierten Studie diesem Zusammenhang von elterlicher Gewalt und Religiosität ausführlich auf den Grund. In einer Befragung von SchülerInnen zeigte sich, dass insgesamt über alle Konfessionen hinweg viele Jugendliche in ihrer Kindheit *leichte Gewalt* erlebt haben (47,1 Prozent der Freikirchler, 45,1 Prozent der Katholiken und 45,6 Prozent der Angehörigen der evangelischen Kirche). Diese Anteile fallen aber durchgängig um über die Hälfte, wenn nur nach Gewalterfahrungen im Jugendalter gefragt wird. *Schwere Gewalt* in der Kindheit wird von sehr viel weniger Befragten berichtet (14,8 Prozent der Freikirchler, 10,9 Prozent der Katholiken und 11 Prozent der Evangelischen), auch diese Anteile fallen in der Jugend stark ab.[150]

Sowohl bei den Katholiken als auch bei den Angehörigen der evangelischen Kirche nimmt die schwere Gewalt kaum oder gar nicht zu, wenn der Grad der Religiosität steigt (nur bei den Evangelischen haben die sehr religiösen deutlich mehr schwere Gewalt erlebt als jene, die in weniger religiösen Haushalten groß wurden). Bei den Freikirchlern zeigt sich jedoch mit einer Zunahme der Religiosität auch eine stetige Zunahme der Gewalterlebnisse im Elternhaus (21,3 Prozent der in einem sehr religiösen Elternhaus aufgewachsenen Freikirchler berichten von schwerer Gewalt, im Vergleich dazu nur 14 Prozent der Freikirchler, die in einem etwas religiösen Elternhaus aufwachsen). Betrachtet man ausschließlich Nicht-Akademiker-Familien, erhöhen sich die Anteile schwerer Gewalt kaum bei Evangelischen und Katholiken, bei Freikirchlern steigen sie jedoch noch einmal merklich an.[151]

Es gibt einen deutlichen Trend hin zu einer höheren Gewalt bei Freikirchlern, besonders wenn diese sehr religiös sind.

Pfeiffer und Baier befragten auch Erwachsene. Bei ihnen ist das erlebte Ausmaß schwerer sowie leichter Gewalt über alle Konfessionen und Religiositätsgrade hinweg fast völlig gleich, nur Freikirchler aus sehr religiösen Elternhäusern zeigen eine merklich höhere Ausprägung schwerer Gewalt.[152] Wenngleich es sich manche Schlagzeilen und Deutungen zu einfach machten, gibt es doch einen deutlichen Trend hin zu einer höheren Gewalt bei Freikirchlern, besonders wenn diese sehr religiös sind. Auch in der Befragung von Wilhelm Faix aus dem Jahr 1994/95 zeigen sich erschreckende Zahlen. So wird von 14 Prozent der evangelikalen Eltern körperliche Strafe als notwendig erachtet. 40 Prozent sehen körperliche Strafe in bestimmten Fällen als hilfreiches und gutes Mittel an. Für 74 Prozent sollte körperliche Strafe nur selten und überlegt eingesetzt werden. Nur 4 Prozent geben an, dass sie noch nie körperlich gestraft haben.[153]

Nur ein Klaps?

Schauen wir nun auf unsere Studie. 34 Prozent unserer Befragten geben ihrem Kind zumindest selten »einen Klaps, wenn es etwas Falsches getan hat«. 7 Prozent tun dies manchmal und 1 Prozent oft. 58 Prozent geben an, dies nie zu tun. Diese Zahlen zu leichter körperlicher Strafe ähneln dem bundesdeutschen Durchschnitt, bei dem 60 Prozent angeben, ihrem Kind in den letzten zwölf Monaten nie einen Klaps auf den Po gegeben zu haben, während die anderen 40 Prozent das mindestens ein- bis zweimal oder häufiger getan haben.[154]

KÖRPERLICHE STRAFE – HÄUFIGKEIT KLAPS

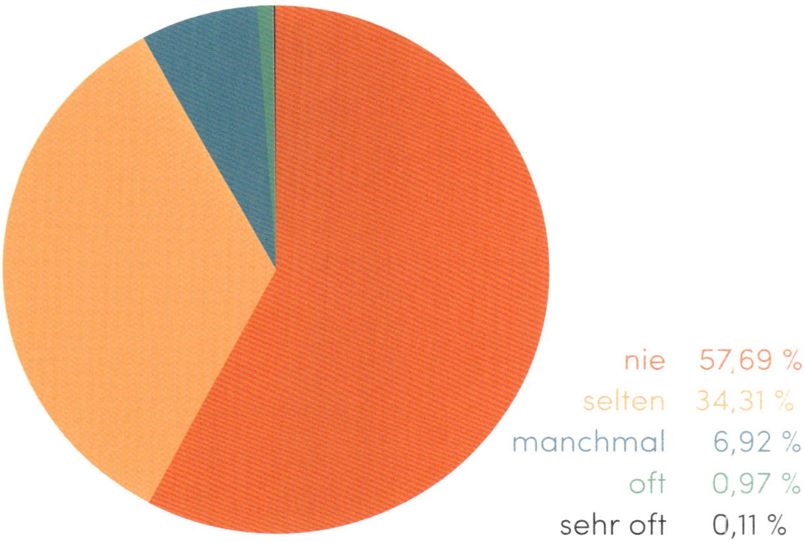

Nun könnte man meinen, dass diese Ergebnisse nicht weiter dramatisch sind. »Hin und wieder ein Klaps, das kann ja nicht schaden« – so die Meinung vieler Eltern. Ein Klaps sei doch etwas ganz anderes als wirkliche Schläge oder körperliche Gewalt. Eine Meta-Analyse von Studien aus 50 Jahren Forschungsarbeit, in welche die Daten von über 160 000 Einzelfällen eingegangen sind, konnte aber zeigen, dass ein Klaps dieselben negativen Auswirkungen auf Kinder hat wie harte Schläge, nur in etwas geringerem Maße. Kinder, die regelmäßig einen Klaps bekommen, widersetzen sich ihren Eltern häufiger, sind aggressiver und unsozialer, sie bekommen häufiger psychische Probleme und ihr geistiges Vermögen leidet. Und Kinder, die im Alter zwischen zwei und vier Jahren regelmäßig einen

Klaps bekamen, haben im Durchschnitt einen fünf Punkte niedrigeren IQ.[155]

Auch in der Studie von Pfeiffer und Baier wurden einige Effekte der erlebten Gewalt in der familiären Erziehung untersucht. Über alle Konfessionen hinweg steigt mit dem Grad der erlebten Gewalt der Anteil jener, die mit ihrem Leben nicht zufrieden sind. Ähnlich, jedoch noch sehr viel höher ausgeprägt, ist dieser Trend für die Entwicklung von Selbstmordgedanken.

Wie sah es im Elternhaus unserer Eltern mit körperlicher Gewalt aus? Von ihren Eltern bekamen unsere Befragten häufiger einen Klaps als Strafe. So gaben nur 28 Prozent an, dass sie nie von ihrem Vater einen Klaps bekommen hätten, hingegen 10 Prozent oft und 4 Prozent sehr oft. Bei den Müttern sind die Zahlen ähnlich. Hier hat es also von der einen Generation zur nächsten einen klaren Wandel gegeben. Die Zahl derer, die ihren Kindern nie einen Klaps geben, hat sich ungefähr verdoppelt und stellt heute eher den Normalfall da.

HÄUFIGKEIT KLAPS – UNTERSCHIEDE ZWISCHEN DEN GENERATIONEN

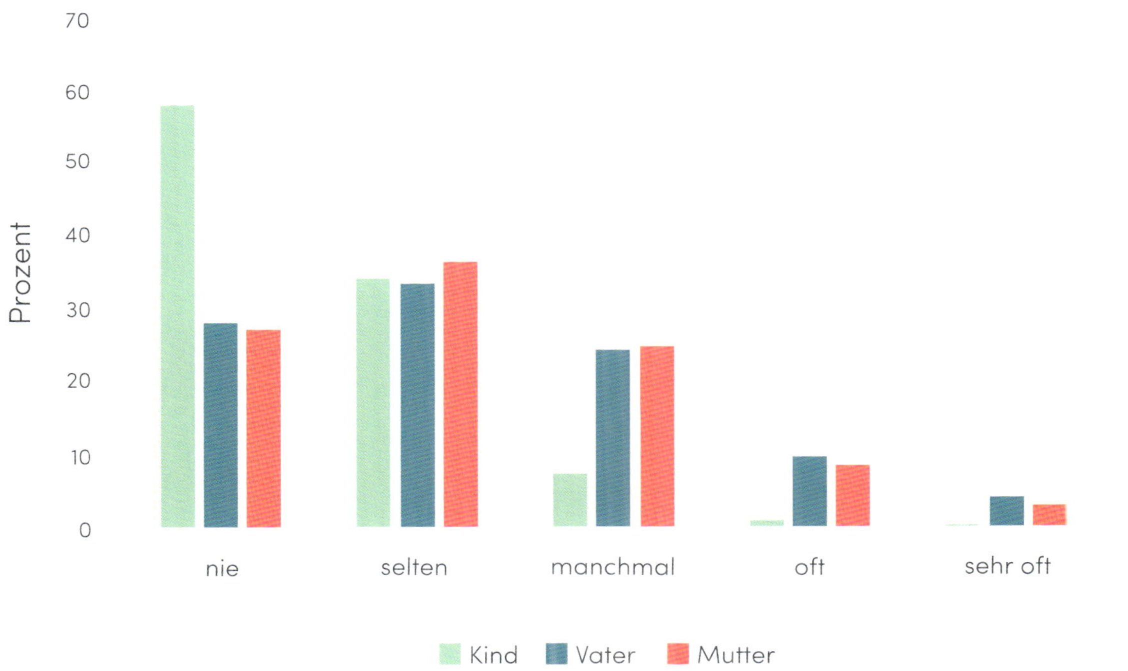

Die Einstellung christlicher Eltern zu körperlicher Strafe

Wie aber ist die Einstellung unserer Eltern zu körperlicher Strafe? Lehnen sie sie klar ab, sind die seltenen Klapse also nur Ausrutscher, oder deutet sich an, dass körperliche Strafe als etwas Normales oder sogar Gefordertes angesehen wird? Nicht selten wurde oder wird körperliche Strafe in der Erziehung als etwas Biblisches legitimiert oder gar eingefordert. Oft wurden dazu einfach Verse aus den Sprüchen zitiert (z. B. Sprüche 29,17 und Sprüche 13,24).

In der in Kapitel 10 noch etwas ausführlicher dargestellten Analyse vier evangelikaler Erziehungsstile (basierend auf Erziehungsratgebern) wird nur in einem körperliche Gewalt klar abgelehnt. Hingegen spielt sie bei einem (dem dogmatisch-autoritären) sogar eine zentrale Rolle. Hier gibt es nur ein Entweder-oder: körperliche Züchtigung oder Anarchie. Daher steht die Rute im Mittelpunkt einer gottgefälligen Erziehung. Einige direkte Zitate aus den Ratgebern, die für einen dogmatisch-autoritären Erziehungsstil stehen, sprechen für sich und verdeutlichen, wie bis in die Gegenwart hinein körperliche Gewalt scheinbar biblisch legitimiert wird:

»Gott hat den Gebrauch körperlicher Züchtigung bei der Disziplinierung und Korrektur unserer Kindern (sic!) verordnet.«[156]

»Je länger du das Disziplinieren zurückhältst, desto schwerer wirst Du den Ungehorsam in den Griff bekommen.«[157]

»Meine Frau hat bei der Lösungssuche keine Zeit verschwendet. Sobald das Baby anfing zu beißen, zog meine Frau an seinem Haar (bei haarlosen Babys (sic!) muss man sich noch etwas anderes einfallen lassen).«[158]

»Wenn Sie sich auf ein Kind setzen müssen, um es zu versohlen, dann zögern Sie nicht. Und halten Sie es so lange in dieser Stellung, bis es aufgegeben hat.«[159]

»Verspürt das Kind keinen Schmerz, ist das Instrument wahrscheinlich zu leicht oder zu weich. Bleiben Verletzungen zurück, war der Gegenstand zu hart oder er wurde unsachgemäß verwendet.«[160]

»KÖRPERLICHE STRAFE ...«

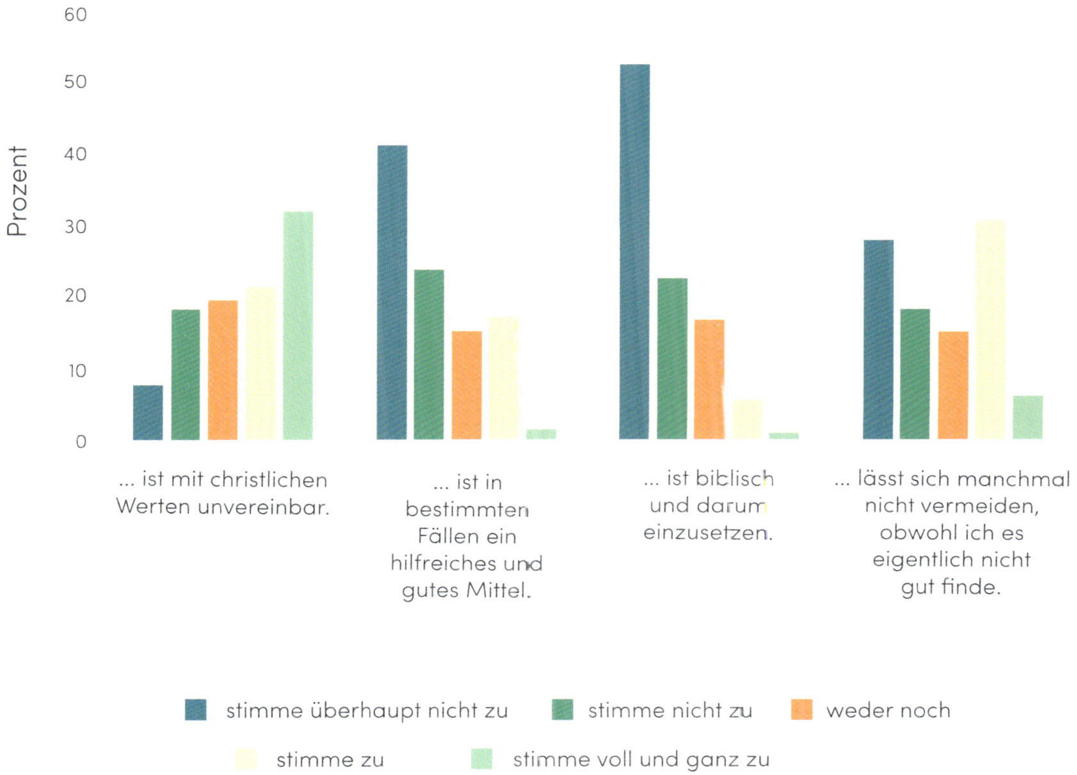

Bei unseren Befragten stimmt zwar eine leichte Mehrheit eher zu, dass körperliche Strafe mit christlichen Werten unvereinbar ist. Jedoch stimmen nur 32 Prozent voll und ganz zu, immerhin jeder Fünfte ist unentschieden (»weder noch«) und 27 Prozent stimmen nicht zu. Eine Minderheit von 7 Prozent ist der Meinung, dass körperliche Strafe biblisch und darum einzusetzen ist. 17 Prozent sind unentschieden, eine klare Mehrheit stimmt nicht zu. Dafür findet ein Fünftel der Befragten, dass körperliche Strafe in bestimmten Fällen ein hilfreiches und gutes Mittel ist. Und am spannendsten ist das Ergebnis zur Aussage: »Körperliche Strafe lässt sich manchmal nicht vermeiden, obwohl ich es eigentlich nicht gut finde.« Hier stimmen 38 Prozent der Eltern zu.

Summa summarum verhält sich ein gutes Viertel der Eltern mindestens uneindeutig gegenüber körperlicher Gewalt und sieht sie nicht in klarem Gegensatz zu ihrem Glauben. Bedenkt man, dass zudem knapp 40 Prozent der Eltern angeben, dass sich körperliche Strafe manchmal nicht vermeiden lässt, obwohl sie sie nicht gut finden, so ist dies alles andere als ein beruhigendes Ergebnis.

Ein gutes Viertel der Eltern verhält sich mindestens uneindeutig gegenüber körperlicher Gewalt und sieht sie nicht in klarem Gegensatz zu ihrem Glauben.

Interessanterweise gibt es hier keinen Zusammenhang mit dem Alter der Befragten, auch nicht mit dem Alter der Kinder oder deren Geschlecht. Die Mütter lehnen im Durchschnitt körperliche Strafe etwas mehr ab. Gleiches gilt für formal höher Gebildete.

»KÖRPERLICHE STRAFE ...« NACH GESCHLECHT DER ELTERN

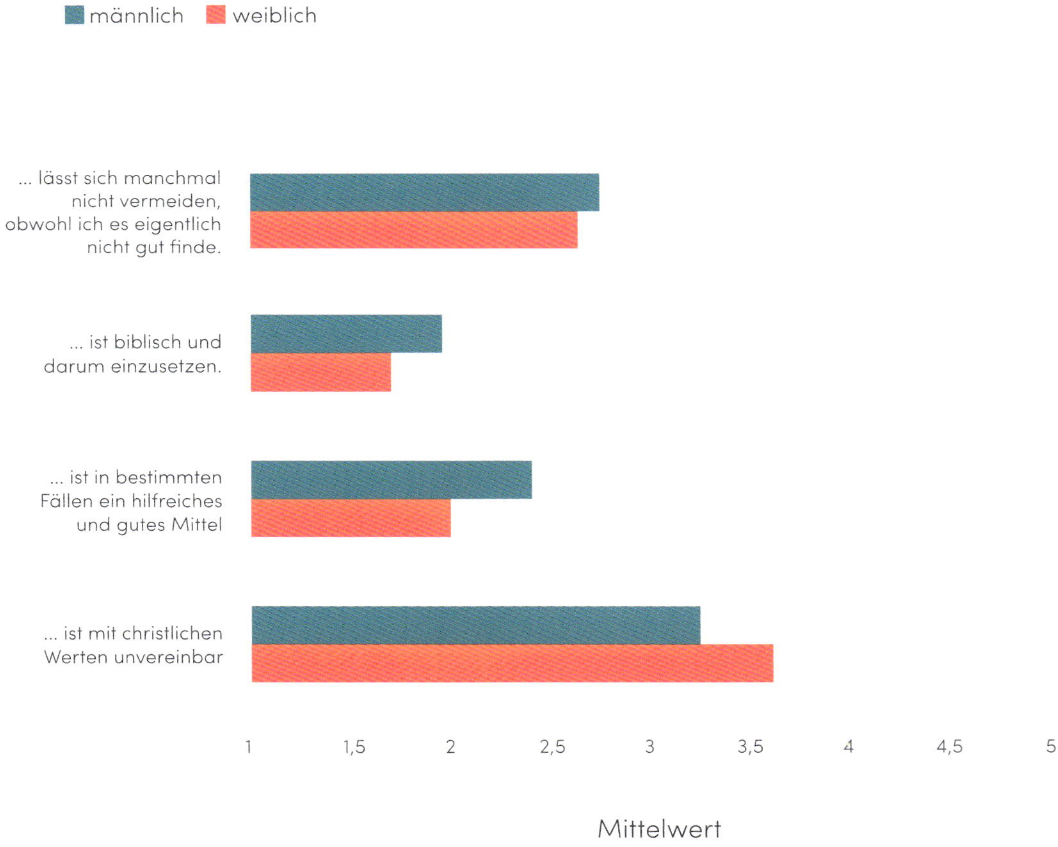

Skala: 1 »stimme überhaupt nicht zu« – 5 »stimme voll und ganz zu«.

Deutliche Unterschiede gibt es auch bei den Denominationen.

» KÖRPERLICHE STRAFE ...« NACH DENOMINATION

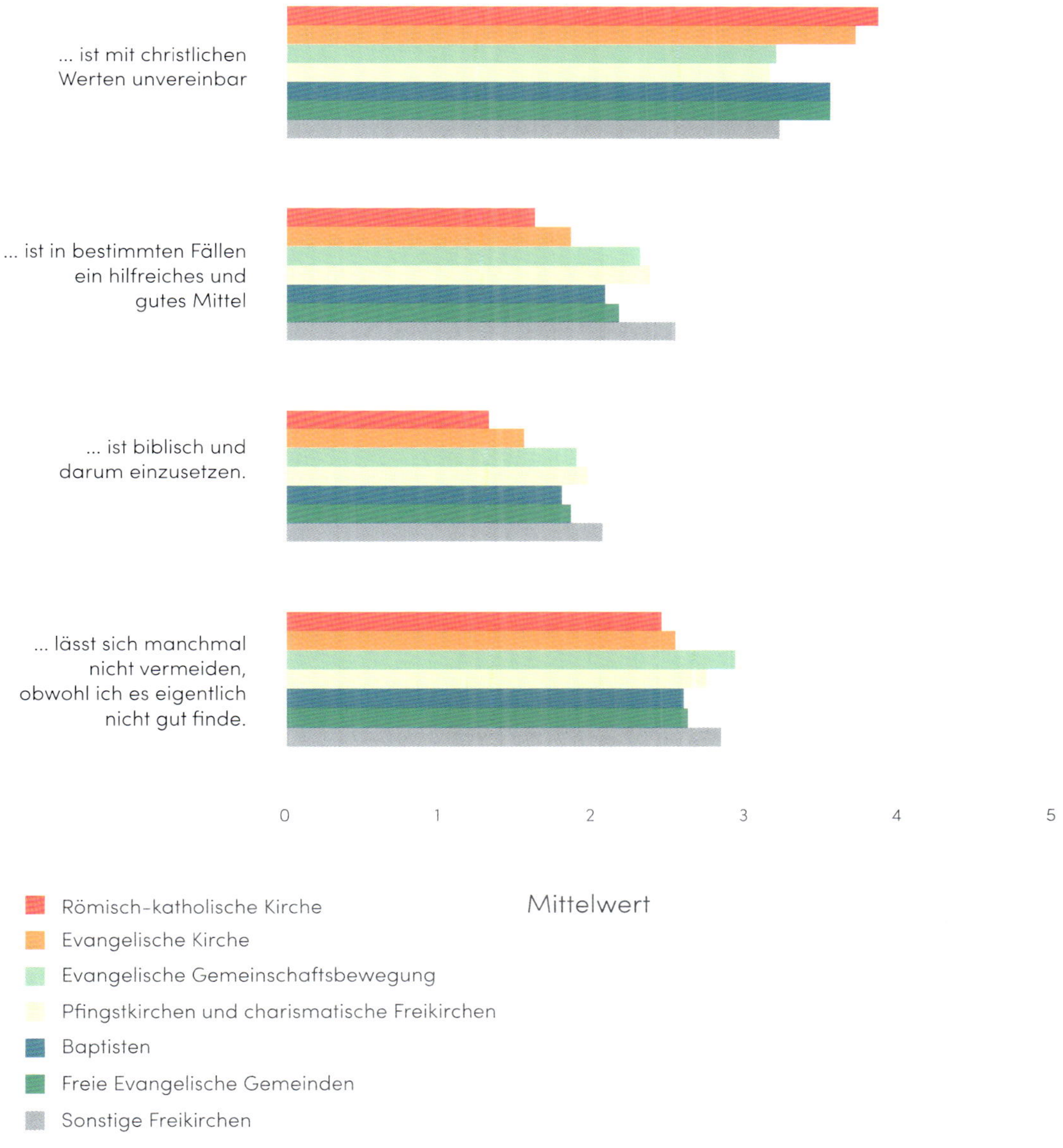

Skala: 1 »stimme überhaupt nicht zu« – 5 »stimme vol und ganz zu«
(Fälle, die keiner Gemeinschaft angehören, sind nicht dargestellt).

Die Grafik zeigt auf den ersten Blick, dass es in allen Denominationen Eltern gibt, die kein völlig unproblematisches Verhältnis zu Gewalt haben. Beim zweiten Blick entdecken wir aber auch einige Unterschiede. Zum einen heben sich bei allen Aussagen die gleichen drei Denominationen hervor und haben im Vergleich das problematischste Verhältnis zu körperlicher Gewalt in der Erziehung: die sonstigen Freikirchen, die Pfingstkirchen und charismatischen Gemeinden sowie die evangelische Gemeinschaftsbewegung. Hier liegt der Zusammenhang mit einem eher konservativen Bibelverständnis auf der Hand, bei dem aus einer vermeintlichen Treue zur Bibel einzelne Bibelzitate zitiert und verabsolutiert werden, ohne sie im Horizont des gesamten biblischen Zeugnisses zu interpretieren und auf den Entstehungskontext zu achten. Zum anderen ist auch hier wieder die deutliche Zweiteilung zu beobachten, die wir schon in Kapitel 6 diskutiert haben: So unterscheiden sich die Angehörigen der evangelischen und katholischen Kirche sehr deutlich von den Freikirchen sowie der Evangelischen Gemeinschaftsbewegung.

Unsere Befunde bestätigen somit die Hauptaussage der Studie von Pfeiffer und Baier, dass Freikirchler häufiger zu Gewalt in der Erziehung neigen als Angehörige der beiden großen Volkskirchen. Vor allem wenn man bedenkt, dass in besagter Studie die Angehörigen einer evangelischen Gemeinschaft nicht als Extragruppe betrachtet wurden, sondern mit zu den Angehörigen der evangelischen Kirche zählten. Hier würden wir uns eine öffentliche Diskussion wünschen, die diese Ergebnisse aufgreift und nach den Ursachen fragt.

Fazit: Es ist besser, als gedacht – und doch kein Grund zur Beruhigung

In diesem Kapitel gingen wir der Tatsache nach, dass Familie und Familienerziehung immer auch von Konflikten geprägt sind. Deutlich wurde, dass Konflikte nicht per se problematisch sind, sondern es entscheidend auf die Art der Konflikte ankommt sowie darauf, wie diese ausgetragen werden. Während 44 Prozent aller deutschen Eltern sich mindestens gelegentlich über die Erziehung der Kinder streiten, geben nur 16 Prozent unserer Befragten an, sich manchmal über die Glaubenserziehung uneinig zu sein.

Deutlich weniger harmonisch sieht das Bild aus, wenn man eine problematische Form von Konflikten in den Blick nimmt: Immerhin ein gutes Viertel der Befragten sieht körperliche Gewalt nicht in klarem Gegensatz zu ihrem Glauben und knapp 40 Prozent geben an, dass sich körperliche Strafe manchmal nicht vermeiden lässt, obwohl sie sie nicht gut finden. Zudem zeigte sich, dass Freikirchler häufiger zu Gewalt in der Erziehung neigen als Angehörige der beiden großen Volkskirchen. Die Einstellung zu diesem Thema hat sich also einerseits deutlich gewandelt, andererseits ist sie aber bei vielen Befragten uneindeutig oder immer noch problematisch. Zumindest aus unserer Sicht, da wir klar Gewalt in der Erziehung ablehnen.[161]

PORTRAIT ROBERT

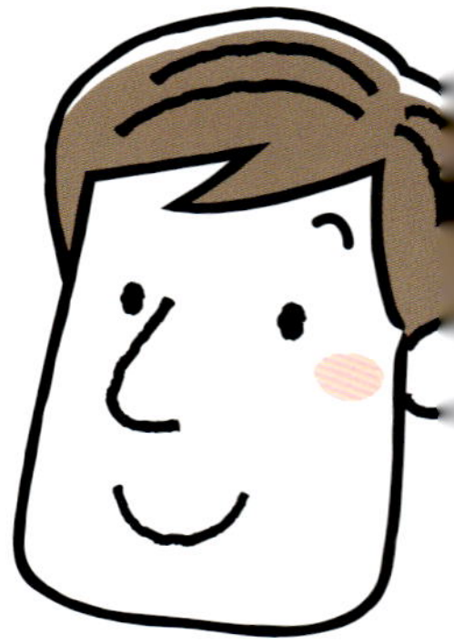

»Mein Ziel wäre, dass die Kinder ein selbstständiges und stabiles Leben führen und in ihrer Persönlichkeit gefestigt sind und in ihrem Leben zurechtkommen. Und natürlich wäre es gut, wenn die Kinder auch Christen werden, weil ich das für ein sinnvolles Lebenskonzept halte.«

Robert ist 44 Jahre alt, arbeitet als Kfz-Mechaniker in Baden-Württemberg und ist verheiratet mit Silvia. Zusammen haben die beiden zwei Kinder im Teenageralter. Sie sind Mitglied in einer landeskirchlichen Gemeinschaft. Eine christliche Erziehung bedeutet für ihn, »*die Werte der Bibel auch auf den Umgang mit den Kindern zu übertragen*«. Er wünscht sich, dass sie zum Glauben finden, hat jedoch eine pragmatische Haltung: »*Und klar wäre es natürlich gut, wenn sie sich auch dafür entscheiden würden. Wenn nicht, ist das aber auch kein Drama, kein Grund, das jetzt zu kritisieren oder so, das kann ja auch später kommen oder gar nicht oder früher, je nachdem.*« Das Wichtigste in der Erziehung ist für ihn ohnehin »*die Vorbildfunktion*«. Auch den Glauben »*kriegen die Kinder halt eher durch das Vorleben der Werte mit als durch Gespräche. Wir reden nicht so viel darüber, sondern versuchen eher, das zu leben.*« So besucht er regelmäßig kranke Menschen: »*Dann sehen sie auch. Okay, er verbringt seine Zeit nicht nur mit Freunden, sondern setzt einen Teil seiner Zeit auch für Leute ein, die Unterstützung brauchen.*«

Überhaupt nicht gut findet er in der Erziehung »*extreme Strenge; extreme Regelung gibt's bei uns nicht, das finden wir bei anderen christlichen Familien eher schlecht und nicht besonders vorbildlich. Ob es gut ist, ist eine andere Frage, da darf ich mir keine Bewertung zu erlauben.*« Robert bemüht sich grundsätzlich, ohne Schläge zu erziehen.

> *Früher im Kleinkindalter waren wir manchmal gereizt und generell erziehen wir auch ohne Schläge, aber damals hat es auch zwei bis drei Situationen gegeben, wo es mal einen hinten drauf gab. Da können sich die Kinder wahrscheinlich nicht dran erinnern, weil es so selten war. Das war wahrscheinlich nicht die optimale Lösung in der Situation.*

Den Umgang der Kinder mit Geld sowie mit ihren Hausaufgaben schildert er als schwierig. Jedoch setzt er dort wie insgesamt in der Erziehung eher auf Einsicht und Freiwilligkeit: »*Die Hausaufgaben […], das wird auch nicht engmaschig kontrolliert, sondern liegt im eigenverantwortlichen Bereich.*« Ziel ist eine Erziehung zur Selbstständigkeit:

> *Mein Ziel wäre, dass die Kinder ein selbstständiges und stabiles Leben führen und in ihrer Persönlichkeit gefestigt sind und in ihrem Leben zurechtkommen. Und natürlich wäre es gut, wenn die Kinder auch Christen werden, weil ich das für ein sinnvolles Lebenskonzept halte.*

In seiner Erziehung möchte Robert das Gottesbild des guten Hirten vermitteln – einen liebenden, vergebenden und barmherzigen Gott, keinen strengen Lehrer. Ein christliches Ritual, das in der Familie durchgeführt wird, ist das gemeinsame Gebet vor dem Schlafengehen: »*Was gut ankommt bei den Kindern, ist das gemeinsame Reden am Abend und ein Gebet zum Abschluss. Das ist zu einer festen Institution geworden und darauf warten die Kinder auch. Es wird zum Beispiel auch erwähnt, wenn jemand eine Gebetserhöhrung hatte.*«

Robert ist in einem christlichen Elternhaus groß geworden. Die christlichen Werte wurden ihm dort aber eher indirekt und durch Gemeindebesuche vermittelt und er nahm einen Widerspruch zwischen Glaubenseinstellungen und Verhalten wahr. Ansonsten wurden ihm vor allem Werte wie Pflichtbewusstsein, Ordnung, Pünktlichkeit etc. mitgegeben. Zudem gab es wenig Freizeitaktivitäten und wenig Urlaub. Besonders wichtig war das gemeinsame Essen: »*Und was ganz wichtig war, war Essen. Das gab es viel und reichlich. Liebe ging durch den Magen. Darüber wurde auch die Liebe vermittelt, nicht durch Wertschätzung oder Aufmerksamkeit, sondern durch Essen, gemeinsame Feiern und solche Geschichten.*« Rückblickend wünscht er sich von seinen Eltern »*mehr Interesse und Aufmerksamkeit an der Person*«. Dass sich Erziehung im Wandel befindet und dieser in eine Richtung geht, ist für ihn deutlich sichtbar: »*Ganz klar, es wird natürlich immer lockerer und meine Eltern haben sogar eine sehr viel strengere Erziehung genossen, als ich sie genossen habe, und das dünnt sich halt sozusagen immer weiter aus.*«

KAPITEL 8

SEXUALITÄT IN DER GLAUBENSERZIEHUNG

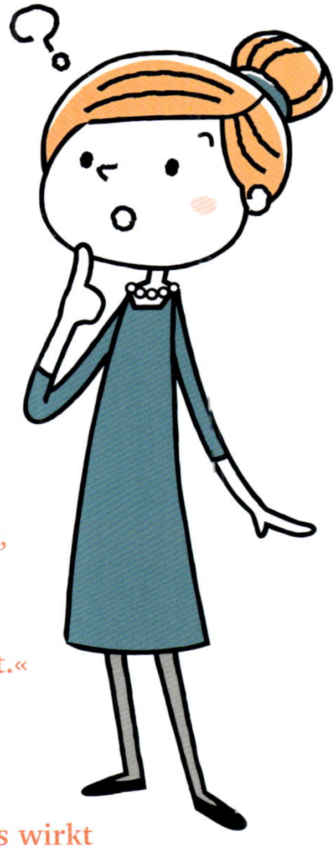

»Unser Großer, der ist jetzt zu seiner Freundin gezogen, – das war auch ein großes Thema in der Familie. Eigentlich mehr zwischen meinem Mann und mir, dass wir gemerkt haben, sie sind schon eine Weile zusammen, und jetzt ist es eigentlich zu spät, etwas zu sagen. Im Nachhinein, muss ich sagen, haben wir zu spät darüber geredet, da war es eigentlich schon passiert.«
MELANIE

»Da frage ich mich manchmal: Wie wirkt das auf die Jungs? Was wirkt nach, wenn sie mal älter sind, wenn sie mal selbst eine Beziehung haben? Da stimmen meine christlichen Ideale nicht mit dem überein, was ich lebe, und damit muss ich fertigwerden.«
NADJA

Das Thema Sexualität ist in christlichen Kreisen nach wie vor ein heißes Eisen, wenn auch sicher nicht mehr so sehr wie vor zwanzig oder dreißig Jahren. Häufig wurde und wird dieser doch sehr komplexe Bereich auf die Frage reduziert, was erlaubt und was verboten ist. Über die Jahre stand oft ein Aspekt so sehr im Vordergrund, dass andere Aspekte kaum diskutiert wurden. So wurde das Thema Selbstbefriedigung irgendwann vom Thema »Kein Sex vor der Ehe« abgelöst. Heute geht es vornehmlich um das Thema Homosexualität. Sexualität wird bei all diesen Diskussionen vor allem als Gefahr bzw. Problem betrachtet, entsprechend geht es um Gefahrenabwehr.

Glücklicherweise hat sich viel gewandelt, und doch ist Sexualität unter Christen nach wie vor ein besonders heikles Thema. Welche Rolle spielt Sexualität aber speziell in der christlichen Erziehung? Wie offen können Eltern mit ihren Kindern reden? Welche Rolle spielt die Norm »Kein Sex vor der Ehe«? Und hätten sie ein Problem damit, wenn ihr Kind homosexuell wäre?

»Gut, dass wir mal ganz in Ruhe darüber geredet haben.«

Um herauszufinden, wie christliche Eltern heute mit ihren Kindern über das Thema Sexualität sprechen, fragten wir, welche von fünf verschiedenen Aussagen am meisten zutrifft. Dabei gab die deutliche Mehrheit entweder an, dass sie offen über das Thema Sexualität sprechen können, oder aber, dass ihr Kind noch zu jung sei (jeweils 41 Prozent).

MIT KIND ÜBER SEXUALITÄT REDEN

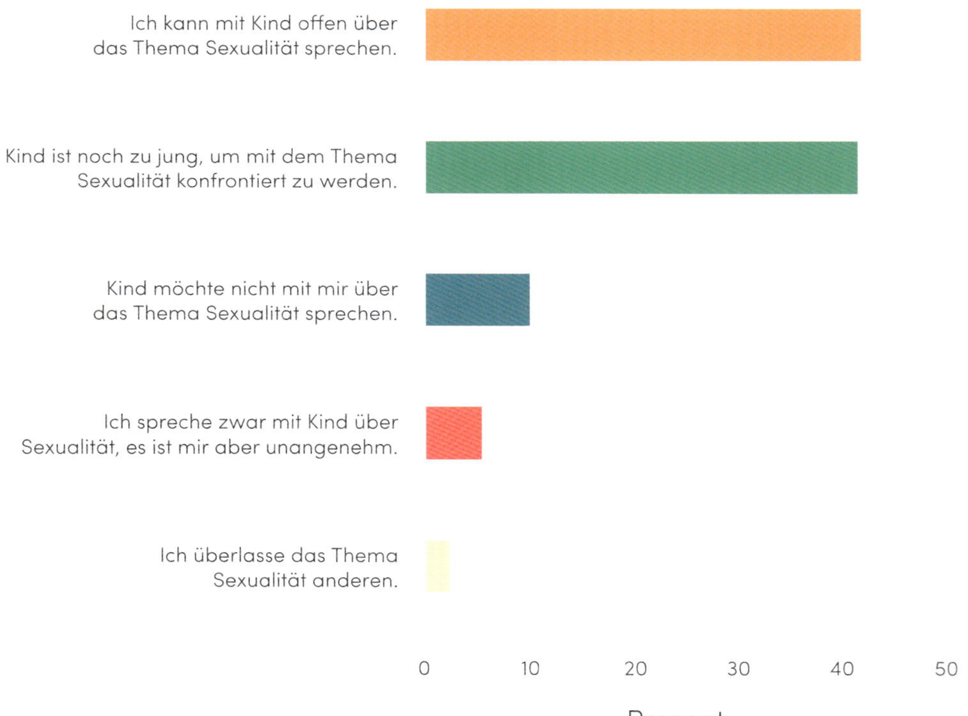

Natürlich ist bei den Aussagen das konkrete Alter des Kindes von großer Wichtigkeit. Die folgende Grafik zeigt dies differenziert.

ÜBER SEXUALITÄT REDEN NACH ALTER DES KINDES

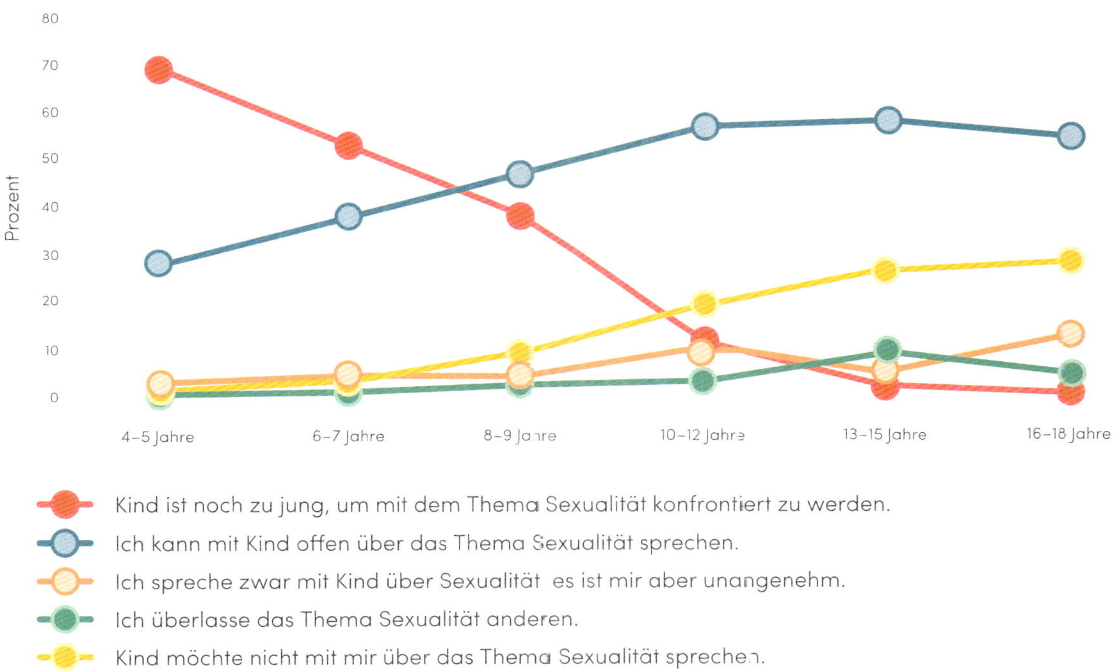

Für Kinder unter 8 Jahren trifft die Aussage, dass das Kind noch zu jung für das Thema sei, am häufigsten zu. Das Alter von 8–9 Jahren scheint der Wendepunkt zu sein – bei vielen wird das Thema ab jetzt offen angesprochen und führt dazu, dass nach Angabe der Eltern ab 10 Jahren Sexualität thematisiert wird. Gleichzeitig geben die Eltern ab diesem Alter am zweithäufigsten an, dass ihr Kind mit ihnen nicht darüber reden möchte. Der Anteil der anderen beiden Aussagen bleibt recht klein, steigt tendenziell mit dem Alter des Kindes aber an. Bei der Mehrheit scheint das Reden über Sexualität also zumindest aus Sicht der Eltern gut zu funktionieren.

In christlichen Kreisen gibt es nicht selten die Angst vor einer staatlich verordneten Frühsexualisierung, die dazu führt, dass Kinder schon im Kleinkindalter mit dem Thema konfrontiert werden. Auch Paul äußert in einem Interview die Befürchtung, dass sein Sohn bereits in der Vorschule mit sexualpädagogischen Inhalten in Berührung gebracht wird: »*Da denk ich so: Leute, bleibt mal ein bisschen entspannt. […] Kindheit darf auch Kindheit sein.*«

Die Frage ist, ob die Eltern, mitbedingt durch solche Ängste, tendenziell nicht zu spät mit ihren Kindern über Sexualität reden und somit vielleicht – ohne es zu wissen – das Thema zunächst anderen überlassen. Dies wiederum könnte dazu führen, dass die Kinder später nicht mehr mit ihren Eltern darüber reden wollen. In der Sexualpädagogik empfiehlt man zwar, dass man das Thema keinesfalls aufdrücken, sondern auf Fragen der Kinder warten sollte. Zugleich gibt es dort jedoch die Faustregel: Je früher man mit Kindern über das Thema spricht, desto schwieriger ist zwar das Gespräch und eine altersgerechte Thematisierung, aber desto besser ist es auch. Denn spätere Unterhaltungen, in denen es mehr um Sachinformationen und um Positionierungsfragen (eigene Position finden, sich von Eltern abgrenzen etc.) geht, können dann auf guten früheren aufbauen. Vor allem bei jüngeren Kindern ist die Thematisierung von Sexualität oft durch kindliche Neugierde und zufällige äußere Umstände (beim Baden, der dicke Bauch einer Schwangeren, das Entdecken von Tampons oder Kondomen in einer Schublade etc.) geprägt und dient überwiegend der Orientierung. Je jünger, desto unbefangener sind die Kinder, und gute Gespräche in frühem Alter (bei denen man die Kinder keineswegs klassisch aufklären muss) bilden die Grundlage für andauernde Gesprächsbereitschaft, weil Eltern Vertrauen, Respekt und eine grundsätzliche Offenheit vermittelt haben. Nicht wenige Erwachsene, denen es durch ihre eigene Erziehung schwerfällt, das Thema Sexualität überhaupt anzusprechen, können von der Unbefangenheit ihrer Kinder lernen.[162]

Die Frage ist, ob die Eltern tendenziell nicht zu spät mit ihren Kindern über Sexualität reden und somit vielleicht – ohne es zu wissen – das Thema zunächst anderen überlassen.

Einstellungen zu »Sex vor der Ehe« und Homosexualität

Wenn Eltern mit ihren Kindern über Sexualität sprechen, was wollen sie ihnen vermitteln? Hier haben wir, wie schon in Kapitel 6 kurz erwähnt, zwei Aspekte genauer betrachtet – »Sex vor der Ehe« und Homosexualität.

»ICH MÖCHTE, DASS MEIN KIND BIS ZUR EHE WARTET, BEVOR ER/SIE MIT IHREM FREUND / SEINER FREUNDIN SCHLÄFT.«

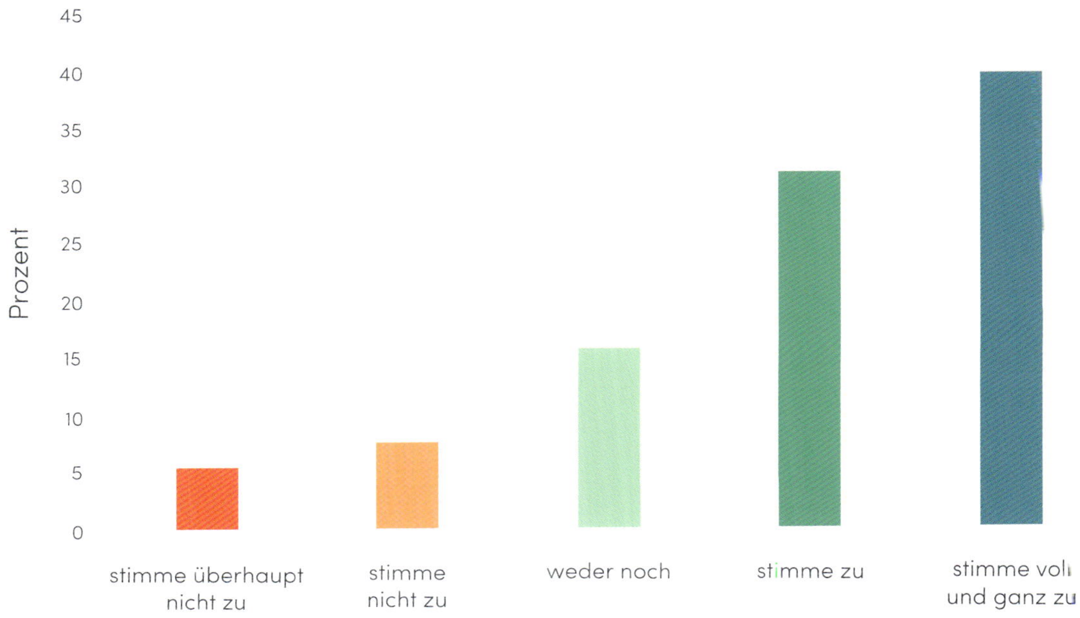

Wie die Grafik zeigt, möchte eine große Mehrheit der Befragten (71 Prozent), dass ihr Kind bis zur Ehe wartet, bevor er oder sie mit dem Partner schläft. Wir sehen hier, dass manche Normen bei allem Wandel relativ beständig sind. Aus unseren subjektiven Beobachtungen der Gemeindelandschaft würden wir sagen, dass »Sex vor der Ehe« nicht mehr so intensiv thematisiert wird wie noch vor einigen Jahren. Es hat sich eine gewisse Müdigkeit breitgemacht, vielleicht weil man spürt, dass sich im realen Verhalten viel verändert hat. Solange man dies aber nicht diskutiert, ermöglicht dies, etwas provozierend formuliert, eine »Win-win-Situation« für alle Beteiligten: Die einen können zumindest zum Teil einer veränderten Praxis nachgehen, die anderen können unbeschadet ihre Einstellung behalten (und den Sex vor der Ehe stillschweigend tolerieren).

Beispielhaft ist, was uns Melanie im Interview erzählte. Auch bei ihr wird deutlich, dass sie und ihr Mann sich eigentlich gewünscht hätten, dass ihr Sohn keinen Sex vor der Ehe hat. Jedoch sagt sie im Rückblick, dass das zwar *»ein großes Thema war, das wir hatten«*, jedoch *»eigentlich mehr so zwischen meinem Mann* *und mir*«. Jedenfalls merken sie im Rückblick, dass sie »*eigentlich zu spät*« mit ihrem Sohn gesprochen haben. Denn sie fanden irgendwann heraus, dass der mehrfach nicht bei seinem Freund, sondern bei seiner Freundin übernachtet hatte. »*Und das hat er uns nicht gleich so direkt gesagt. Warum, weiß ich gar nicht so genau. Vielleicht hat er uns nicht vertraut oder er wusste schon, dass wir das vielleicht nicht so gut finden – vermutlich, ja.*« Als er dann später zu einem besonderen Anlass wollte, dass seine Freundin bei ihm übernachtete, »*haben wir ihm gesagt, nein, das hätten wir nicht so gerne. Und dann war er halt bei ihr über Nacht. Da ist jetzt eigentlich auch nichts gewonnen, so wurde nur der Ort verlagert.*« Mittlerweile ist der Sohn zu seiner Freundin gezogen.

In diesem Beispiel halten die Eltern an ihrem Ideal fest, sehen aber zugleich hilflos dabei zu, wie sich die Realität anders entwickelt. Nichtsdestotrotz soll der Sohn keinesfalls mit seiner Freundin bei ihnen übernachten, wohlwissend, dass dies nichts verändert. Dass Ideal und Realität beim Thema »Sex vor der Ehe« möglicherweise nicht nur in diesem Beispiel weit auseinanderdriften, hängt vielleicht auch damit zusammen, dass die Einstellung dazu von manchen konservativen Christen zum »Schibboleth« dafür gemacht wurde, ob man noch bibeltreu ist oder nicht. Gleiches gilt für das Thema Homosexualität, das in diesen Tagen ein noch viel größeres Gewicht hat.

Welche Auswirkungen hat die weitverbreitete Ablehnung von Homosexualität in christlichen Kreisen für die christliche Erziehung? Deutliche 63 Prozent der Eltern geben klar zu, dass sie ein Problem damit hätten, wenn ihr Kind homosexuell wäre.

»WENN MEIN KIND HOMOSEXUELL WÄRE, HÄTTE ICH KEIN PROBLEM DAMIT.«

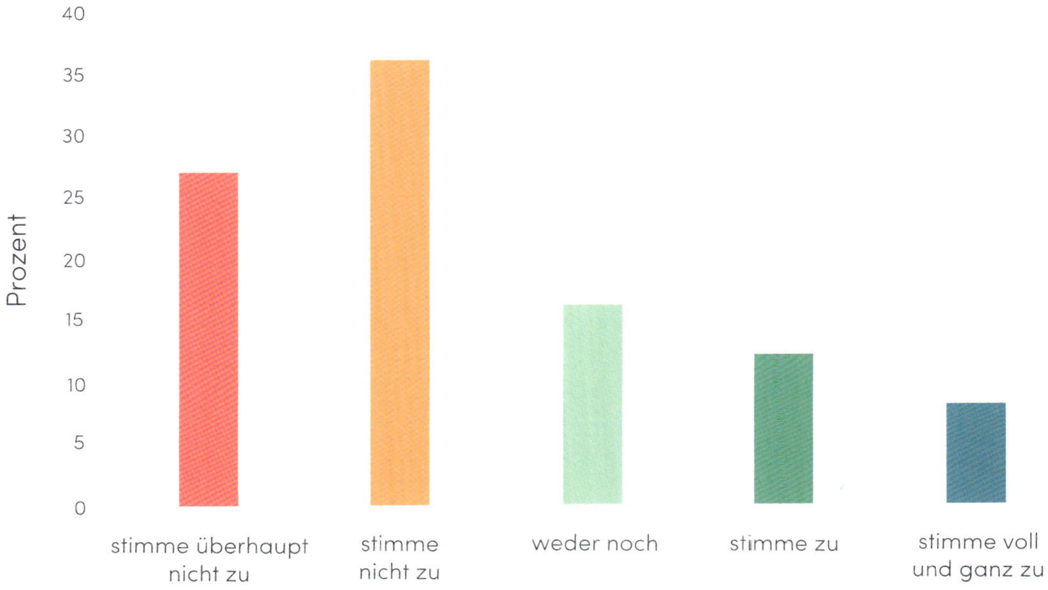

Je gebildeter und je städtischer verortet, desto weniger hätten die Eltern ein Problem mit homosexuellen Kindern und desto weniger erwarten sie »keinen Sex vor der Ehe«. Jedoch sind diese Zusammenhänge nur sehr klein. Deutliche Unterschiede ergeben sich jedoch zwischen Angehörigen der katholischen oder evangelischen Kirche auf der einen und Angehörigen der Freikirchen und landeskirchlichen Gemeinschaften auf der anderen Seite. Auch hier hat die erste Gruppe deutlich weniger Probleme mit einem homosexuellen Kind und/oder mit Sex vor der Ehe.

Fazit: Es wird mehr geredet

Wenn wir uns die Ergebnisse der sexualethischen Themen anschauen, dann können wir feststellen, dass es einen erfreulich positiven Wandel in der innerfamiliären Kommunikation über das Thema gibt. Fast die Hälfte der Befragten redet offen über Sexualität. Dennoch stellen wir uns die Frage, ob viele Eltern das Thema nicht zu spät offen ansprechen und die Kinder somit gerade in puncto Sexualität von anderen Quellen als den Eltern geprägt werden.

Was die beiden Reizthemen »Sex vor der Ehe« und Homosexualität ausmacht, so zeigt sich, dass viele Befragte eine klar konservative Position in sexualethischen Themen haben. Aus unserer Sicht ergeben sich hieraus einige Fragen: Wie richtig und stimmig sind solche Positionen aus einer theologischen Perspektive? Wie sehr unterscheiden sich Ideal und Wirklichkeit? Und zu welchen Konflikten führen diese Positionen in der Glaubensvermittlung?

Fast die Hälfte der Befragten redet offen über Sexualität.

PORTRAIT SVENJA

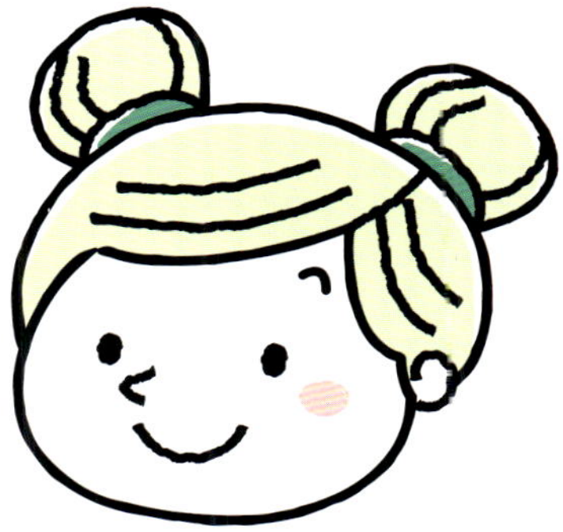

»Ohne Gottesdienst geht gar nichts.«

Svenja ist Ende 40 und hat eine 18-jährige Tochter, die sie alleine großzieht. Sie lebt in Sachsen und arbeitet als Versicherungskauffrau. Die Vermittlung des christlichen Glaubens war ihr in der Erziehung »*der Hauptwert, denn ich wollte meiner Tochter auf jeden Fall vermitteln, dass Gott existiert und dass die Bibel sein Wort ist, welches wir ernst nehmen müssen*«. Gott ist für sie »*ein liebevoller Vater, der auch vieles zulässt. […] Gott ist wirklich ein Vater, der auch weiß zu disziplinieren, oder sagen wir mal so, er lässt viel zu viel Leid im Leben zu und wir verstehen nicht, wieso und warum.*« Im Gegensatz zu Gott

> *enttäuschen Menschen auf jeden Fall immer wieder. Man kann nicht auf Menschen seinen Schwerpunkt setzen. Und ich hoffe, dass ist das, was ich meiner Tochter mitgegeben habe. Diese Einstellung: Es ist trotzdem egal, wenn die Menschen einen enttäuschen, dass es einfach trotzdem weitergeht, weil wir die Kraft von Gott kriegen.*

Svenja wurde selbst hauptsächlich von ihrer Mutter aufgezogen, die ihr eine sehr strenge Glaubenserziehung angedeihen ließ. Beispielsweise wurde sie dazu gezwungen, die Bibel zu lesen. Sie sagt dazu: »*Also, da war ich meiner Mutter sehr dankbar, dass sie uns gezwungen hat, Bibel zu lesen, sonst hätte ich es nicht von mir aus weitergemacht.*« Gleichzeitig versucht sie in Abgrenzung zu ihrer eigenen Erziehung weniger streng zu sein. Sie meint, ihrer Tochter »*keinen Glauben aufgezwungen*« zu haben. Strenge bringt aus ihrer Sicht nicht viel, da Kinder ihre Eltern ohnehin nur bis zu einem bestimmten Alter ernst nehmen: »*Ja, wie gesagt, die Kinder nehmen wenig von den Eltern ernst. Bis zu einem bestimmten Alter vielleicht schon, weil sie keine andere Wahl haben. Aber sobald die dann einen Einfluss bekommen durch die Gesellschaft, oder was auch immer, dann rücken die Eltern in den Hintergrund.*« Deshalb hat sie ihre Tochter auf eine christliche Schule geschickt, damit sie auf diese Weise eine weiterführende und effektivere Glaubenserziehung bekommt. Svenja formuliert das wie folgt: »*Dadurch, dass sie auf eine christliche Schule gegangen ist, habe ich ihr, was Glauben angeht, dann nicht mehr so viel aufgezwungen.«*

Orientierung in Erziehungsfragen holt sich Svenja aus Büchern.

> *Ich habe sehr viele Bücher. Als meine Tochter klein war, habe ich sehr, sehr viele Bücher gelesen von verschiedenen Autoren, gerade amerikanischen. Zum Beispiel gibt es einen sehr, sehr berühmten Autor, James Dobson, der sogar eine Radiosendung hat: »Focus on the Family«. Und er schreibt Bücher über Erziehung.*

Ein wichtiges Thema für Svenja ist Ehrlichkeit. Sie beschreibt sich als *»relativ ehrlich, offen«*, und dass sie jedem, *»der mir was erzählt«*, glaube. Jedoch sei sie durch ihre *»Naivität ein verbranntes Kind«*. Vom Lügen denkt sie, *»dass es irgendwie eine angeborene Eigenschaft ist«*. Besonders wichtig ist ihr daher auch, dass ihre Tochter dies nicht tut. *»Ich bin durch Lügen sehr verbrannt worden und bin ein sehr ehrlicher Mensch. Meiner Tochter fällt das Lügen leicht und es war mir wichtig, dass sie nicht lügt.«*

Svenja ist Mitglied einer Pfingstgemeinde. Sie geht regelmäßig mit ihrer Tochter dorthin, denn *»ohne Gottesdienst geht gar nichts«*. Von ihrer Tochter berichtet sie: *»Einmal hat sie verschlafen und ich bin alleine gegangen, das hat sie nachher sehr bereut und gesagt, ich hätte einen Eimer über sie gießen sollen, weil ihr der Gottesdienst sehr gefehlt hat.«* Zudem ist ihre Tochter auch *»regelmäßig in die Jugendstunde und in den Gottesdienst gegangen und hat am biblischen Unterricht teilgenommen«*.

Insgesamt ist Svenja nicht sicher, ob sie alles in der Erziehung ihrer Tochter richtig gemacht hat, aber sie ist froh, dass sie ihr eine christliche Prägung des Glaubens mitgegeben hat, die sie im zukünftigen Leben sicher begleiten wird.

KAPITEL 9

ZWISCHEN FURCHT UND FREIHEIT

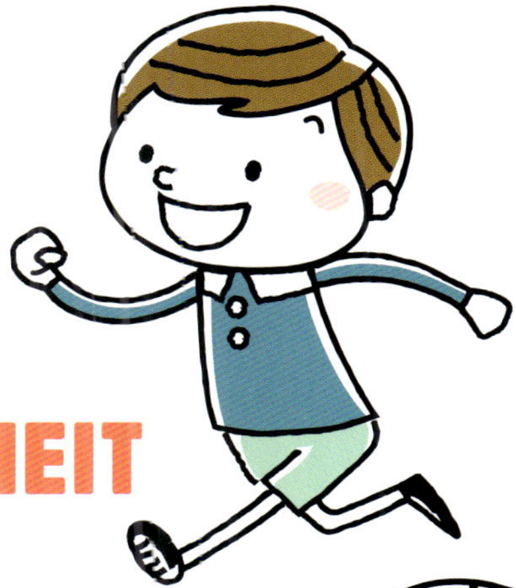

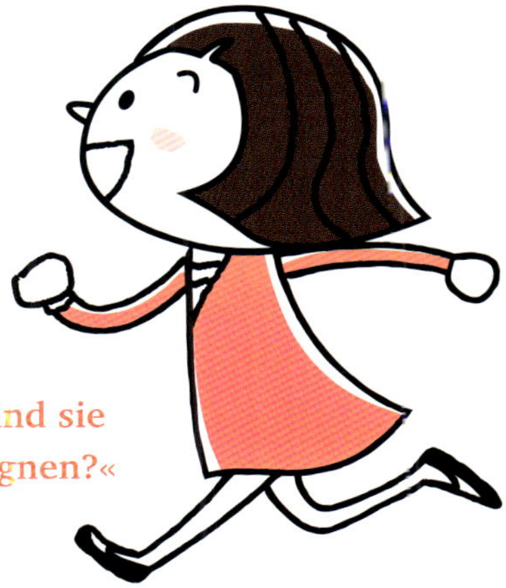

»Letzten Endes haben sie es aber nicht ganz verkehrt gemacht, sowohl meine Geschwister als auch ich sind alle Christen.«
ROBERT

»Hab ich genug getan, hab ich ihnen genug vermittelt, sind sie ausgerüstet, um den Anforderungen des Lebens zu begegnen?«
ANDREAS

Nachdem wir die christliche Erziehung in der Familie von vielen verschiedenen Seiten beleuchtet und auf unterschiedliche Aspekte hin untersucht haben, wollen wir in diesem Kapitel abschließend auf die gesamten Daten schauen und wie diese miteinander zusammenhängen. Mittels eines komplexen statistischen Verfahrens analysierten wir, welche unterschiedlichen christlichen Erziehungstypen es gibt. Diese portraitieren wir im Folgenden und spitzen auf Basis davon das Grunddilemma heutiger christlicher Erziehung zu, das wir schon im Titel angedeutet haben. Zuvor wollen wir aber noch einen Blick auf die Ergebnisse einer anderen Studie werfen, die Erschreckendes hat zutage treten lassen.

Vier evangelikale Erziehungsverständnisse

2013 erstellte eine Schweizer Fachstelle für Sektenfragen gemeinsam mit der Stiftung Kinderschutz Schweiz eine Analyse von 21 verbreiteten und einflussreichen evangelikalen Erziehungsratgebern und -kursen. Die Ursache für diese Studie war schlicht, dass rund ein Drittel der jährlichen Anfragen bei der Fachstelle für Sektenfragen evangelikale Gemeinden betrafen und in ca. der Hälfte dieser Anfragen Kinder oder Jugendliche direkt oder indirekt betroffen waren. Die Fachstelle beschreibt dies eindrücklich wie folgt:

> In manchen Fällen beschreiben Angehörige, dass Kinder unter großen Ängsten leiden, weil z. B. die Großmutter nicht in gleicher Weise wie die Eltern gläubig ist und deshalb »verloren gehen« soll. Es gibt auch Anfragen, wo es um (schwere) körperliche Züchtigung von Kindern geht und sich besorgte Verwandte erkundigen, wie sie sich am besten verhalten sollen: So würde ein vierjähriges Kind für kleine »Vergehen« (es räumt z. B. nach dem Essen seinen Teller nach mehrmaliger Ermahnung nicht ab) mit einem Ledergurt geschlagen. [...] Aufgeschreckt hat ein Anruf einer Mutter, welcher von einer leitenden Person der evangelikalen Gemeinschaft, der sie angehörte, empfohlen wurde, ihren Sohn zu züchtigen. Sie brachte es einfach nicht über sich, ihr Kind zu schlagen, und glaubte deshalb, als Mutter zu versagen.[163]

Aufgrund solcher erschreckender Anfragen wollte die Fachstelle wissen, welches Erziehungsverständnis dahintersteht und wie das mit dem evangelikalen Glauben zusammenhängt. Das Wort »evangelikal« wurde dabei nicht einfach als Diskreditierungsvokabel benutzt, wie das hin und wieder in Zeitungsartikeln geschieht, sondern sehr genau definiert. Als Charakteristika evangelikalen Glaubens wurden angegeben:[164]

- die Bibel ist die höchste Autorität in Glaubens- und Lebensfragen
- der Mensch ist Sünder
- Erlösung erlangt er durch eine persönliche Entscheidung (Bekehrung)
- Betonung der persönlichen Beziehung zu Gott
- Ziel: ein gottgefälliges Leben
- zentrales Anliegen: Missionierung
- bei pfingstlich-charismatischem Glauben kommt die Betonung der Wirkung des Heiligen Geistes hinzu
- oft eine Trennung in Wir-Christen und Die-Welt

Auch wird betont, dass es nicht *die* Evangelikalen gibt, sondern viele verschiedene Gruppierungen mit teils recht unterschiedlichen Ansichten. Ähnlich differenziert gehen sie dann auch bei der Analyse der 21 sich im Umlauf befindenden Erziehungsratgeber und -kurse vor.[165] Sie unterscheiden schließlich vier verschiedene Idealtypen einer christlichen Erziehung, die hier kurz skizziert werden sollen.

Das dogmatisch-machtorientierte Erziehungsverständnis

Das dogmatisch-machtorientierte Erziehungsverständnis hat als Grundlage ein geschlossen-dogmatisches Weltbild, das auf starren, holzschnittartigen letzten Prinzipien beruht und die Unterwerfung unter eine höchste Autorität fordert. Alles wird durch die Filter eines rigiden Entweder-Oders betrachtet, es gibt nur die Alternative zwischen A und B, zwischen der Autorität der Eltern und der Autorität des Kindes, zwischen körperlicher Züchtigung und Anarchie, zwischen Erlösung und ewiger Verdammnis. Man hat das Bild »eines zornigen, rächenden Gottes«[166], Jesus Christus spielt eine eher untergeordnete Rolle; wenn, dann tritt er als Bote seines allmächtigen Vaters in Erscheinung.

Das Kind wird (tendenziell) rebellisch gesehen und steht in der Gefahr, sich der Autorität zu entziehen. »Jede Äußerung von Autonomie wird als Auflehnung gegen Gott interpretiert. Sünde als Verstoß gegen das Gebot der Unterwerfung wird dem Kind als Wesenskern zugeschrieben.«[167] Das individuelle Kind mit seiner Persönlichkeit, seinen Eigenarten und Bedürfnissen spielt in diesem Erziehungsverständnis keine Rolle. »Vom Kind scheint nur das auf, was mit dem Prinzip der Unterwerfung in Verbindung gebracht werden kann.«[168] Erziehung wird vor allem als Disziplin und Zucht verstanden, damit das Kind möglichst früh lernt, die Unterwerfung zu verinnerlichen. Als Drohkulisse dient die ewige Verdammnis. Erziehung wird verstanden als »herstellendes Machen«, dabei wird sozusagen das gehorsame Kind produziert. Die Rede ist vom »Formen des kindlichen Herzens«. Der Erzieher gleicht einem Dompteur, »der durch Konditionierung das erwünschte Verhalten erzeugt«[169]. Die Eltern sind die Stellvertreter Gottes und der elterliche Wille wird daher mit dem göttlichen Willen identifiziert. Höchstes Erziehungsziel ist folglich die Unterwerfung unter den elterlich-göttlichen Willen. »Die Unterwerfung des Kindes steht dabei derart im Vordergrund, dass darüber die Glaubensinhalte seltsam abstrakt und leer erscheinen.«[170]

Erziehung wird vor allem als Disziplin und Zucht verstanden, damit das Kind möglichst früh lernt, die Unterwerfung zu verinnerlichen.

Die körperliche Züchtigung ist entsprechend die zentrale Erziehungsmethode, bei der es nicht in erster Linie um das Moment der Strafe geht. Sie ist vielmehr

Teil eines erzieherischen Trainingsprogramms, bei dem Ziel (Unterwerfung) und Methode (Unterwerfung) in eins fallen. Kindliche Grundbedürfnisse werden größtenteils negiert; das Kind wird »regelgerecht in das Bekenntnis hineingepresst«[171]. In der Identitätsentwicklung wird jede Form von Eigenständigkeit kritisch beäugt. Im Zusammenhang mit der körperlichen Gewalt und dem Ziel der Unterwerfung in einem engen Glaubenssystem kommt es zudem zu psychischer Gewalt, insbesondere, da Gewalt als Form der elterlichen Liebe dargestellt wird. Ein wörtliches Zitat aus einem Erziehungsratgeber illustriert das: »Wenn du dein Kind diszipliniert hast, nimm es auf deinen Schoß und umarme es. Sag ihm, wie sehr du es liebst und wie sehr es dich schmerzt, dass du es disziplinieren musstest, und wie sehr du hoffst, dass es nicht wieder nötig sein wird.«[172]

Das dogmatisch-wahrheitsorientierte Erziehungsverständnis

Auch beim dogmatisch-wahrheitsorientierten Erziehungsverständnis herrscht ein geschlossen-dogmatisches Weltbild vor. Im Vordergrund stehen biblische Prinzipien, die jedoch so starr interpretiert werden, dass sie mit einem stark vereinfachten Menschen- und Weltbild einhergehen, das auf dem Entweder-Oder »von Wahrheit vs. Relativismus bzw. Konformität vs. Abweichung«[173] beruht. Das Kind soll in ein Ideal – das Bild Gottes – umgestaltet werden. Als prägendster Faktor der menschlichen Existenz erscheint der Urverlust des Sündenfalls, die zerstörte harmonische Einheit mit Gott. »Die Umgestaltung in das Bild Gottes bedeutet allmähliche Wiederherstellung dieser verlorenen Einheit.«[174] Dies geschieht durch Bekehrung und Wiedergeburt, in deren Folge man danach strebt, Jesus immer ähnlicher zu werden.

Das Kind erscheint bei diesem Stil weniger als rebellisch, sondern als abweichend. Seine sündige Natur beschwört beständig die Gefahr des Abkommens vom rechten Weg herauf. Auch hier ist die erzieherische Grundperspektive auf die Prinzipien und nicht das individuelle Kind gerichtet. Erziehung wird verstanden als Erlösung, als Anpassung, als Führung sowie als etwas, dessen Ergebnis man machen/herstellen kann. Die Eltern sind Repräsentanten Gottes und fungieren in einer Rolle analog zum Schulmeister und zum Polizisten. Höchstes Erziehungsziel ist die Anpassung, indem stark gelenkt wird – die elterliche Kontrolle »ist maximal, aber nicht gegen den kindlichen Willen an sich gerichtet«[175].

Erziehung wird als eine Technik dargestellt, die entsprechenden Anweisungen haben etwas stark Rezepthaftes. »Durch Lenkung und Unterweisung, so die Vorstellung, können die Eltern zur Erlösung der eigenen Kinder beitragen.«[176] Körperstrafe wird im Gegensatz zum dogmatisch-machtorientierten Erziehungsverständnis nicht als systematische Methode angewandt, aber grundsätzlich bejaht, und gilt als probates, letztes Mittel. Kindliche Grundbedürfnisse werden zwar nicht gänzlich, jedoch größtenteils negiert. Da die Erziehung durch recht starre Prinzipien bestimmt ist, wird keinerlei Rücksicht auf den konkreten kognitiven und emotionalen Entwicklungsstand des Kindes genommen. Es wird somit letztlich in seinem spezifisch kindlichen Sein nicht gesehen bzw. angenommen. »Typischerweise finden sich wenige oder gar keine Ideen zur Interaktion mit ganz kleinen Kindern. Das Kind erscheint eigentlich erst, sobald man ihm die biblischen Prinzipien vermitteln kann.«[177]

Die Identitätsentwicklung des Kindes zielt im Wesentlichen auf seine Umgestaltung. Vor allem im Zusammenhang mit den genannten dirigistischen Erziehungsmethoden in einem engen Glaubenssystem kommt es zu psychischer Gewalt. Das Kind wird durch die alles bestimmende Perspektive der Abweichung und der Verneinung des spezifischen kindlichen Entwicklungskontextes extrem defizitär wahrgenommen, teils auch stigmatisiert und entwertet. Das Recht des Kindes auf eine eigene Sichtweise wird so verneint und es wird insgesamt ein enormer psychischer Druck aufgebaut.

Das autoritativ-dogmatische Erziehungsverständnis

Beim autoritativ-dogmatischen Erziehungsverständnis besteht eine hybride Weltsicht aus offen-undogmatischen und dogmatischen Elementen. Sie ist einerseits differenzierter, jedoch scheint immer wieder eine starre Zweiteilung in Errettete und Verlorene auf. Dieses Verständnis geht von einem prinzipiell gütigen Gott aus, »der aber in gewissen Bereichen unerbittlich ist«[178]. Zentrale Erziehungsprinzipien werden tendenziell aus den Bedürfnissen des Kindes abgeleitet, vereinzelt gibt es jedoch starre Prinzipien, für die das nicht gilt. Ein Beispiel dafür ist: »Achten Sie auf die richtigen Hierarchiesignale. Die Kinder werden sich mit Unterordnung bedanken.«[179]

Das Kind gilt als autonom, aber gefährdet. Es wird als ein Individuum mit Bedürfnissen und vor dem Hintergrund seines Entwicklungsstandes wahrgenommen. Zugleich ist es gefährdet durch »die Sexualität, schädliche Einflüsse, die von Peers oder ›okkulten Praktiken‹ ausgehen oder Auflehnung gegen Autoritäten«[180]. Erziehung wird hier als kontrollierendes Wachsenlassen und als Beziehung betrachtet. Die Eltern sind Autoritäten, Vorbilder und je nach Situation eher gleichberechtigte Partner oder Wächter der äußeren Grenzen. Es kommt zu einer starken Spannung zwischen dem Erziehungsziel, die Autonomie des Kindes zu beachten und zu fördern, und dem, das Kind zum Glauben zu erziehen. Die Erziehungsmethoden sind lenkend und stützend, in gewissen Bereichen jedoch dirigistisch. Regeln werden teils gemeinsam ausgehandelt, teils autoritär gesetzt. Liebevolle Zuwendung ist grundlegend für die Erziehung, mit zunehmender Autonomie und Reife des Kindes kommt es jedoch zu rigideren Grenzziehungen. »Auch die für den Übergang ins Erwachsenenleben wichtige Integration in Gleichaltrigengruppen wird zum Teil erschwert.«[181]

Es kommt zu einer starken Spannung zwischen dem Erziehungsziel, die Autonomie des Kindes zu beachten und zu fördern, und dem, das Kind zum Glauben zu erziehen.

Die kindlichen Grundbedürfnisse werden wahrgenommen, jedoch mit Einschränkungen. Eine eigene Identität entwickeln Kinder hier nur mit Schuldgefühlen. Zur Legitimität von körperlichen Strafen gibt es unterschiedliche Auffassungen. Kritische Reflexion und Hinterfragen gelten teils als gefährlich und so kann es hier schnell zu manipulativen Methoden kommen, die Schuldgefühle hervorrufen. In Zusammenhang mit besagtem Zielkonflikt kann es auch hier zu psychischer Gewalt kommen: »Das Wissen um das Nicht-Erlöstsein all jener, die nicht an Gott glauben, kann zu enormem Stress führen.«[182]

Das autoritativ-partizipative Erziehungsverständnis

Die Weltsicht beim autoritativ-partizipativen Erziehungsverständnis ist offen-undogmatisch; es werden beispielsweise auch Erkenntnisse aus der Pädagogik und Psychologie für die Erziehung nutzbar gemacht. Die Erziehungsprinzipien werden aus den Bedürfnissen des Kindes hergeleitet, das heißt: »Verhalten steht nicht vor der Interaktion bereits fest, sondern ergibt sich zu einem wesentlichen Teil erst aus dieser.«[183] Das Kind wird vor allem als »grundsätzlich kooperativ und nach Autonomie und Selbstbestimmung strebend«[184] beschrieben und immer im Kontext seiner entwicklungsspezifischen Möglichkeiten betrachtet.

Erziehung gilt hier als anleitendes Wachsenlassen und als Beziehung, Konflikte werden nicht in erster Linie moralisch gedeutet. Die Eltern sind Autoritäten und gleichberechtigte Partner. Zugleich wird die ungleiche Rolle von Eltern und Kindern bezüglich ihrer Verantwortung betont. Erziehungsziele sind Autonomie und christliche Werte und Haltungen, die nicht als unvereinbare, sondern sich ergänzende Ziele gesehen werden: »Die Eltern führen die Kinder in die Inhalte und Grundhaltungen ihres Glaubens ein, fördern aber gleichzeitig ihre Autonomie.«[185] Die Erziehungsmethoden sind lenkend und unterstützend; Erziehung wird jedoch »nicht als Technik, sondern als Beziehungsgeschehen verstanden«[186]. Kindliche Grundbedürfnisse werden wahrgenommen, das Ziel ist die Entwicklung einer eigenen Identität. Körperliche Gewalt wird abgelehnt und das Erziehungsverständnis wirkt den Mechanismen von psychischer Gewalt entgegen.

Diese vier Typen stammen, wie gesagt, aus der Analyse von Erziehungsratgebern und -kursen. Doch welche Typen christlicher Glaubenserziehung gibt es in der Realität und wie häufig sind sie verbreitet?

Fünf Typen christlicher Glaubenserziehung

Das Ergebnis unserer eigenen Analyse sind fünf unterschiedliche Typen. Die Logik dieser Typen kann man am besten nachvollziehen, wenn man die drei zentralen Dimensionen des Erziehungsstils, die in der Glaubenserziehung angewandt werden, betrachtet und schaut, wie stark die jeweiligen Dimensionen bei den einzelnen Typen ausgeprägt sind. Bevor es weitergeht, möchten wir jedoch noch einmal dazu einladen, den Erziehungsstiltest auf www.scm-brockhaus.de/familienstudie zu machen, falls noch nicht geschehen. Auf diese Weise sehen Sie, welchem Typ Sie selbst angehören, und können nun sehen, was Ihr Erziehungsverhalten prägt.

Die erste Dimension ist die, bei der es darum geht, wie die Eltern versuchen, ihrem Kind den Glauben zu vermitteln: eher *einweisend* oder eher *hinweisend* (zur Erläuterung siehe S. 74). Auf der einen Seite des Spektrums stehen Eltern, die für den Glauben werben, ihrem Kind aber klar vermitteln, dass es keine letzten Gewissheiten und immer auch andere Optionen gibt. Auf der anderen Seite befinden sich Väter und Mütter, die ihren Kindern den Glauben als eine alternativlose Entscheidung vorstellen und alles dafür tun, ihr Kind zu diesem Glauben zu führen.

Bei der zweiten Dimension geht es um den *Grad von Wärme und Unterstützung*. Hier eingeflossen ist sowohl, wie emotional warm die Glaubenserziehung praktiziert wird (zum Beispiel indem man dem Kind oft sagt, dass es von Gott geliebt wird), als auch, wie stark das Bild eines liebevoll-empathischen Gottes vermittelt wird.

Wie ausgeprägt *streng und kontrollierend* die Glaubenserziehung ist, bildet die dritte Dimension. Hier flossen sowohl die Ausprägung einer strengen Glaubenserziehung ein als auch die Stärke des allmächtig-kontrollierenden Gottesbildes.

Wie in Kapitel 2 beschrieben, stellte sich heraus, dass das Gottesbild und der Stil der Glaubenserziehung stark miteinander zusammenhängen.

Wir haben nun diese drei Dimensionen betrachtet und unterschiedliche Kombinationsmöglichkeiten mit unseren Daten verglichen. Letztlich konnte man unsere Befragten auf diese Weise in acht unterschiedliche Gruppen bzw. Erziehungstypen einteilen. Fünf von ihnen stellen wir etwas ausführlicher vor,[187] die anderen drei waren so unbedeutend (weniger als 4 Prozent unserer Befragten), dass wir zu ihnen keine verlässlichen Aussagen machen konnten.

Typ		hinweisend	warm & unterstützend	streng & kontrollierend	Prozent	N
1	Die Engagierten	--	++	--	32	550
2	Die Traditionellen	--	++	+	23	393
3	Die Freiheitlichen	+	++	--	20	350
4	Die Distanzierten	+	-	--	9	156
5	Die Unentschlossenen	--	-	--	9	155

Im Folgenden werden nun die fünf Typen der Glaubenserziehung näher beschrieben.

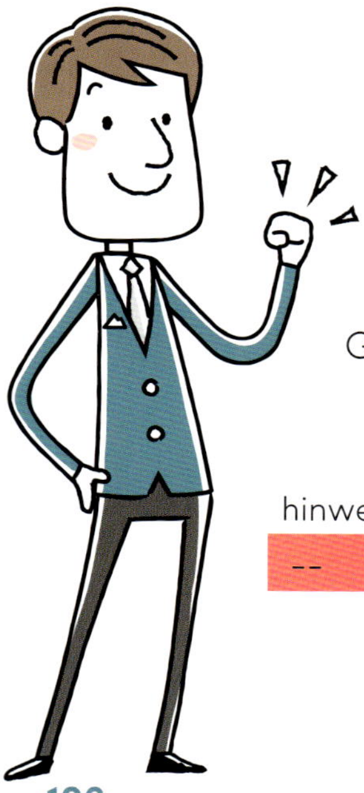

Die Engagierten

Der Erziehungstyp der Engagierten stellt mit 32 Prozent die größte Gruppe bei unseren Befragten dar.

GLAUBENSERZIEHUNG

hinweisend	warm & unterstützend	streng & kontrollierend
--	++	--

Ihre Glaubenserziehung ist sehr warm und unterstützend und kaum streng und kontrollierend. Der allgemeine Erziehungsstil ist gemäßigt demokratisch, das heißt, die Kinder dürfen altersgemäß bei vielem mitbestimmen.
Eine Ausnahme bildet der eigene Glaube, der vorgegeben wird und bei dem die Kinder sozusagen keine wirkliche Mitbestimmung, sondern nur eine Zustimmungsmöglichkeit haben. Hier zeigt sich eine Ambivalenz. Jedoch versuchen die Eltern den Glauben nicht durch starke Lenkung oder gar durch Druck oder Zwang zu vermitteln, sondern ihr Kind quasi zum Glauben hin zu lieben. Entsprechend ist für sie die Annahme des Glaubens das oberste Erziehungsziel – nur bei den Traditionellen ist dieses Ziel noch stärker ausgeprägt. »Glücklich sein und das Leben genießen« sowie »Frei eigene Neigungen und Interessen entfalten« folgen als Erziehungsziele auf den Plätzen 2 und 3.

GLAUBENSPRAXIS

Die Angehörigen dieser Gruppe haben eine lebendige und aktive Glaubenspraxis. Besonders stark ausgeprägt in der Familie sind das gemeinsame Gebet, das gemeinsame Abendritual und der gemeinsame Gottesdienst.

WEITERE EINSTELLUNGEN UND PRAKTIKEN

In ihren Einstellungen gegenüber körperlicher Gewalt sowie zur Rolle der Sexualität in der Erziehung liegen die Engagierten im Durchschnitt unserer Befragung. Jedoch überlassen sie das Thema Sexualität seltener anderen. Besonders wichtig ist ihnen, dass ihr Kind keinen Sex vor der Ehe hat und nicht homosexuell wird. Was die Rollenverteilung von Mann und Frau angeht, so glauben sie zwar, dass es Wesensunterschiede zwischen den Geschlechtern gibt, jedoch haben sie – wie der Durchschnitt unserer Befragten – gemäßigt egalitäre Werte.

FAMILIENKONSTELLATION

Drei Viertel dieser Gruppe sind Frauen – der höchste Anteil von allen Typen. Die Engagierten haben am häufigsten einen Partner in der gleichen christlichen Gemeinschaft (Denomination) und geben am seltensten an, dass ihr Partner nicht mit ihrem Kind betet. Es herrscht bezüglich Arbeit vor allem das Teilzeitmodell vor, das heißt, der Mann arbeitet Vollzeit, die Frau (zu 43 Prozent) in Teilzeit. Nicht selten, in 37 Prozent der Fälle, geht die Frau überhaupt keiner beruflichen Arbeit nach. Besonders selten ist, dass die Frau in Vollzeit arbeitet. In puncto

Alter des Befragten, Alter des Kindes, Bildung, Wohnort und Kinderzahl (2,9) liegen sie voll im Durchschnitt unserer Studie.

GEMEINDEZUGEHÖRIGKEIT

Die Engagierten gehören vergleichsweise selten der römisch-katholischen oder einer evangelischen Kirche an, besonders häufig einer Pfingstkirche oder einer charismatischen Gemeinde. Auch ihre Gemeindebindung ist im Vergleich zu allen Befragten durchschnittlich, das heißt aber, dass sie recht stark gebunden sind.

DIE SELBST ERLEBTE ERZIEHUNG

Ihr Elternhaus war sowohl leicht streng-kontrollierend als auch leicht emotional warm und unterstützend. Sie verbinden damit neben einigen negativen Aspekten zunächst vor allem Positives, allen voran Gemeinschaft und Zusammenleben, Geborgenheit sowie Freude. Das Gottesbild, das ihnen vermittelt wurde, enthält sowohl liebevoll-fürsorgliche als auch strafend-kontrollierende Aspekte, wobei Erstere stärker ausgeprägt sind.

Die Engagierten befinden sich in der Spannung zwischen einem liebevoll-warmen und gemäßigt demokratischen Erziehungsstil und dem klaren Wunsch, dass ihre Kinder dem eigenen Glauben folgen und dabei die Werte und Normen übernehmen, die ihnen selbst besonders wichtig sind.

ZUSAMMENFASSUNG

Die Engagierten stehen für den Mainstream in unserer Befragung. Sie befinden sich in der Spannung zwischen einem liebevoll-warmen und gemäßigt demokratischen Erziehungsstil und dem klaren Wunsch, dass ihre Kinder dem eigenen Glauben folgen und dabei die Werte und Normen übernehmen, die ihnen selbst besonders wichtig sind. Ihre Erziehung ist damit zwischen Freiheit und Furcht angesiedelt.

Die Traditionellen

Mit 23 Prozent unserer Befragten bilden die Traditionellen nach den Engagierten die zweitgrößte Gruppe.

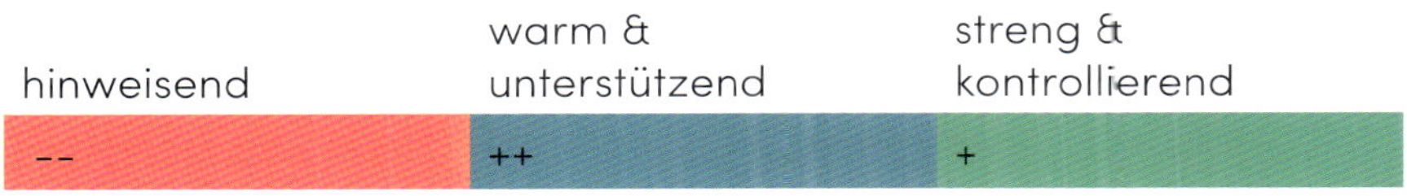

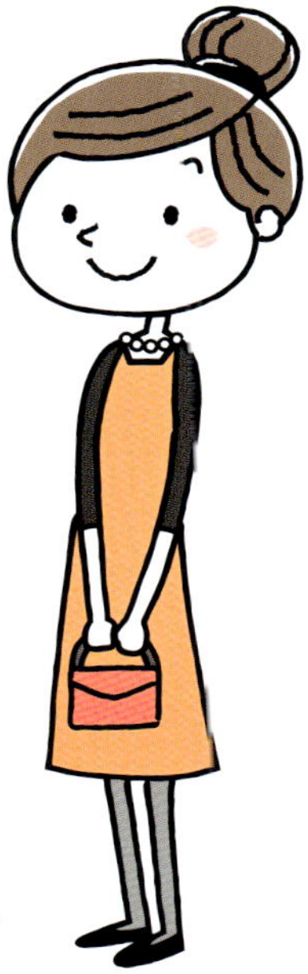

GLAUBENSERZIEHUNG

Die Glaubenserziehung der Traditionellen ist interessanterweise sowohl stark von emotionaler Wärme und Unterstützung als auch mittel bis stark von Strenge und Kontrolle geprägt. Aus unserer Sicht ist dies eine widersprüchliche Kombination. Auch der allgemeine Erziehungsstil ist überdurchschnittlich streng. Dass ihr Kind den Glauben annimmt, ist ihnen von allen Typen mit Abstand am wichtigsten (bei 83 Prozent auf Platz 1). Zudem ist ihre Glaubenserziehung besonders stark einweisend, das bedeutet, dass sie alles versuchen, um ihr Kind zum Glauben zu führen. Diesem höchsten Erziehungsziel folgt »Glücklich sein und das Leben genießen« auf dem zweiten Platz. Jedoch ist es ihnen wichtiger, dass ihr Kind verantwortungs- und pflichtbewusst wird, als dass es eigene Neigungen und Interessen frei entfalten kann.

GLAUBENSPRAXIS

Die Glaubenspraxis der Traditionellen ist sehr stark ausgeprägt, dies gilt für die Häufigkeit des gemeinsamen Gebets und des Vorlesens aus der Bibel genauso wie für die Kommunikation über Glaubensthemen. Familienandachten sind ebenfalls noch relativ beliebt.

WEITERE EINSTELLUNGEN UND PRAKTIKEN

Die Traditionellen haben trotz ihrer emotional warmen Erziehung eine recht positive Haltung gegenüber körperlicher Strafe. Nicht wenige von ihnen erkennen darin sogar eine biblische Praxis, andere sehen körperliche Strafe schlicht funktional als hilfreiches und gutes Mittel in bestimmten Fällen. Angesichts dieser Einstellung ist es dann auch nicht verwunderlich, dass die Traditionellen ihren Kindern überdurchschnittlich häufig einen Klaps geben. Wie bei den Engagierten ist auch ihnen »Kein Sex vor der Ehe« besonders wichtig und sie hätten ein starkes Problem damit, wenn ihr Kind homosexuell wäre.

Bezüglich der Rollen von Mann und Frau haben sie recht traditionelle Werte, das heißt, sie finden, dass das Familienleben darunter leidet, wenn die Frau voll berufstätig ist, und denken nicht, dass Mann und Frau sich gleichermaßen um Kinder und Haushalt kümmern sollten.

FAMILIENKONSTELLATION

Mit durchschnittlich 3,2 Kindern haben sie den zweithöchsten Schnitt und besonders häufig vier oder mehr Kinder. Die Traditionellen haben oft die mittlere Reife als höchsten Bildungsabschluss und eher vergleichsweise selten ein abgeschlossenes Studium. Sie wohnen zudem eher auf dem Dorf als in der Stadt. Passend zu ihren Einstellungen arbeitet der Mann in den meisten Fällen Vollzeit und die Frau überhaupt nicht (45 Prozent), oder wenn, dann in Teilzeit (35 Prozent).

GEMEINDEZUGEHÖRIGKEIT

Die Traditionellen gehören eher selten zu einer der beiden großen Volkskirchen und besonders häufig zu FeGs oder sonstigen Freikirchen. Ihnen ist es besonders wichtig, dass ihr Kind in einen Gottesdienst geht. Dies tut es auch überdurchschnittlich häufig, Gleiches gilt für die Teilnahme an der Kinder- und Jugendarbeit.

DIE SELBST ERLEBTE ERZIEHUNG

Die Traditionellen sind sowohl sehr liebevoll-fürsorglich als auch sehr strafend-kontrollierend erzogen worden. Sehr häufig assoziieren sie entsprechend Verbote und Regeln mit dem Elternhaus und der selbst erlebten Erziehung.

ZUSAMMENFASSUNG

Die Traditionellen bringen wie kein anderer Typus zwei zunächst scheinbar unvereinbare Dinge zusammen, indem sie sowohl sehr warm und unterstützend als auch streng und kontrollierend sind.

Die Freiheitlichen

Die Freiheitlichen bilden mit gut 20 Prozent den drittgrößten Typus.

hinweisend	warm & unterstützend	streng & kontrollierend
+	++	--

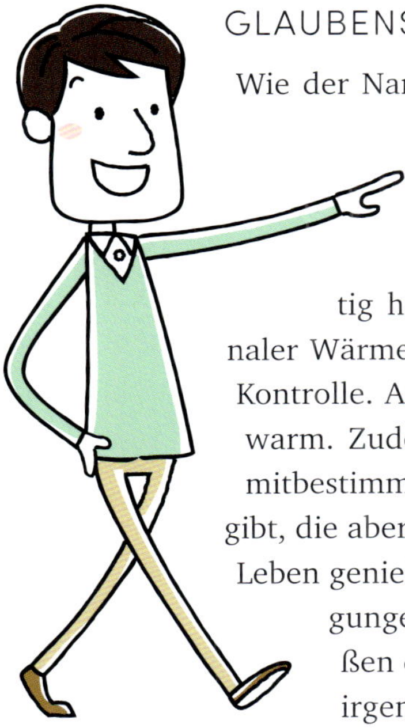

GLAUBENSERZIEHUNG

Wie der Name schon sagt, stehen die Freiheitlichen für eine offen-freiheitliche und optional-werbende Art der Glaubensvermittlung, damit unterscheiden sie sich von den beiden bislang beschriebenen Typen deutlich. Ihre Glaubenserziehung findet eindeutig hinweisend statt. Zugleich ist sie von großer emotionaler Wärme und Unterstützung geprägt, kaum von Strenge und Kontrolle. Auch ihr allgemeiner Erziehungsstil ist emotional sehr warm. Zudem dürfen ihre Kinder auf altersangemessene Weise mitbestimmen, obwohl es dennoch gewisse Regeln und Grenzen gibt, die aber offen kommuniziert werden. »Glücklich sein und das Leben genießen«, »den Glauben annehmen« und »frei eigene Neigungen und Interessen entfalten« sind für sie gleichermaßen die wichtigsten Erziehungsziele. Dass ihre Kinder sich irgendwann sozial engagieren, ist besonders wichtig, dass diese gut in der Schule sind, eher nicht so sehr.

GLAUBENSPRAXIS

Die Glaubenspraxis der Freiheitlichen ist lebendig und aktiv. In vielen Aspekten liegen sie hier im Durchschnitt der Befragung, nur der Gedanke einer Familienandacht ist ihnen sehr fremd.

SONSTIGE EINSTELLUNGEN UND PRAKTIKEN

Körperliche Strafe wird von den Freiheitlichen klar abgelehnt und ist für sie mit dem Glauben unvereinbar. Entsprechend geben sie ihren Kindern auch fast nie einen Klaps. »Kein Sex vor der Ehe« ist für sie kein entscheidender Wert. Mit ihren Kindern kommunizieren sie sehr offen über Sexualität. Auch hätten sie tendenziell kein Problem damit, wenn ihr Kind sich eines Tages als homosexuell outen würde. Sie sind nicht der Ansicht, dass das Familienleben leidet, wenn die Frau berufstätig ist, jedoch ist es ihnen wichtig, dass Mann und Frau sich gleichermaßen um die Kinder und den Haushalt kümmern.

FAMILIENKONSTELLATION

In puncto Alter (40 Jahre), Geschlecht, Wohnort und Bildung liegt dieser Typus im Durchschnitt. Das heißt, der durchschnittlich Freiheitliche hat ein abgeschlossenes Studium, wohnt in einer Mittel- oder Kleinstadt und das jüngste Kind (von in der Regel drei Kindern) ist 8 Jahre alt. Jedoch haben Freiheitliche auch vergleichsweise oft Einzelkinder. Entsprechend ihrer Einstellung arbeitet die Frau hier oft in Vollzeit (33 Prozent), am häufigsten jedoch in Teilzeit (40 Prozent).

GEMEINDEZUGEHÖRIGKEIT

Die Freiheitlichen gehören häufig einer katholischen oder evangelischen Kirchengemeinde an und nur selten einer Pfingst- oder charismatischen Kirche oder einer FeG. Ihre Kinder nehmen zwar meist an der kirchlichen Kinder- und Jugendarbeit teil, gehen aber eher selten mit in den Gottesdienst, und das finden die Freiheitlichen auch nicht so schlimm.

DIE SELBST ERLEBTE ERZIEHUNG

Von ihren Eltern wurden sie sowohl etwas streng als auch liebevoll erzogen – wenn auch lange nicht mit so viel deutlicher Zuneigung und Unterstützung, wie sie sie ihren Kindern angedeihen lassen. Ihre Eltern vermittelten ihnen vor allem das Bild eines liebevoll-fürsorglichen Gottes. Verbote und Regeln verbinden sie mit dem Glauben in ihrem Elternhaus.

ZUSAMMENFASSUNG

Die Freiheitlichen zeichnen sich durch eine offene und warme Art der Glaubensvermittlung aus. Sie vertreten eine hinweisende Erziehung und geben somit den Kindern bezüglich des Glaubens eine echte Wahlmöglichkeit.

Die Distanzierten

Die Distanzierten sind mit 9 Prozent einer der eher seltener vorkommenden Typen.

hinweisend	warm & unterstützend	streng & kontrollierend
+	-	--

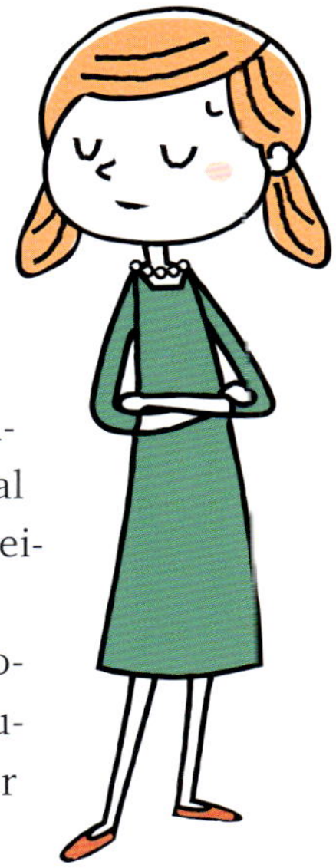

GLAUBENSERZIEHUNG

Dieser Typus steht wie die Freiheitlichen für eine eher optional-werbende, hinweisende Art der Glaubensvermittlung. Auch sonst ist diese Gruppe ähnlich weit weg von einem strengen und kontrollierenden Stil wie die Freiheitlichen. Jedoch unterscheidet sie sich sehr stark beim Grad der Wärme und Unterstützung – der unterdurchschnittlich ausgeprägt ist. Ihre Glaubenserziehung ist somit emotional kälter und distanzierter als die der Freiheitlichen. Auch beim allgemeinen Erziehungsstil sind sie nur wenig streng und emotional warm.

Die Distanziertheit zeigt sich aber nicht nur bei der (geringen) emotionalen Wärme in der Erziehung allgemein und speziell in der Glaubenserziehung, sondern es ist auch der Typus, dem Glaube als Ziel der Erziehung am wenigsten wichtig ist. Nur für 10 Prozent von ihnen ist dies das höchste Erziehungsziel und häufig findet es sich sogar auf den drei hinteren Rangplätzen. Viel wichtiger ist »Glücklich sein und das Leben genießen«, gefolgt von »Frei eigene Neigungen und Interessen entfalten«. Selbst der Wert »Verantwortungs- und pflichtbewusst sein« ist ihnen noch wichtiger, als dass ihre Kinder den Glauben annehmen.

GLAUBENSPRAXIS

Ihre Distanziertheit zeigt sich auch deutlich in der Praxis der Glaubensvermittlung. Hier unterscheiden sie sich von den anderen Typen darin, dass durchweg alle Aspekte der gemeinsamen Glaubenspraxis mit den Kindern stark unterdurchschnittlich ausgeprägt sind, das heißt, gemeinsames Gebet, die Kommunikation über Glaubensthemen, ein Abendritual mit Bezug zum Glauben etc. werden eher selten durchgeführt.

WEITERE EINSTELLUNGEN UND PRAKTIKEN

Zwar ist in ihrer Erziehung die emotionale Wärme verhältnismäßig wenig ausgeprägt, jedoch lehnen sie körperliche Strafen ab und praktizieren diese auch nicht. Ihre Distanziertheit zeigt sich auch in der Rolle der Sexualität in der Erziehung. Sie geben häufig an, dass sie das Thema anderen überlassen und dass ihr Kind mit ihnen nicht über das Thema sprechen möchte. Ihre sonstige Einstellung zum Thema ist eher freiheitlich.

FAMILIENKONSTELLATION

Die Distanzierten leben meist in einer Mittel- oder Kleinstadt. Mehr als die Hälfte von ihnen hat ein abgeschlossenes Studium. Das Durchschnittsalter des Kindes ist mit 10 Jahren älter als bei den anderen Gruppen. Dafür haben sie im Verhältnis die wenigsten Kinder (2,6). Betrachtet man diesen Umstand sowie die Tatsache, dass die Distanzierten beim Thema Geschlechterrollen wie die Freiheitlichen ein recht egalitäres Geschlechterverständnis vertreten, dann ist es nicht verwunderlich, dass in ihren Familien die Mutter meist arbeitet. Nur 8 Prozent arbeiten überhaupt nicht, 62 Prozent sogar in Vollzeit. Diese Werte sind die höchsten bzw. niedrigsten im Vergleich mit den anderen Typen.

GEMEINDEZUGEHÖRIGKEIT

Wie bei den Freiheitlichen sind die Angehörigen der katholischen und evangelischen Kirche überrepräsentiert. Als einziger Typus haben sie nur eine geringe Gemeindebindung. Zudem geben sie oft an, dass sie kaum Menschen aus ihrer Gemeinde gut kennen und fühlen sich dort weniger wohl. Auch hier zeigt sich der Aspekt der Distanziertheit.

Ein sehr interessanter Aspekt ist, dass die Distanzierten überdurchschnittlich häufig heterogam sind, das heißt, dass sie eine andere Gemeindezugehörigkeit aufweisen als ihr Partner. Da sie zudem drei- bis sechsmal so häufig wie die anderen Typen angeben, dass ihr Partner nicht mit ihrem Kind betet, kann man davon ausgehen, dass nicht wenige von den Distanzierten einen nicht gläubigen Partner haben. Ist es diese Distanz zum Glauben ihrer Partner, die auch ihre Glaubenserziehung distanziert macht?

DIE SELBST ERLEBTE ERZIEHUNG

Das Gottesbild, das sie im eigenen Elternhaus vermittelt bekommen haben, weist ebenfalls distanzierte Züge auf. Denn dieses ist sowohl nur wenig liebevoll-fürsorglich als auch nur wenig strafend-kontrollierend. Zudem spielte der Glaube im Elternhaus insgesamt nur eine geringe Rolle. Die Distanzierten verbinden mit ihrer eigenen Erziehung wenig positive Assoziationen, nur selten bringen sie Geborgenheit und Vertrauen, Gemeinschaft und Zusammenleben sowie Leidenschaftlichkeit mit dem Glauben ihrer Eltern in Verbindung.

ZUSAMMENFASSUNG

Der distanzierte Erziehungstyp zeichnet sich durch eine geringe Glaubenspraxis mit den eigenen Kindern aus. Auch ist ihnen die Glaubensvermittlung am wenigsten wichtig. Dies bedeutet, dass die Glaubenserziehung zwar freiheitlich ist, diese zugleich aber auch vernachlässigt wird.

Die Unentschlossenen

Mit knapp 9 Prozent der Befragten sind die Unentschlossenen gemeinsam mit den Distanzierten am wenigsten verbreitet.

hinweisend	warm & unterstützend	streng & kontrollierend
--	-	--

GLAUBENSERZIEHUNG

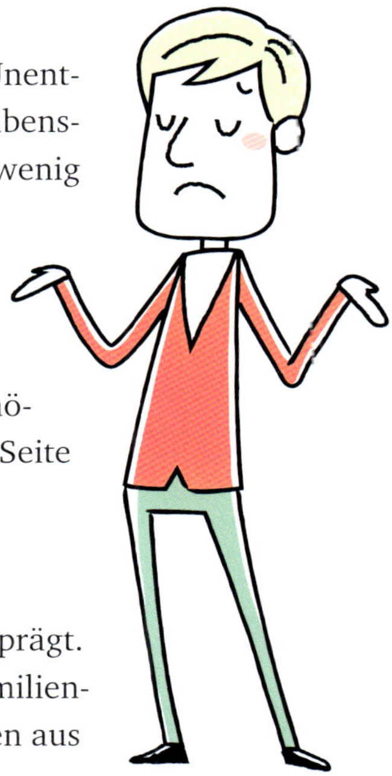

Wie die Engagierten und Traditionellen praktizieren auch die Unentschlossenen einen einweisenden Erziehungsstil. Dabei ist ihre Glaubenserziehung nur wenig warm und unterstützend, aber auch nur wenig streng und kontrollierend. Auch ihr allgemeiner Erziehungsstil ist verhältnismäßig wenig warm. Für 62 Prozent von ihnen ist das wichtigste Erziehungsziel, dass ihr Kind den Glauben annimmt. Damit liegen sie genau in der Mitte zwischen den Engagierten und den Traditionellen auf der einen Seite (wo dieser Wert viel höher ist) und den Freiheitlichen und Distanzierten auf der anderen Seite (wo dieser Wert viel niedriger ist).

GLAUBENSPRAXIS

Die Glaubenspraxis der Unentschlossenen ist eher schwach ausgeprägt. Selten beten sie gemeinsam, singen christliche Lieder, halten Familienandachten oder führen Abendrituale durch. Besonders das Vorlesen aus der Bibel sowie die Kommunikation über Glaubensthemen sind nur wenig ausgeprägt.

WEITERE EINSTELLUNGEN UND PRAKTIKEN

Das Thema Kommunikation fällt auch hier auf. Die Unentschlossenen können eher selten mit ihrem Kind offen über Sexualität reden. Häufig überlassen sie das Thema anderen, vielleicht auch, weil sie angeben, dass ihr Kind nicht mit ihnen über das Thema reden möchte. Zugleich ist ihnen jedoch wichtig, dass ihr Kind mit dem Sex bis zur Ehe wartet und einen Partner vom anderen Geschlecht hat. Auch in puncto körperlicher Strafe sind sie in gewissem Sinn inkonsequent: Zwar finden sie körperliche Strafen mit christlichen Werten vereinbar, jedoch geben sie ihrem Kind fast nie einen Klaps. Sie vertreten leicht egalitäre Rollenwerte, stimmen jedoch häufig der Aussage zu, dass Mann und Frau in ihrem Wesen unterschiedlich sind und diese Unterschiede gottgewollt sind und einen Sinn haben.

FAMILIENKONSTELLATION

Interessant ist, dass die Unentschlossenen der einzige Typus sind, bei dem es mehr Männer als Frauen gibt. Ihr jüngstes Kind ist mit 10 Jahren älter als der Durchschnitt. Auch die Unentschlossenen selbst sind leicht überdurchschnittlich alt (43 Jahre). Sie haben gemeinsam mit den Traditionellen die meisten Kinder (durchschnittlich 3,2). Bei Bildung und Wohnort gibt es keine Auffälligkeiten. In den Familien der Unentschlossenen geht die Frau meist einer Teilzeittätigkeit nach.

Die Unentschlossenen sind der einzige Typus, bei dem es mehr Männer als Frauen gab.

GEMEINDEZUGEHÖRIGKEIT

Ihre Gemeindezugehörigkeit liegt ebenso im Durchschnitt wie ihre Gemeindebindung und die Stärke der Einbindung des Kindes in das gemeindliche Geschehen.

DIE SELBST ERLEBTE ERZIEHUNG

Der Erziehungsstil der Eltern der Unentschlossenen war nur wenig emotional warm, zugleich aber auch nur durchschnittlich streng. Das Gottesbild, das ihnen vermittelt wurde, ist in beiden Dimensionen (liebevoll-fürsorglich und strafend-kontrollierend) nur wenig ausgeprägt. Im Rückblick überwiegen jedoch die negativen Assoziationen mit dem Glauben im Elternhaus. Damit verbunden werden häufig Verbote und Regeln sowie Langeweile.

ZUSAMMENFASSUNG

Die Unentschlossenen haben insgesamt ein Problem in der Kommunikation, zudem sind sie in der Glaubenserziehung eher unentschlossen. Sie bilden den »männlichsten Typus«. Und sie geben das am wenigsten eindeutige Bild ab.

Das große Bild

Wir sehen also, dass christliche Erziehung sehr unterschiedlich aussehen kann. Betrachten wir diese Ergebnisse und vergleichen sie mit dem Wissen aus der Erziehungsstilforschung und der Analyse der evangelikalen Erziehungsratgeber, ergibt sich ein Gesamtbild, das im Folgenden beschrieben wird.

Autoritäre Erziehung im Niedergang

Eine traditionell autoritäre Erziehung, bei der eine hohe Strenge und Kontrolle mit einer niedrigen emotionalen Wärme einhergeht, gibt es nur noch sehr selten. Nur bei einer Minderheit von 3 Prozent war dies der Fall. Dieser klassisch autoritäre Erziehungstypus war somit zu klein, als dass wir ihn in unsere Typologie mit aufgenommen hätten. Auch die beiden autoritären Erziehungstypen in der Analyse der evangelikalen Erziehungsratgeber (der dogmatisch-machtorientierte und der dogmatisch-wahrheitsorientierte) kommen bei den befragten Eltern kaum vor – man möchte sagen: zum Glück. Höchstens die Traditionellen weisen in Teilen Ähnlichkeit mit dem dogmatisch-wahrheitsorientierten Idealtyp auf, weil er sowohl recht streng ist als auch recht fixe Glaubensnormen hat, sodass das Kind vor allem vor der Gefahr der Abweichung steht.

Bei den allgemeinen Erziehungsstilen galt als permissiv-vernachlässigend, wenn eine niedrige Kontrolle und Strenge mit einer niedrigen emotionalen Wärme kombiniert wird (siehe Kapitel 2). Eine Light-Variante dessen in der Glaubenserziehung stellen die Distanzierten dar, in gewisser Weise aber auch die Unentschlossenen. Während Erstere die Glaubenserziehung eher bewusst vernachlässigen (weil der Glaube in Einstellung und Handeln als nicht so wichtig betrachtet wird), geschieht das bei den Unentschlossenen eher gegen die eigenen Prinzipien, die teils sehr klar vorhanden sind, oft aber nicht umgesetzt werden. Zwar ist bei ihnen die emotionale Wärme in der Erziehung unterdurchschnittlich ausgeprägt, insgesamt ist sie für einen permissiv-vernachlässigenden Stil in Reinform aber trotzdem noch zu hoch.

Freiheitlich, aber ambivalent ...

Das Gros der befragten Eltern liegt irgendwo zwischen einem autoritativen und einem demokratischen Erziehungsstil, der allgemeingesellschaftliche Erziehungsstilwandel hat sich somit für uns überraschend deutlich in der christlichen Familienerziehung niedergeschlagen (Kapitel 2). Schaut man jedoch genauer hin und bezieht die vier Typen aus der Analyse der evangelikalen Erziehungsratgeber mit ein, ergibt sich ein differenzierteres und spannungsvolleres Bild. Während die Freiheitlichen dem autoritativ-partizipativen Erziehungsstil stark ähneln, bilden sämtliche einweisende Erziehungstypen, also die Engagierten, die Traditionellen und die Unentschlossenen, eine Variante des autoritativ-dogmatischen Idealtyps: Das Kind wird als eigenständiges Wesen betrachtet und in der Eigenständigkeit gefördert, auf der anderen Seite gilt es als ständig gefährdet. Es schwingt immer die Angst mit, das Kind könnte den Glauben ablehnen. Auch der Umgang mit seiner Sexualität oder mit Medien wird vor allem unter dem Aspekt der Gefährdung betrachtet. Die Einstellung zu körperlicher Strafe in der Erziehung ist mindestens uneindeutig. Die Erziehung schwankt somit zwischen Furcht und Freiheit.

Während die Distanzierten die Glaubenserziehung eher bewusst vernachlässigen, geschieht das bei den Unentschlossenen eher gegen die eigenen Prinzipien, die teils sehr klar vorhanden sind, oft aber nicht umgesetzt werden.

Weil die Glaubensvermittlung als absolut notwendig gesehen wird, kommt es wie beschrieben zur »starken Spannung zwischen dem Ziel, die Autonomie des Kindes zu beachten und zu fördern, und dem Ziel, das Kind zum Glauben zu erziehen«[188]. Diese Spannung kommt beim Kind oft als Druck an. Eine Identität jenseits der vorgegebenen Glaubensidentität kann das Kind hier oft nur mit Schuldgefühlen entwickeln. Aus Sicht der Fachstelle Infosekta droht deswegen ein solcher Erziehungsstil, trotz aller Liebe und emotionaler Wärme und Unterstützung von psychischer Gewalt durchzogen zu sein. Hiermit sind wir bei der Kernproblematik christlicher Erziehung heute.

Fazit: Die (Ohn-)Macht der Erziehung

Axel Hacke beschreibt in folgendem kurzen Text auf sehr humorvolle Weise, wie schwer Erziehung ist:

> *Max rülpst. Fünf Jahre alt und rülpst ständig. Er kann es noch nicht richtig, das Geräusch hat keine Tiefe und es ist ein wenig blass, das liegt wohl am fehlenden Resonanzboden bei Fünfjährigen. Aber er übt ständig – bei Tisch, bei den Großeltern, gern auch, wenn Besuch kommt.*
>
> *Die Eltern: »Max, kannst du das mal bitte lassen. Man rülpst nicht, wenn andere Leute da sind, es stört sie.«*
>
> *Max rülpst.*
>
> *Die Eltern: »Du Max, das finden wir jetzt echt nicht so gut. Lässt du das mal bitte?«*
>
> *Max rülpst.*
>
> *Die Eltern (Versuch einer paradoxen Intervention des dreifachen Axels der Kindererziehung): »Max, wir hören es gerne, wenn du rülpst, das Geräusch gefällt uns so, bitte rülpse noch mehr.«*
>
> *Kurzes Nachdenken. Max rülpst.*
>
> *Die Eltern unter sich: »Wir müssen das Rülpsen ignorieren. Es geht ihm nur darum, auf sich aufmerksam zu machen. Er ist der Zweitgeborene, vergessen wir es nicht.« Sie ignorieren das Rülpsen.*
>
> *Max rülpst.*
>
> *Die Eltern denken darüber nach, ob es sinnvoll wäre, das Kind einem Arzt vorzustellen. Es könnte einfach Verdauungsprobleme haben. Sie verwerfen den Gedanken; der Stuhlgang des Knaben ist ganz normal.*

Max rülpst.

Die Eltern fragen sich: Ist Rülpsen schlimm? Sind wir nicht Spießer, dass wir uns am Rülpsen eines Fünfjährigen stören? Der Vater ruft: »Es stört mich aber doch, verdammt!«

Max rülpst.

Die Eltern laut: »Max, es langt jetzt endlich, verdammt noch mal, wenn du nicht aufhörst, müssen wir dich ins Zimmer schicken, du störst alle anderen am Tisch.«

Max rülpst.

Die Eltern bringen Max in sein Zimmer. Das Kind schreit, klagt, weint, öffnet die Zimmertüre und schlägt sie wieder zu, bejammert sein Schicksal, schreit seine Wut hinaus und bricht heulend auf dem Ziegenhaarteppichboden seiner Behausung zusammen.

Die Eltern werden mitleidig, gehen nach oben: »Du darfst jetzt wieder herunterkommen, wenn du nicht mehr rülpst.«

Max kommt wieder an den Esstisch, setzt sich mit versteinertem Gesicht auf seinen Platz. Die Eltern (denkend): »Es war hart, aber nun haben wir es geschafft.« Die Familie isst schweigend. Es kehrt Ruhe ein im Haus. Stille senkt sich über den Tisch, Frieden in die Herzen der Erziehenden.

Man hängt seinen Gedanken nach.

Da rülpst Max.

Axel Hacke[189]

All diejenigen, die erziehen, kennen das Gefühl der Ohnmacht bzw. der Machtlosigkeit. Denn allzu oft machen Kinder, was sie wollen, oder sie entwickeln sich zu etwas ganz anderem hin, als die Eltern sich für sie gewünscht hätten. Und das, obwohl sie alles versucht haben. Wie oben bei Max gehen alle Interventionsversuche ins Leere und wirken zunehmend hilflos. Das ist die eine Seite der Erziehung: die Ohnmachtsseite. Sie kommt aus dem, was der Systemtheoretiker Niklas Luhmann einmal das »Technologiedefizit der Pädagogik«[190] genannt hat. Will heißen: Kinder kommen mit keiner Bedienungsanleitung auf die Welt, weil sie keine Maschinen sind. Maschinen funktionieren nach einer festgelegten Logik – auch wenn diese heute für Laien meist nicht mehr nachvollziehbar ist. Daher kann man Maschinen steuern. Menschen sind hingegen keine Maschinen. Bei allen Automatismen, Gewohnheiten und Ähnlichkeiten sind sie einzigartige Individuen mit der Fähigkeit, Nein zu sagen, die Dinge auf ihre Weise zu interpretieren, verrückte Ideen zu haben – kurz: einen eigenen Willen zu haben.

Der Wissenschaftler Gregory Bateson benutzte in diesem Zusammenhang ein etwas drastisches Bild, das nicht als Aufruf zur Tierquälerei verstanden werden darf: Wenn man einen Stein tritt, dann kann man prinzipiell berechnen, wohin dieser Stein fliegt, wenn man nur alle entsprechenden Faktoren kennt: Größe des Steins, Trittgeschwindigkeit, Winkel, mit dem der Stein getroffen wird etc. Wenn man aber einen Hund tritt, dann kann man vielleicht auch berechnen, wohin dieser fliegt. Man kann aber nicht bestimmen, was dieser danach macht. Rennt er jaulend davon oder mit fletschenden Zähnen auf den Tretenden zu?[191] Wie viel komplexer und eigenständiger sind erst Menschen. Und genau deswegen gibt es auch keine Rezepte für die Erziehung, die ermöglichen würden, dass das Kind einmal so wird, wie die Eltern es haben möchten. Zum Glück: Denn sonst wäre der Manipulation Tür und Tor geöffnet. Diese Ohnmachtsseite macht christlichen Eltern besonders beim Punkt Glaube zu schaffen. Denn wie wir gesehen haben, wünschen sich die meisten von ihnen nichts so sehr, wie dass ihr Kind Christ wird und den Glauben annimmt.

Neben der Ohnmachtsseite gibt es jedoch auch die Machtseite. So ohnmächtig sich Eltern in ihrer Erziehung vielleicht manchmal fühlen und in gewisser Weise auch sind, so mächtig sind sie andererseits, auch wenn diese Macht eher unsichtbar sowie still und heimlich am Werk ist. Sie liegt begründet in der Prägekraft der Eltern, die bereits in der Bibel gesehen und bejaht wird. Eltern prägen ihr Kind viel mehr, als ihnen bewusst ist, und manchmal stärker, als ihnen lieb ist.

Wir Menschen sind Beziehungswesen, als solche kommen wir zur Welt und als solche gehen wir auch wieder aus ihr hinaus. Die intensivste Beziehung, die es gibt, ist die zu den frühkindlichen Bezugspersonen – meist den Eltern. In gewisser Weise beginnt diese Prägung schon vorgeburtlich. So hat man festgestellt, dass Neugeborene direkt die Stimme der Mutter von allen anderen Geräuschen unterscheiden und somit wiedererkennen können.[192] Und die moderne Säuglingsforschung hat in beeindruckenden Studien gezeigt, wie Babys von Geburt an kommunizieren können und auf ihr menschliches Gegenüber eingestellt sind.[193] Kinder sind von Beginn an so stark mit ihren Bezugspersonen verwoben und verwickelt, dass sie sich wortwörtlich zunehmend ent-wickeln, also auch psychisch abnabeln müssen. Sie müssen beispielsweise erst lernen, dass sie ein eigenständiges Ich sind, genau wie ihre Bezugsperson, und dass da eine ganze Welt außerhalb von ihnen existiert – zu Beginn ist all dies erst einmal wie verschmolzen miteinander.

Kinder lernen dies wie so vieles andere meist ganz automatisch und nebenbei, durch Nachahmung und »Mitahmung«. Mit anderen Worten: Sie lernen von anderen und durch andere, durch Abgucken und Nachmachen (zum Beispiel einen Gesichtsausdruck oder eine Redewendung) und durch das gemeinsame Einüben und Ausführen (zum Beispiel durch gemeinsames Singen oder Spielen). Natürlich lernen sie manchmal auch dadurch, dass ihnen bewusst etwas beigebracht wird (z. B. das Schuhebinden), aber das ist viel seltener der Fall, als wir denken. In all dem sind die Eltern die ersten Lebensjahre, aber auch weit darüber hinaus die wichtigsten Vorbilder und Gegenüber. Jedoch gibt es eine leider viel zu selten beachtete weitere Lernform: Kinder lernen nicht nur von und durch andere, sondern auch für andere, besonders für ihr Bezugspersonen. Weil sie mit deren Existenz grundlegend verwoben sind, richten sie sich an ihr auf und an ihr aus.

Lernen ist hier natürlich nicht nur im Sinne von Wissenserwerb gemeint, sondern viel grundlegender. Beim Für-andere-Lernen geht es darum, was wir lernen wollen, und damit teils auch: wer und wie wir sein wollen. Kinder lernen dabei, auch zwischen den Zeilen das Verhalten ihrer Eltern zu lesen. Und so übernehmen sie ganz automatisch auch die stillschweigenden Erwartungen und Wünsche von Vater und Mutter. Natürlich können sie sich später immer gegen diese Erwartungen und Wünsche entscheiden und diese nicht erfüllen, jedoch wissen sie dann, was sie ihren Eltern damit (möglicherweise) antun.

Wie unausgesprochene Erwartungen der Eltern die Kinder prägen können, hat Pascal Mercier in seinem Buch »Nachtzug nach Lissabon« in recht drastischer, aber sehr treffender Weise beschrieben. Hier ein Auszug aus dem Brief eines Protagonisten an seine Mutter:

Du hast an mir ein Kunststück vollbracht, Mama, und ich schreibe jetzt auf, was ich Dir vor langer Zeit hätte sagen sollen: Es war ein perfides Kunststück, das mein Leben belastet hat wie nichts anderes. Du hast mich nämlich wissen lassen – und es war am Inhalt dieser Botschaft nicht der geringste Zweifel möglich –, dass Du von mir, Deinem Sohn, nichts Geringeres als dieses erwartest: dass er der Beste sei. Worin, das war nicht so wichtig, aber die Leistungen, die ich zu erbringen hatte, sie mussten die Leistungen aller anderen übertreffen, und nicht nur irgendwie übertreffen, sondern turmhoch überragen. Die Perfidie: Das hast Du mir nie gesagt. Deine Erwartung gelangte nie zu einer Ausdrücklichkeit, die mir erlaubt hätte, dazu Stellung zu beziehen, darüber nachzudenken und mich mit den Gefühlen daran zu reiben. Und doch wusste ich es, denn das gibt es: ein Wissen, das man einem wehrlosen Kind einträufelt, Tropfen für Tropfen, Tag für Tag, ohne dass es dieses lautlos anwachsende Wissen im Geringsten bemerkt. Das unscheinbare Wissen breitet sich in ihm aus wie ein tückisches Gift, sickert in das Gewebe von Leib und Seele und bestimmt über die Farbe und Schattierung seines Lebens. Aus diesem unerkannt wirkenden Wissen, dessen Macht in seiner Verborgenheit lag, entstand in mir ein unsichtbares, unentdeckbares Gespinst aus unbeugsamen, gnadenlosen Erwartungen an mich selbst, gewoben von den grausamen Spinnen eines angstgeborgenen Ehrgeizes. Wie oft, wie verzweifelt und in welch grotesker Komik habe ich später in mir um mich geschlagen, um mich zu befreien – nur um mich noch mehr zu verfangen! Es war unmöglich, mich gegen Deine Anwesenheit in mir zur Wehr zu setzen: Zu vollkommen war Dein Kunststück, zu fehlerlos, ein Meisterwerk von überwältigender, atemberaubender Perfektion.[194]

Die Macht der Prägung

Eine große Rolle spielen unausgesprochene Erwartungen natürlich auch bei der Vermittlung des Glaubens in der Erziehung. Wenn sich Eltern nichts sehnlicher wünschen, als dass ihr Kind gläubig wird, dann prägen sie ihr Kind ganz stark mit dieser Erwartung. Dass und wie das problematisch werden kann, zeigte sich in unserer Dekonversionsstudie.[195] Da gab es Ines, die ihren Eltern ihren Glaubensverlust verschwieg, zugleich mit dem Glauben aber auch die enge Beziehung zu ihnen verlor. Oder Martina, die beschrieb, dass sie immer gespürt habe, dass den Eltern in Bezug auf sie »das Wichtigste« war, dass sie glaubt. Zudem erlebte sie emotionale Szenen, wie die ganze Familie in Abwesenheit ihres großen Bruders hingebungsvoll und verzweifelt für diesen betete, damit er wieder zum Glauben zurückfände. Im Gegensatz zur Ines erzählte sie ihren Eltern, dass sie nicht mehr glaube, hat aber stark das Gefühl, sie dadurch persönlich zu verletzen.

Aufgrund dieser Macht der Prägung kommt es für viele christliche Eltern zu einem Zielkonflikt zwischen Autonomie und Glauben. Auf der einen Seite wissen die Eltern um die Autonomie, also um die Eigenständigkeit des Kindes, die sie nicht nur wahren, sondern meist auch fördern wollen. Dabei ist ihnen bewusst, dass man Glauben nicht erzwingen kann. Auf der anderen Seite kann der Wunsch, dass das Kind zum Glauben findet, so groß sein, dass der Glaube für den Nachwuchs zu einer quasi alternativlosen Entscheidung wird. Es handelt sich dabei um eine Entscheidung, die zwar eigenständig, ganz persönlich und mit tiefster Überzeugung getroffen werden soll, die aber erwartet wird und für die es aus Sicht der Eltern keine echte Alternative gibt. Natürlich können die Kinder sich trotzdem gegen den Glauben entscheiden, jedoch wissen sie meist genau, was sie ihren Eltern damit antun. Und in vielen Fällen ist es mit das Schlimmste, was passieren kann.

Wenn sich Eltern nichts sehnlicher wünschen, als dass ihr Kind gläubig wird, dann prägen sie ihr Kind ganz stark mit dieser Erwartung. Dass und wie das problematisch werden kann, zeigte sich in unserer Dekonversionsstudie.

Einen Konflikt zwischen der Autonomie des Kindes und einem bestimmten Erziehungsziel besteht in gewisser Hinsicht natürlich immer. Auch ein anarchistischer Vater wünscht sich von seinem Kind, dass dieses aus freien Stücken und voller Überzeugung heraus ein Anarchist wird. Jedoch ist dieser Zielkonflikt beim Glauben besonders groß, weil Glaube eine so existenzielle und grundlegende Sache ist. Hier geht es immer auch um Erlösung und nicht nur um das Leben im Hier und Heute, sondern auch in Ewigkeit. Entsprechend spitzt sich der Zielkonflikt überall dort zu, wo Eltern glauben, dass ihrem Kind, wenn es nicht zum Glauben finde, der Eintritt in den Himmel verwehrt wird oder gar eines Tages das ewige Höllenfeuer droht. Dies gilt sowohl für die Eltern als auch für das Kind, deswegen geht die Freiheit immer auch mit Furcht einher.

Wie schon weiter oben angedeutet, ist der Grat zu psychischer Gewalt schmal. Sie spielt in der Erziehung oft noch eine größere und tragischere Rolle als die körperliche. Als psychische Gewalt der Eltern werden Handlungen bezeichnet, die das Kind in seiner psychischen Integrität verletzen, zum Beispiel durch Missachten (Beschämen, Erniedrigen …), Terrorisieren (Unsicherheit vermitteln, verängstigen), Bestechen, Vermeidung emotionaler Zuwendung (Ignorieren), Zurückweisen, Isolieren, inkonsistente Erziehung, Vernachlässigung der Bedürfnisse des Kindes und das Miterleben häuslicher Gewalt.[195] Psychische Gewalt ist ungleich schwerer zu erfassen als körperliche, sie hinterlässt wenig sichtbare Verletzungen, erfolgt aus der Beziehungsdynamik und wird meist nicht oder nur wenig bewusst ausgeübt. Die Grenzen zwischen gesellschaftlich akzeptiertem Erziehungsverhalten und psychischer Gewalt sind daher ebenso schwierig zu bestimmen wie die zwischen Autonomie und Glaube und psychischer Gewalt. Wie man aus unserer Sicht damit umgehen kann und welche weiteren Konsequenzen sich aus den bisherigen Ergebnissen und Überlegungen ergeben, stellen wir im nächsten und letzten Kapitel dar.

PORTRAIT SEBASTIAN

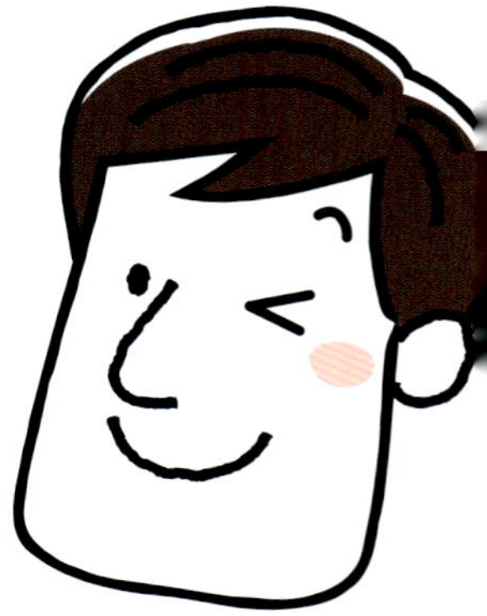

»Und sonst bin ich froh darüber, dass unsre Kinder alle im Posaunenchor mitspielen, wobei ich nicht weiß, warum das so ist. Aber sie kommen halt gerne und auch da haben wir immer mit einem gewissen leichten Druck forciert, dass sie mitkommen und so.«

Sebastian ist 46 Jahre alt, von Beruf Chemiker und lebt mit seiner Frau Sybille und seinen vier mehr oder weniger erwachsenen Kindern (16–22 Jahre alt) in einer hessischen Kleinstadt. Sie besuchen eine landeskirchliche Gemeinschaft. Er selbst kommt aus einer christlichen Familie, in der der Glaube ebenfalls einen hohen Stellenwert hatte. Diese Erziehung hat er als sehr positiv erlebt, entsprechend versucht er viel zu übernehmen *»von dem, was meine Eltern mit mir gemacht haben«*. Besonders wichtig war ihnen, ihre Kinder *»zu verantwortungsvollen Menschen«* zu erziehen. Dies drückte sich unter anderem darin aus, dass sehr darauf geachtet wurde, dass Termine eingehalten, Aufgaben erledigt wurden und gemeinsam gegessen wurde. Sebastian sind diese Dinge nun ebenfalls ein Anliegen. Es ist ihm sehr wichtig, seinen Kindern ein grundlegendes Vertrauen sowie klassische Tugenden wie Verlässlichkeit und die Einhaltung von Regeln zu vermitteln. *»Also ich denke auf jeden Fall, Grenzen setzen und ziehen ist wichtig. Dass man den Kindern sagt: ›Ihr geht jetzt pünktlich schlafen und dann ist Ruhe.‹«* Gemeinsames Essen in der Familie hat einen besonders hohen Stellenwert für ihn: *»Das heißt, wir versuchen dann abends eine gemeinsame Zeit zum Abendessen zu kriegen, das liegt mir sehr am Herzen, dass wir dann einmal gemeinsam was essen.«* Auch beim *»Samstagsfrühstück oder Sonntagsfrühstück, wo andre vielleicht ausschlafen und so weiter, da hab ich immer drauf gedrungen, dass wir gemeinsam frühstücken«*. Insgesamt hat er den Eindruck, dass seine Erziehung erfolgreich ist: *»Also ich glaube, was Zuverlässigkeit angeht, hat es mit der Erziehung irgendwie funktioniert. Mein Sohn ist jetzt seit drei Jahren in der Ausbildung. Der hat nicht einmal verschlafen morgens früh, da ist er einfach zuverlässig.«*

Neben diesen klassischen Tugenden ist ihm auch Authentizität sehr wichtig, die er mit dem christlichen Glauben verbindet: *»Diese Verlässlichkeit – also tut, was ihr sagt, seid authentisch –, das ist ja auch etwas, was aus dem christlichen Leben heraus entstehen sollte.«* Ein wichtiges Ziel ist für ihn zudem, dass seine

Kinder eine positive Lebens- und Glaubenseinstellung bekommen: *»Der Glaube soll keine Last sein, sondern Freude bereiten.«* Und an anderer Stelle spricht er davon, *»den Kindern zu vermitteln, dass es schön ist, in der Welt unterwegs zu sein mit den Menschen und das Leben toll zu finden. Und dankbar zu sein für das, was wir in Deutschland alles haben und dürfen und können.«* Entsprechend möchte Sebastian das Gottesbild des liebenden Vaters vermitteln, zu dem die Kinder immer kommen können.

Insgesamt berichtet er über nur wenige Schwierigkeiten in der Erziehung seiner Kinder und ist zufrieden. *»Also meine Frau und ich, wir sind da sehr glücklich über die Situation, in der unsre Kinder jetzt stecken, und glauben, dass wir sie gut vorbereitet haben auf das, was kommt.«*

Sebastian leitet in der landeskirchlichen Gemeinschaft einen Posaunenchor: *»Und sonst bin ich froh darüber, dass unsre Kinder alle im Posaunenchor mitspielen, wobei ich nicht weiß, warum das so ist. Aber sie kommen halt gerne und auch da haben wir immer mit einem gewissen leichten Druck forciert, dass sie mitkommen und so.«* Seine Kinder gehen gerne in den Gottesdienst der Heimatgemeinde: *»Unser Gottesdienst hat eine Form, die für Kinder, Jugendliche und Erwachsene ansprechend ist. Wir waren mal am Sonntag bei meinem Bruder; den Gottesdienst fanden die Kinder überhaupt nicht gut und waren froh, dort nicht wieder hingehen zu müssen.«*

Einen großen Unterschied zwischen früher und heute sieht er in dem Sicherheitsfanatismus der heutigen Gesellschaft: *»Fahrradfahren ohne Helm war damals kein Problem. Heutzutage muss man sich rechtfertigen. Ebenso war es beim Rollschuhfahren. Es wird heute viel mehr auf Sicherheit geachtet und dafür der Verstand ausgeschaltet.«*

KAPITEL 10

KONSEQUENZEN FÜR CHRISTEN UND GEMEINDEN

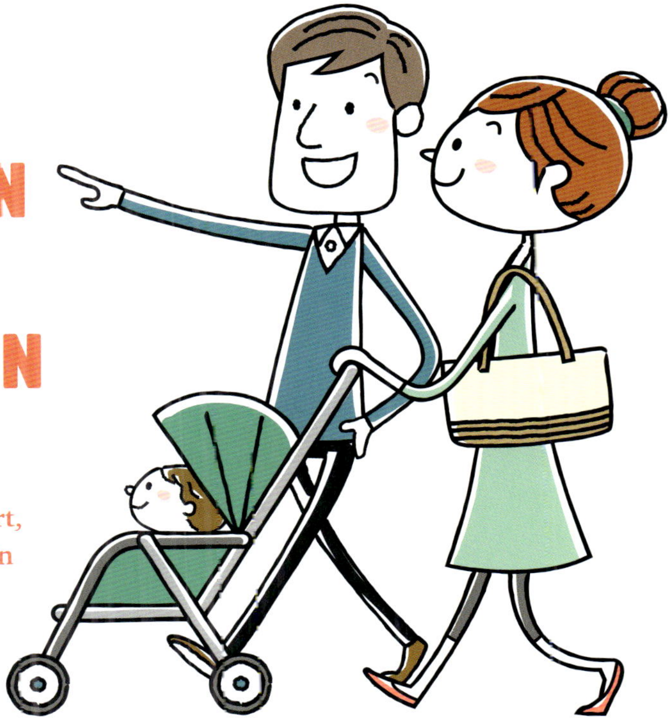

»Es gibt ein afrikanisches Sprichwort, das hat mich sehr fasziniert: ›Um ein Kind zu erziehen, braucht es ein ganzes Dorf.‹ Ich merke, an unsern ganzen Kindern und Jugendlichen hier, ich bin eigentlich sehr dicht dran, hab acht oder neun Patenkinder und ich misch mich da gerne ein.«
BRIGITTE

»Das Leben der Eltern ist das Buch, in dem die Kinder lesen.«
AUGUSTINUS VON HIPPO

Wir wollen in diesem letzten Kapitel einige wichtige Ergebnisse zusammenfassen, zuspitzen und zugleich einen Ausblick in Form von zehn Statements wagen, die herausfordern, zum Gespräch anregen und Impulse geben sollen.

Zunächst die schönste und wichtigste Nachricht: Die christliche Familie lebt und ist putzmunter. Auch wenn manche schon das Totenglöckchen läuten hören, unsere Daten sprechen eine eindeutige Sprache. Den meisten christlichen Eltern ist es sehr wichtig, ihrem Kind den Glauben zu vermitteln, und sie tun einiges dafür. Sie selbst fühlen sich wohl und sicher in ihren Rollen als Väter und Mütter und nehmen ihre Erziehungsaufgabe gerne wahr. In den meisten Familien herrschen ein positives Familienklima und eine lebendige Glaubenspraxis. Die Eltern haben das Gefühl, dass sie ihren Kindern ein gutes Vorbild im Glauben sind.

Statement 1

Christliche Familie ist kein Auslaufmodell, sondern quicklebendig und in vielem geradezu vorbildlich.

Statt alle Wandlungen der Erziehung per se negativ und als Verfallsprozess zu deuten, sollten wir froh darüber sein, wie wandlungsfähig die christliche Familie ist, ohne dabei ihre Identität zu verlieren. Manchmal werden in christlichen Kreisen gesellschaftliche Veränderungen allein als Gefahr oder Herausforderung, nicht aber als Chance betrachtet. Anpassung an den Zeitgeist bedeutet dann immer, die Distanz zum Evangelium zu vergrößern. Gerade die christliche Familie ist aber ein Beispiel dafür, dass vieles, was wir als genuin christlich betrachten, eben nicht biblisch, sondern das Produkt eines Anpassungsprozesses an einen vergangenen Zeitgeist ist (wie wir am Unterschied vorindustrieller Großfamilie und bürgerlicher Kleinfamilie gesehen haben). Natürlich bedeutet das auf der anderen Seite nicht, dass alle gesellschaftlichen Veränderungsprozesse immer positiv sind und es einen allgemeinen Fortschritt gibt, sodass gilt: je neuer, desto besser. Jedoch sollte man immer damit rechnen, dass im Zeitgeist auch der Heilige Geist wirken kann.

Wenn christliche Familienerziehung heute mit größerer emotionaler Wärme, Unterstützung, Liebe und mehr Mitbestimmung einhergeht, dann sehen wir darin einen deutlichen Fortschritt.

Wenn christliche Familienerziehung heute mit größerer emotionaler Wärme, Unterstützung, Liebe und mehr Mitbestimmung einhergeht, dann sehen wir darin einen deutlichen Fortschritt. Nicht einen Fortschritt im Sinne einer immer und automatisch fortschreitenden Verbesserung der Gesellschaft, sondern einen Fortschritt darin, dass christliche Familien mit dieser Praxis näher am Evangelium sind und biblische Prinzipien besser umsetzen.

Statement 2

Der Wandel in der Erziehung in christlichen Familien sollte noch konsequenter auch den Bereich der Glaubenserziehung umfassen.

Der Wandel in der christlichen Familienerziehung zu mehr Wärme, mehr Kommunikation und mehr Mitbestimmung ist zwar herausfordernd, aber eine gute Sache, die gerade in der Glaubenserziehung noch konsequenter verfolgt werden sollte. Die Zeiten sind andere und die Herausforderungen neu, sodass sich die Eltern nur teils an der eigenen Erziehung und Vorbildern aus der Vergangenheit orientieren können. Doch nicht nur hier erleben sie eine starke Spannung. Auf der einen Seite sind da die gesellschaftlichen Veränderungen, die die Erziehung in den letzten Jahren hin zu einem wärmeren und demokratischeren Erziehungsstil verändert haben und vielen Familien ein neues Klima und oft auch größeren Freiraum gegeben haben, was die meisten sehr positiv erleben. Auf der anderen Seite wird dieser Freiraum speziell in der Glaubenserziehung zur Herausforderung, da viele Eltern befürchten, dass Freiheit und Autonomie – zumindest in diesem Bereich – für ihre Kinder eine Gefahr darstellen. Nicht nur, weil es immer mehr Optionen und zugleich weniger Orientierung gibt, sondern vor allem, weil die Eltern Angst haben, dass die Kinder ihre Freiheit an dem Punkt nutzen, wo dies am verhängnisvollsten wäre: beim Glauben. Die größte Furcht vieler christlicher Eltern scheint zu sein, dass ihre Kinder sich nicht für den Glauben entscheiden.

Hier wird das ganze Dilemma einer einweisenden christlichen Erziehung sichtbar, die beständig zwischen Freiheit und Furcht hin- und herpendelt. Auf der einen Seite ist die Glaubenserziehung emotional warm und es wird ein positives Gottesbild vermittelt, das stark von liebevollen Bildern wie »liebender Vater«, »guter Hirte« und »helfender Freund« durchdrungen ist. Zugleich aber möchte die große Mehrheit der Eltern, dass ihr Kind ihren Glaubensvorstellungen folgt und lernt, dass nur der christliche Glaube zum Heil führt. So mischt sich in den warmen Erziehungsstil und das positive Gottesbild eine negative Seite, die aus unserer Sicht meist weder theologisch begründet noch pädagogisch gewollt, sondern der Furcht, etwas falsch zu machen, geschuldet ist. Eltern fragen sich: »Was, wenn mein Kind jetzt trotz all meiner Liebe nicht glaubt?« – »Was ist, wenn ich meinem Kind zu viel Freiheit gebe?«

Eltern fragen sich: »Was, wenn mein Kind jetzt trotz all meiner Liebe nicht glaubt?«

Diese Fragen können wir verstehen, denn alle Eltern wollen das Beste für ihre Kinder, doch gerade wenn es um die Glaubensvermittlung geht, ist Vertrauen von zentraler Bedeutung und Furcht ein schlechter Ratgeber. Mit Vertrauen meinen wir sowohl das Vertrauen in Gott, dass er seinen Weg mit dem Kind gehen wird, als auch das Vertrauen in das eigene Kind, dass es lernt, aus der eigenen Prägung heraus Entscheidungen zu treffen. Ein bewusster oder unbewusster Druck seitens der Eltern wirkt da kontraproduktiv, deshalb sollten wir mehr über die pädagogischen Konsequenzen unserer Theologie sprechen und bei Unstimmigkeiten sowohl unsere Theologie als auch unsere Pädagogik kritisch überprüfen.

Eltern denken oft, sie würden ihre Kinder bedingungslos lieben. Menschliche Liebe ist jedoch niemals so rein wie die göttliche Liebe, also völlig frei von Bedingungen. Sie geht fast immer einher mit bestimmten Normen, Wünschen, Erwartungen und Grenzen. In gewisser Weise geht das vielleicht auch nicht anders. Schwierig wird es aus unserer Sicht jedoch, wenn die Liebe der Eltern bewusst oder unbewusst an die Glaubensannahme geknüpft ist. Wobei es hier eine große Bandbreite gibt. Auf der einen Seite des Spektrums stehen Eltern, die ihren Kindern offen mit Liebesentzug drohen, wenn sie nicht »spuren«, wie man so plastisch sagt. Wenn sie also nicht in der Spur bleiben, die die Eltern für sie ausgelegt haben. Dass dies problematisch ist, dürfte kaum strittig sein. Auf der anderen Seite des Spektrums stehen die Eltern, die dem Kind zumindest implizit vermitteln, dass die Entscheidung zum Glauben eigentlich alternativlos ist, zumindest dann nicht, wenn es die Liebe der Eltern erwidern und diese nicht enttäuschen will. Die Eltern wollen natürlich gerade in Glaubensangelegenheiten das Beste für ihr Kind, was bedeutet, dass das Kind den Glauben der Eltern übernehmen soll. Die Eltern handeln hier sicher mit bestem Wissen und Gewissen und aus edelsten Motiven heraus, trotzdem kann ihr Handeln Effekte mit sich bringen, zum Beispiel einen Erwartungsdruck erzeugen, der problematisch ist und von ihnen auch eigentlich nicht erwünscht ist.

Statement 3

Eine einweisende Glaubenserziehung geschieht oft aus guten Motiven heraus, kann aber ungewollt sehr problematische Effekte haben.

Wie kann der Glaube vermittelt werden? Hier gilt es immer wieder daran zu erinnern, dass Glaube kein Etwas, sondern ein Beziehungsgeschehen ist. Daher ist er auch kein kostbarer Gegenstand, der von Generation zu Generation einfach den Besitzer wechseln kann. Glaube ist Vertrauen in eine Person und mit einer Entscheidung verbunden, sich dieser Person nähern zu wollen sowie ihr irgendwann vollkommen und mit Haut und Haaren zu vertrauen, sich komplett an sie zu binden. Vertrauen aber kann nicht erzwungen werden, denn Beziehungen setzen Freiheit voraus. Eine erzwungene Beziehung gibt es nicht. Mit einer gesunden Glaubensprägung durch Vorbild und eine gelebte gemeinsame Glaubenspraxis können Eltern ihre Kinder an Jesus heranführen und mit ihm bekannt machen. Der Glaube des Kleinkindes orientiert sich am Glauben der Eltern.

Mit der Autonomieentwicklung des Kindes wird der Glaube immer mehr verselbstständigt, ist aber immer noch an die Art, wie Eltern und Mitarbeiter der Gemeinde den Glauben vermitteln, gebunden. Ob sie Jesus vertrauen wollen, müssen die Kinder dann aber selbst entscheiden, und in verschiedenen Stadien ihrer Glaubensentwicklung geschieht dies auf unterschiedliche Weise. Anders gesagt: Heranwachsende können und müssen sich im Laufe ihrer Entwicklung zu ihrer Prägung immer wieder neu positionieren. Sie können sich gegen sie stemmen, sie bestätigen oder auch modifizieren. Und letztlich bleibt der Glaube ein Geheimnis und ein Geschenk, das ein Mensch im engen Sinne auch nicht selbst machen kann, für das er sich jedoch öffnen muss.

Mit einer gesunden Glaubensprägung durch Vorbild und eine gelebte gemeinsame Glaubenspraxis können Eltern ihre Kinder an Jesus heranführen und mit ihm bekannt machen.

Statement 4

Glaube kann nicht gemacht werden, er ist ein Geschenk und eine Entscheidung.

Bei allem Verständnis für die Eltern und ihren Wunsch, dass die Kinder ihren Glauben übernehmen, gibt es weder eine Garantie noch ein Recht darauf. Glaube ist ein Gnadengeschenk Gottes und nicht menschlich verfügbar oder gar machbar. Für die Glaubensvermittlung bedeutet dies, dass es für Eltern zunächst kein anderes Mittel als das Vorleben und eine gemeinsam gelebte Praxis gibt (Gebet, Lernen durch Imitation oder Beteiligung). Je älter und eigenständiger die Kinder werden, desto weniger können und sollten Eltern die Nach- oder Mitahmung erzwingen. Ein Vorbild sollten die Eltern den Kindern jedoch gerade in einem mündigen Glauben sein. Damit ist ein Glaube gemeint, der sich nicht ängstlich abkapselt, sondern mutig, neugierig und ehrlich ist. Dies aber bedeutet immer auch zu vermitteln, dass der Glaube eben nicht alternativlos ist, sondern eine Entscheidung, die sie bewusst getroffen haben, aufgrund bestimmter Gründe oder Erfahrungen etc. – und die andere auch anders getroffen haben. Es geht darum, an dieser Stelle loszulassen und darauf zu vertrauen, dass Gott die Kinder zu sich ziehen wird – auf seine Weise und zu seiner Zeit.

Je älter und eigenständiger die Kinder werden, desto weniger können und sollten Eltern die Nach- oder Mitahmung erzwingen.

Statement 5

Kinder sollten auch andere Weltanschauungen und Religionen kennenlernen – nicht nur in der Schule oder bei Freunden, sondern auch im Elternhaus.

Das Kennenlernen anderer Religionen ist nicht nur nötig und wichtig, um die Kinder zu einem respektvollen und toleranten Umgang mit Andersgläubigen zu erziehen, sondern auch, um sie in eine plurale und globalisierte Welt einzuführen, in der sie mündige Entscheidungen treffen können. Uns ist klar, dass Erziehung nicht nur in einem weltanschaulich neutralen Raum stattfindet, sondern von der starken elterlichen Prägung begleitet wird. Dies finden wir gut und richtig und hilft vor allem jüngeren Kindern bei ihrer Identitätsentwicklung. Übrigens: Je sicherer ein Kind in seiner Identität ist, desto offener kann es mit anderen Meinungen und Weltanschauungen umgehen. Wenn die Kinder aber älter werden, halten wir es für wichtig, über andere Weltanschauungen und Religionen zu diskutieren, mit denen das Kind in Schule und Freizeit konfrontiert wird. Dabei sollten Eltern keine Angst haben, dass ihr Kind dadurch das Interesse am Glauben verliert. Im Gegenteil: Wenn es dadurch dann bewusster eine Entscheidung für Christus und gegen andere Religionen trifft, sind die besten Voraussetzungen für einen mündigen Glauben gegeben.

Je sicherer ein Kind in seiner Identität ist, desto offener kann es mit anderen Meinungen und Weltanschauungen umgehen.

Gleichzeitig ist etwas anderes wichtig. Verdeutlicht wird dies durch eine Anekdote, die der Theologe Miroslav Volf erzählt. Er fuhr mit seinem kleinen Sohn Auto und erzählte ihm eine Geschichte, in der ein Mann in einen Esel verwandelt wird. Da fragt ihn der Sohn: »Papa, würdest du mich auch noch lieben, wenn ich mich in einen Esel verwandeln würde?« Darauf beginnt der Vater zu philosophieren: »Nun, schau mal, wenn du dich in einen Esel verwandeln würdest, dann wärest du ja nicht mehr der, der du jetzt bist und …« Weiter kommt er mit seinen Überlegungen nicht, denn er sieht, wie sein Sohn zu weinen beginnt. Dicke Tränen kullern über seine Wangen, sodass er schließlich anhalten und ihn trösten muss. Er versucht, seinen dummen Fehler wiedergutzumachen und beteuert: »Mein Sohn, ich werde dich immer lieben, egal, was du tust oder bist oder in was du dich verwandelst.«

Diese Anekdote führt uns zum sechsten Statement.

Statement 6

Für eine stimmige Glaubenserziehung ist es äußerst wichtig, dass Eltern ihren Kindern vermitteln, dass sie sie lieben, wie sie sind, und sie auch lieben würden, wenn sie anders wären, zum Beispiel wenn sie sich nicht dafür entscheiden, Jesus nachzufolgen.

Wie aber kann man dies vermitteln? Entscheidend ist hier vor allem, diese Haltung auch wirklich zu haben. Wenn dies so ist, müssen wir keine Angst haben, dass die

Die Auferstehungskraft will sich im täglichen und manchmal auch mühsamen Erziehungsalltag zeigen, indem sie Kraftquelle und Neuanfang für die gemeinsamen Beziehungen ist.

Kinder sie nicht merken und spüren werden. Eltern kommunizieren ihre Haltungen meisten viel lauter und deutlicher, als ihnen lieb ist, vor allem dann, wenn Haltung und Handeln nicht übereinstimmen. Zudem sind gerade kleine Kinder unglaublich genial darin, die Eltern zu lesen und zu deuten.

Wie wir gesehen haben, spielt hier jedoch noch etwas anderes hinein. Dass christliche Eltern sich so sehr wünschen, dass ihre Kinder den christlichen Glauben annehmen, hängt für sie auch damit zusammen, dass sie überzeugt sind, dass nur diese Spur zum Heil führt. Wäre es da nicht geradezu lieblos, nicht alles dafür zu tun, dass die Kinder »spuren«? Heiligt hier der Zweck nicht sogar die Mittel? Man sieht, wie schnell man mit dieser Deutung problematische Erziehungspraktiken legitimieren kann. Bis hin dazu, dass die Eltern sich als Gottes verlängerter Arm verstehen, der, mit göttlicher Autorität ausgestattet, die Kinder führt und leitet.

Der elterliche Glaubensstil ist meistens an eine bestimmte theologische Haltung oder Richtung gebunden. Leben Eltern ihren Kindern bedingungsloses Vertrauen in einen bedingungslos liebenden und gnädigen Gott vor oder vermitteln sie ihnen die Furcht, am Ende der Zeiten auf der falschen Seite zu stehen? Uns ist wichtig zu betonen, dass es nicht um Perfektion geht – weder in der Theologie noch in der Erziehung gibt es das –, sondern um gelebte Beziehungen. Ein liebender und gnädiger Gott zeigt sich vor allem durch Vergebung und Versöhnung.

Es geht nicht um Perfektion – weder in der Theologie noch in der Erziehung gibt es das –, sondern um gelebte Beziehungen.

Statement 7

Im Zentrum der christlichen Erziehung steht ein Leben aus der Vergebung.

Vergebung und Versöhnung sind theologische Grundwerte in der Glaubenserziehung. Während Vergebung der aktive Akt ist, auf den anderen zuzugehen und um Entschuldigung zu bitten bzw. diese anzunehmen und auf weitere Schuldvorwürfe zu verzichten, beschreibt Versöhnung den Prozess der Wiederherstellung der Beziehung. Faktisch gibt es in jeder Eltern-Kind-Beziehung Enttäuschungen, Fehler und Verletzungen. Entscheidend jedoch ist: Haben diese das letzte Wort? Christliche Eltern sind hier aufgefordert, Vergebung zu leben, indem sie ihre Enttäuschungen, Fehler und Verletzungen vor Gott bringen und mit ihren Kindern reden, sie um Entschuldigung für ihre Fehler bitten und so ihren Glauben vorleben. Nadja hat das in ihrem Interview ganz gut auf den Punkt gebracht: *»Ich gebe mein Bestes, ich glaube, es reicht nicht, aber wir leben aus der Vergebung.«* Dieser Haltung kommt in der christlichen Erziehung eine zentrale Rolle zu.

Es gibt in jeder Eltern-Kind-Beziehung Enttäuschungen, Fehler und Verletzungen. Entscheidend jedoch ist: Haben diese das letzte Wort?

Dabei gehen wir Menschen, egal, ob jung oder alt, beim Thema Vergebung oftmals ganz unterschiedlich miteinander um. Die einen ziehen sich eher zurück, andere suchen die emotionale Auseinandersetzung und wieder andere die Zuwendung. Hier sollten Eltern ihren Kindern die Freiheit lassen, selbst zu entscheiden, wie ein Versöhnungsprozess verlaufen soll. Erziehung aus der Eltern-Kind-Beziehung heraus bedeutet eben nicht nur die Anwendung der richtigen Erziehungsmethoden. Diese sind zweifelsohne wichtig, aber die vertrauensvolle und gelebte Beziehung zwischen Eltern und Kindern ist die Grundlage für alle Methoden, Regeln und Ratgeber.

Statement 8

Wichtiger als alle Erziehungsmethoden und Erziehungskonzepte ist die konkrete Beziehung zwischen Eltern und Kind sowie die Individualität des Kindes.

Das Entscheidende in der Erziehung sind nicht allein die expliziten Regeln und die gesprochenen Worte, sondern die Haltung, die Gesten und die Atmosphäre, in der erzogen wird. Die jüdischen Rabbiner haben dafür ein schönes Beispiel. Sie erklären, dass die Gebote der Thora die schwarzen Buchstaben des Buches darstellen. Diese sind aber nur sichtbar durch die »weißen Buchstaben«, die sie umgeben. Diese stehen für unser Miteinander, die Prägung und all das, was nicht ausgesprochen ist – alle Gesten, Erwartungen und Haltungen. Nur dadurch werden die gesprochenen Worte sichtbar, wirken und bekommen das Gewicht, das

Das Entscheidende in der Erziehung sind nicht allein die expliziten Regeln und die gesprochenen Worte, sondern die Haltung, die Gesten und die Atmosphäre, in der erzogen wird.

sich die Eltern wünschen. Dies bedeutet aber auch, dass in der Eltern-Kind-Beziehung Zeit ein entscheidender Faktor ist. Viele Eltern sehen das auch und sind bereit, in diese Beziehung zu investieren. So entsteht ein sicherer Raum zwischen Eltern und Kindern, in dem Fehler gemacht und Erfolge gefeiert werden.

Das Entscheidende ist also die Beziehung, erst dann kommen die Erziehungsmethoden – das kann aufkommende Furcht nehmen und die eigene Rolle stärken.

Statement 9

Glaubenserziehung ist nicht nur Privatsache, sondern auch ein wichtiger Teil von Gemeindearbeit.

Diese Wahrheit drückt auch das Zitat von Brigitte über das afrikanische Dorf am Anfang des Kapitels aus. Es war interessant festzustellen, dass, wenn es um die Glaubenserziehung in der Gemeinde geht, vor allem die Kinder- und Jugendarbeit aus der Sicht vieler gut funktioniert. Und das ist zweifelsfrei ein tolles Ergebnis und ein wichtiger, guter Punkt. Unsere Frage ist aber: Reicht das? Wenn die christliche Familie so wichtig ist, wie immer wieder behauptet wird, warum wird dann kaum darüber gepredigt? Warum gibt es kaum Raum für Gespräche und Erfahrungsaustausch? Kaum pädagogische Schulungen für Eltern?

Glaubenserziehung ist in gewisser Weise Mission, denn es soll der christliche Glaube vermittelt werden. Deshalb sollten Eltern die bestmögliche Unterstützung von der Gemeinde bekommen. Hier zeigt die Studie ein echtes Defizit auf, daran ändern auch die guten Bildungsstätten der evangelischen und katholischen Kirche oder freie christliche Schulen nichts, denn sie sind oftmals weit weg von der eigentlichen Gemeindearbeit. Dabei gibt es eine teils noch wenig genutzte Ressource: die große pädagogische Expertise vieler Gemeindemitglieder, die als ErzieherInnen, SozialarbeiterInnen oder LehrerInnen arbeiten. Auch viele Mütter und Väter könnten einen großartigen Dienst der Begleitung übernehmen. Oft sind solche Leute zwar als Mitarbeiter in der Kinder- und Jugendarbeit gefragt, man bezieht sie aber wenig in Reflexion, Weiterbildung und konzeptionelle Arbeit ein. Hier liegt jedoch eine große Möglichkeit, entwicklungspsychologische

Fragen oder auch Fragen zu Glaubenserziehung zu diskutieren und so Eltern und Familien zu stärken. Vielleicht wollen manche Pastoren hier ihre theologische Deutungshoheit nicht verlieren, vor allem aber vermuten wir auch eine darüber hinausgehende Scheu – auch aufgrund mangelnder pädagogischer Bildung. Denn besonders in christlichen Kreisen gilt die Familie oft als reine Privatsache, als quasi heiliger Raum, den nur die Familienmitglieder betreten dürfen. Er geht niemand anderen etwas an und soll vor Eingriffen des Staates etc. geschützt werden.

Glaubenserziehung ist Mission, denn es soll der christliche Glaube vermittelt werden.

Wo diese Haltung herrscht, liegt es nahe, dass dieser Raum im Gemeindegeschehen ausgeblendet wird und nicht oder kaum zur Sprache kommt. Dies gilt für die Frage nach körperlichen Strafen in der Familie – insbesondere wenn diese auch noch biblisch begründet und legitimiert wird. Hier haben die Kirchen und Gemeinden eine Verantwortung, Eltern Erziehungsalternativen an die Hand zu geben, Missstände offen anzusprechen und gegen Missbrauch vorzugehen, auch wenn dies bedeutet, sich direkt in die Familie einzumischen. Wir hoffen, mit diesem Buch einen Impuls dazu zu geben, dass dieses Thema offener und besser in christlichen Kreisen diskutiert und angegangen wird.

Aktuell nehmen wir wahr, dass das Thema Familie mehr als apologetische Speerspitze gebraucht wird, um christliche Werte zu verteidigen, wir wünschen uns aber eine Diskussion um die Familie selbst, wie sie Unterstützung und einen Platz in der Gemeinde bekommen kann. Erziehung braucht Gemeinschaft, die einander ermutigt und ermahnt, dazu können Gemeinde und Kirche einen guten Rahmen bieten.

Statement 10

Die Bibel ist kein Erziehungsratgeber, sondern die große Geschichte Gottes mit den Menschen.

Wir glauben, dass die Bibel für die Glaubensvermittlung eine zentrale Rolle einnimmt, weil sie uns aufzeigt, wer Gott ist und wie eine Beziehung mit ihm aussehen kann. Auf diese Weise kann sie mit Autorität in unser Leben hineinsprechen. Jesus und sein Versöhnungswerk sind die Mitte der Bibel und seine Auferstehungskraft ist gerade für die Glaubenserziehung unverzichtbar. Diese

Auferstehungskraft will sich im täglichen und manchmal auch mühsamen Erziehungsalltag zeigen, indem sie Kraftquelle und Neuanfang für die gemeinsamen Beziehungen ist. Dabei sollten wir darauf achten, einzelne Bibelverse nicht überzubetonen, aus dem Gesamtzusammenhang zu reißen und direkt auf die Kindererziehung anzuwenden. Hier wünschen wir uns mehr hermeneutische Kompetenz, die hilft, die theologischen Aussagen der Bibel theologisch und pädagogisch angemessen zu deuten und in die Glaubenserziehung einzubringen. »Das Leben der Eltern ist das Buch, in dem die Kinder lesen«, sagte der Kirchenvater Augustinus – Eltern verkörpern somit ein Bild des Glaubens, der Bibel und von Gott selbst.

Uns ist bewusst, dass sowohl diese Studie als auch unsere Interpretationen nur einen Teil der Gesamtthematik abbilden können, da die Glaubenserziehung äußerst komplex ist. Wir erhoffen uns aber von diesem Einblick in die christliche Familie den Beginn einer konstruktiven Diskussion. Gerade die Gemeinde bietet viele noch ungenutzte Möglichkeiten, um über das Thema ins Gespräch zu kommen, sich über verschiedene Erziehungsstile auszutauschen, positive Erfahrungen und Rituale weiterzugeben und eigene Fragen zu diskutieren. Manchmal hilft es auch schlichtweg festzustellen, dass es bei anderen auch Schwierigkeiten gibt und dass man nicht die einzige christliche Familie ist, bei der es scheinbar »nicht so« läuft. Wie schrieb der kanadische Bestsellerautor Douglas Coupland einmal so schön: »All families are psychotic.«[197]

Nun, das ist vielleicht ein bisschen übertrieben, aber mit Sicherheit ist auch etwas Wahres dran, dass alle Familien ein wenig psychotisch sind. Deshalb passt das im Zusammenhang mit der Glaubenserziehung auch so gut, denn Jesus hat sich bei den Unperfekten am wohlsten gefühlt; ihm ging es nie um Perfektion, sondern um Beziehung und ein Neuanfang ist bei ihm immer möglich. Gibt es einen besseren Ort, dies einzuüben, als in der Familie? Wir glauben nicht und sind davon überzeugt, dass damit wichtige Grundlagen für die Glaubenserziehung gelegt sind.

ANMERKUNGEN

1 Um die Anonymität der Interviewten zu gewähren, haben wir nicht nur die Namen, sondern teils auch Berufe und weitere biografische Aspekte leicht verändert. Jedoch stets so, dass das Gesamtbild stimmig blieb.

2 Bundesministerium für Familie, Senioren, Frauen und Jugend (2015): 27. Familienreport 2014. Leistungen, Wirkungen, Trends. Niestetal: Silber Druck, 15 nach dem Statistischen Bundesamt 2014.

3 Bundesministerium für Familie, Senioren, Frauen und Jugend (2015): 27. Familienreport 2014. Leistungen, Wirkungen, Trends. Niestetal: Silber Druck, 15 nach dem Statistischen Bundesamt 2014.

4 Bundesministerium für Familie, Senioren, Frauen und Jugend (2015): 27. Familienreport 2014. Leistungen, Wirkungen, Trends. Niestetal: Silber Druck, 15 nach dem Statistischen Bundesamt 2014, 57.

5 Lamprecht, Jethro (2002): Bibel und Gemeinde 102, Band 2, 76.

6 Domsgen, Michael (2004): Familie und Religion. Grundlagen einer religionspädagogischen Theorie der Familie. Berlin: Evangelische Verlagsanstalt, 275.

7 Domsgen, Michael (2004): Familie und Religion. Grundlagen einer religionspädagogischen Theorie der Familie. Berlin: Evangelische Verlagsanstalt, 275.

8 Auch innerhalb der biblischen Geschichte verändert sich die Sozialform Familie immer wieder, ausführlich vgl. Kessler, Rainer (2008): Sozialgeschichte des alten Israels. Eine Einführung. Darmstadt: WBG.

9 Gordon, Thomas (1992): Familienkonferenz. 9. Aufl. München: Heyne, 292.

10 Stalker, James (1907): Imago Christi. The Example of Jesus Christ. London: Hodder and Stoughton, 275.

11 Zimmerling, Peter (1990): Nachfolge lernen. Zinzendorf und das Leben der Brüdergemeine. Moers: Brendow, 4–56.

12 Zimmerling, Peter (1990): Nachfolge lernen. Zinzendorf und das Leben der Brüdergemeine. Moers: Brendow, 46.

13 Um die Verallgemeinerbarkeit der mithilfe der Familienstudie gewonnenen Ergebnisse durch statistische Methoden zu prüfen, wäre die Ziehung einer Zufallsstichprobe ideal gewesen. Dies hätte allerdings erfordert, dass eine Liste aller christlichen Eltern mit wenigstens einem Kind zwischen 4 und 18 Jahren im Haushalt existiert, aus der zufällig Personen ausgewählt werden können. Für die meisten speziellen Bevölkerungsgruppen (z. B. christliche Eltern, hochreligiöse Jugendliche oder homosexuelle Christen) existiert anders als zum Beispiel bei der Wohnbevölkerung Deutschlands eine solche Liste natürlich nicht. Wir mussten daher eine andere Strategie wählen.

14 Es wäre zunächst naheliegend zu vermuten, dass die hohe Zahl formal Hochgebildeter durch die teilweise Rekrutierung von Teilnehmern über das Schneeballverfahren aus dem Umkreis der Autoren (beides Professoren) kommt. Dann aber müsste sich das über die Zugangswege deutlich abbilden und die Gruppen »Facebook« und »Sonstige« müssten klar hervorstechen. Dies ist jedoch nicht der Fall. Vielmehr liegt der Anteil der Personen mit abgeschlossenem Studium bei keinem Zugangsweg unter 40 Prozent.

15 Brose, Nicole (2006): Gegen den Strom der Zeit? Vom Einfluss der religiösen Zugehörigkeit und Religiosität auf die Geburt von Kindern und die Wahrnehmung des Kindernutzens. In: Zeitschrift für Bevölkerungswissenschaften (31), 257–282; Hubert, Sandra (2015): The Impact of Religiosity on Fertility. A Comparative Analysis of France, Hungary, Norway, and Germany. Wiesbaden: Springer VS.

16 Bundeszentrale für politische Bildung (2012): Bevölkerung nach Ländern. Abrufbar unter: http://www.bpb.de/nachschlagen/zahlen-und-fakten/soziale-situation-in-deutschland/61535/bevoelkerung-nach-laendern (letzter Zugriff: 26.08.2016).

17 Rosa, Hartmut (2005): Beschleunigung. Die Veränderung der Zeitstrukturen in der Moderne. Frankfurt/M.: Suhrkamp.

18 Rosa, Hartmut (2005): Beschleunigung. Die Veränderung der Zeitstrukturen in der Moderne. Frankfurt/M.: Suhrkamp, 161ff.

19 Rosa, Hartmut (2005): Beschleunigung. Die Veränderung der Zeitstrukturen in der Moderne. Frankfurt/M.: Suhrkamp, 176ff.

20 Eduard in den Wahlverwandtschaften, zit. n. Rosa, Harmut (2005): Beschleunigung. Die Veränderung der Zeitstrukturen in der Moderne. Berlin: Suhrkamp, 176.

21 Dornes, Martin (2012): Die Modernisierung der Seele. Kind – Familie – Gesellschaft. Frankfurt: Fischer, 11.

22 Dornes, Martin (2012): Die Modernisierung der Seele. Kind – Familie – Gesellschaft. Frankfurt: Fischer, 23f.

23 Dornes, Martin (2012): Die Modernisierung der Seele. Kind – Familie – Gesellschaft. Frankfurt: Fischer, 27ff.

24 Dornes, Martin (2012): Die Modernisierung der Seele. Kind – Familie – Gesellschaft. Frankfurt: Fischer, 39.

25 Dornes, Martin (2012): Die Modernisierung der Seele. Kind – Familie – Gesellschaft. Frankfurt: Fischer, 38.

26 Dornes, Martin (2012): Die Modernisierung der Seele. Kind – Familie – Gesellschaft. Frankfurt: Fischer, 39.

27 Jugend & Familie (2016): Unsere Ziele. Abrufbar unter: http://www.jugendundfamilie.ch/unsere_ziele.html (letzter Zugriff: 09.08.2016).

28 Lamprecht, Jethro (2002): Bibel und Gemeinde 102, Band 2. Abrufbar unter: https://bibelbund.de/2002/02/nietzsche-als-diagnostiker-der-gegenwart/ (letzter Zugriff: 17.08.2016), 76.

29 Wolf, Christof (2003): Religion und Familie in Deutschland. In: Zeitschrift für Evangelische Ethik, 47. Jg., 57.

30 Wolf, Christof (2003): Religion und Familie in Deutschland. In: Zeitschrift für Evangelische Ethik, 47. Jg., 59.

31 Wolf, Christof (2003): Religion und Familie in Deutschland. In: Zeitschrift für Evangelische Ethik, 47. Jg., 59.

32 Dornes, Martin (2012): Die Modernisierung der Seele. Kind – Familie – Gesellschaft. Frankfurt: Fischer, 55f.

33 Dornes, Martin (2012): Die Modernisierung der Seele. Kind – Familie – Gesellschaft. Frankfurt: Fischer, 58.

34 Dornes, Martin (2012): Die Modernisierung der Seele. Kind – Familie – Gesellschaft. Frankfurt: Fischer, 57.

35 Domsgen, Michael (2004): Familie und Religion. Grundlagen einer religionspädagogischen Theorie der Familie. Berlin: Evangelische Verlagsanstalt, 83.

36 Dornes, Martin (2012): Die Modernisierung der Seele. Kind – Familie – Gesellschaft. Frankfurt: Fischer, 59.

37 Dornes, Martin (2012): Die Modernisierung der Seele. Kind – Familie – Gesellschaft. Frankfurt: Fischer, 63f.

38 Wolf, Christof (2003): Religion und Familie in Deutschland. In: Zeitschrift für Evangelische Ethik, 47. Jg., 58.

39 Domsgen, Michael (2004): Familie und Religion. Grundlagen einer religionspädagogischen Theorie der Familie. Berlin: Evangelische Verlagsanstalt, 58.

40 Dornes, Martin (2012): Die Modernisierung der Seele. Kind – Familie – Gesellschaft. Frankfurt: Fischer, 67.

41 Dornes, Martin (2012): Die Modernisierung der Seele. Kind – Familie – Gesellschaft. Frankfurt: Fischer, 67.

42 Dornes, Martin (2012): Die Modernisierung der Seele. Kind – Familie – Gesellschaft. Frankfurt: Fischer, 67; Domsgen, Michael (2004): Familie und Religion. Grundlagen einer religionspädagogischen Theorie der Familie. Berlin: Evangelische Verlagsanstalt, 74.

43 Dornes, Martin (2012): Die Modernisierung der Seele. Kind – Familie – Gesellschaft. Frankfurt: Fischer.

44 Domsgen, Michael (2004): Familie und Religion. Grundlagen einer religionspädagogischen Theorie der Familie. Berlin: Evangelische Verlagsanstalt, 49 und 83.

45 Domsgen, Michael (2004): Familie und Religion. Grundlagen einer religionspädagogischen Theorie der Familie. Berlin: Evangelische Verlagsanstalt, 84.

46 Dornes, Martin (2012): Die Modernisierung der Seele. Kind – Familie – Gesellschaft. Frankfurt: Fischer, 65.

47 Dornes, Martin (2012): Die Modernisierung der Seele. Kind – Familie – Gesellschaft. Frankfurt: Fischer, 66.

48 Domsgen, Michael (2004): Familie und Religion. Grundlagen einer religionspädagogischen Theorie der Familie. Berlin: Evangelische Verlagsanstalt, 39.

49 Liebenwein, Sylvia (2008): Erziehung und Soziale Milieus. Elterliche Erziehungsstile in milieuspezifischer Differenzierung. Wiesbaden: VS Verlag für Sozialwissenschaften, 28ff.

50 Diana Baumrind übernahm in ihrer Untersuchung zu elterlichen Erziehungsstilen die levinsche Klassifikation in ähnlicher Form und unterschied zwischen einem autoritativen, einem autoritären und einem permissiven Erziehungsstil. Maccoby und Martin (1983) unterteilten den permissiven Erziehungsstil weiter in den permissiv-verwöhnenden und den permissiv-vernachlässigenden Erziehungsstil.

51 Liebenwein, Sylvia (2008): Erziehung und Soziale Milieus. Elterliche Erziehungsstile in milieuspezifischer Differenzierung. Wiesbaden: VS Verlag für Sozialwissenschaften, 32ff, auch die Beschreibung im Folgenden.

52 Schweitzer, Friedrich (2005): Wirkungszusammenhänge religiöser Familienerziehung. In: Albert Biesinger, Hans-Jürgen Kerner, Günther Klosinski und Friedrich Schweitzer (Hrsg.): Brauchen Kinder Religon? Neue Erkenntnisse – Praktische Perspektiven. Weinheim, Basel: Beltz, 12; Dornes, Martin (2012): Die Modernisierung der Seele. Kind – Familie – Gesellschaft. Frankfurt: Fischer, 298.

53 Dornes, Martin (2012): Die Modernisierung der Seele. Kind – Familie – Gesellschaft. Frankfurt: Fischer, 235.

54 Dornes, Martin (2012): Die Modernisierung der Seele. Kind – Familie – Gesellschaft. Frankfurt: Fischer, 235f.

55 Dornes, Martin (2012): Die Modernisierung der Seele. Kind – Familie – Gesellschaft. Frankfurt: Fischer, 298.

56 Dornes, Martin (2012): Die Modernisierung der Seele. Kind – Familie – Gesellschaft. Frankfurt: Fischer, 231.

57 Dornes, Martin (2012): Die Modernisierung der Seele. Kind – Familie – Gesellschaft. Frankfurt: Fischer, 299.

58 Dornes, Martin (2012): Die Modernisierung der Seele. Kind – Familie – Gesellschaft. Frankfurt: Fischer, 70.

59 Dornes, Martin (2012): Die Modernisierung der Seele. Kind – Familie – Gesellschaft. Frankfurt: Fischer, 239.

60 Dornes, Martin (2012): Die Modernisierung der Seele. Kind – Familie – Gesellschaft. Frankfurt: Fischer, 298.

61 Domsgen, Michael (2004): Familie und Religion. Grundlagen einer religionspädagogischen Theorie der Familie. Berlin: Evangelische Verlagsanstalt, 69.

62 Dornes, Martin (2012): Die Modernisierung der Seele. Kind – Familie – Gesellschaft. Frankfurt: Fischer, 298f.

63 Dornes, Martin (2012): Die Modernisierung der Seele. Kind – Familie – Gesellschaft. Frankfurt: Fischer, 295.

64 Domsgen, Michael (2004): Familie und Religion. Grundlagen einer religionspädagogischen Theorie der Familie. Berlin: Evangelische Verlagsanstalt, 75.

65 Dornes, Martin (2012): Die Modernisierung der Seele. Kind – Familie – Gesellschaft. Frankfurt: Fischer, 298.

66 Schneewind, K.; Ruppert, S. (1995): Familien gestern und heute: ein Generationenvergleich über 16 Jahre. München: Queltz, 141 zit n. Dornes, Martin (2012): Die Modernisierung der Seele. Kind – Familie – Gesellschaft. Frankfurt: Fischer, 299.

67 Faix, Wilhelm (2000): Die christliche Familie heute. Ergebnisse einer Umfrage unter evangelikalen Familien über ihr Glaubens- und Familienleben und ihre Erziehungspraxis. Bonn: Verlag für Kultur und Wissenschaft, 85.

68 GEOlino (2014): GEOlino-UNICEF-Kinderwertemonitor 2014. GEOlino. Abrufbar unter: http://www.unicef.de/blob/56990/a121cfd7c7acbdc2f4b97cbcdf0cc716/geolino-unicef-kinderwertemonitor-2014-data.pdf (letzter Zugriff: 11.08.2016), 36.

69 Allensbacher Institut für Demoskopie (2013): Vorwerk Familienstudie 2013. Ergebnisse einer repräsentativen Bevölkerungsumfrage zur Familienarbeit in Deutschland. Wiesbaden: Vorwerk, 23.

70 SINUS (2014): AOK-Familienstudie 201. Berlin: AOK-Bundesverband, 14.

71 SINUS (2014): AOK-Familienstudie 201. Berlin: AOK-Bundesverband, 25.

72 GEOlino (2014): GEOlino-UNICEF-Kinderwertemonitor 2014. GEOlino. Abrufbar unter: http://www.unicef.de/blob/56990/a121cfd7c7acbdc2f4b97cbcdf0cc716/geolino-unicef-kinderwertemonitor-2014-data.pdf (letzter Zugriff: 11.08.2016), 34f.

73 GEOlino (2014): GEOlino-UNICEF-Kinderwertemonitor 2014. GEOlino. Abrufbar unter: http://www.unicef.de/blob/56990/a121cfd7c7acbd c2f4b97cbcdf0cc716/geolino-unicef-kinderwertemonitor-2014-data.pdf (letzter Zugriff: 11.08.2016), 36.

74 SINUS (2014): AOK-Familienstudie 201. Berlin: AOK-Bundesverband, 23.

75 GEOlino (2014): GEOlino-UNICEF-Kinderwertemonitor 2014. GEOlino. Abrufbar unter: http://www.unicef.de/blob/56990/a121cfd7c7acbd c2f4b97cbcdf0cc716/geolino-unicef-kinderwertemonitor-2014-data.pdf (letzter Zugriff: 11.08.2016), 36ff.

76 GEOlino (2014): GEOlino-UNICEF-Kinderwertemonitor 2014. GEOlino. Abrufbar unter: http://www.unicef.de/blob/56990/a121cfd7c7acbd-c2f4b97cbcdf0cc716/geolino-unicef-kinderwertemonitor-2014-data.pdf (letzter Zugriff: 11.08.2016), 37f; Dornes, Martin (2012): Die Modernisierung der Seele. Kind – Familie – Gesellschaft. Frankfurt: Fischer, 46.

77 Jedoch hat die Zahl der Eltern, die angibt, gelegentlich außerhalb der regulären Arbeitszeit zu arbeiten, zugenommen: von 40 Prozent 1990 auf 60 Prozent 2005. Siehe: Dornes, Martin (2012): Die Modernisierung der Seele. Kind – Familie – Gesellschaft. Frankfurt: Fischer, 45.

78 Dornes, Martin (2012): Die Modernisierung der Seele. Kind – Familie – Gesellschaft. Frankfurt: Fischer, 48.

79 Dornes, Martin (2012): Die Modernisierung der Seele. Kind – Familie – Gesellschaft. Frankfurt: Fischer, 48.

80 Dornes, Martin (2012): Die Modernisierung der Seele. Kind – Familie – Gesellschaft. Frankfurt: Fischer, 45.

81 Dornes, Martin (2012): Die Modernisierung der Seele. Kind – Familie – Gesellschaft. Frankfurt: Fischer, 43.

82 Domsgen, Michael (2004): Familie und Religion. Grundlagen einer religionspädagogischen Theorie der Familie. Berlin: Evangelische Verlagsanstalt, 74.

83 Altemeier, Andreas (2007): Von unsicherer Sprachlosigkeit zu erfüllter Stille religiöse Erziehung in der Familie. In: Mayer, Susanne; Schulter, Dietmar (Hrsg.): Die Zukunft der Familie. Paderborn: Fink, 96–106.

84 Pickel, Gert (2011): Religionssoziologie. Eine Einführung in zentrale Themenbereiche. Wiesbaden: VS Verlag für Sozialwissenschaften, 409.

85 Arránz Becker, Oliver; Lois, Daniel; Steinbach, Anja (2014): Kontexteffekte in Familien. Angleichung von Paaren und intergenerationale Transmission am Beispiel Religiosität. In: Kölner Zeitschrift für Soziologie und Sozialpsychologie 66 (1), 435; EKD (Hrsg.) (2014): Engagement und Indifferenz – Kirchenmitgliedschaft als soziale Praxis. V. EKD-Erhebung über Kirchenmitgliedschaft. Hannover: Evangelische Kirche in Deutschland, 76ff; Fend 2009: 98ff.; Myers, Scott M. (1996): An interactive model of religiosity in-

heritance. The importance of family context. In: American Sociological Review (61), 862; Zinnecker, Jürgen (1998): Die Tradierung kultureller Systeme zwischen den Generationen. Die Rolle der Familie bei der Vermittlung von Religion in der Moderne. In: Zeitschrift für Soziologie der Erziehung und Sozialisation (18), 348; Zinnecker, Jürgen; Hasenberg, Ralph (1999): Religiöse Eltern und religiöse Kinder. Die Übertragung von Religion auf die nachfolgende Generation in der Familie. In: Rainer K. Silbereisen und Jürgen Zinnecker (Hrsg.): In Entwicklung im sozialen Wandel. Weinheim: Beltz, 453.

86 Altemeier, Andreas (2007): Von unsicherer Sprachlosigkeit zu erfüllter Stille religiöse Erziehung in der Familie. In: Mayer, Susanne; Schulter, Dietmar (Hrsg.): Die Zukunft der Familie. Paderborn: Fink, 96–106.

87 Pickel, Gert (2011): Religionssoziologie. Eine Einführung in zentrale Theenbereiche. Wiesbaden: VS Verlag für Sozialwissenschaften, 409.

88 Domsgen, Michael (2004): Familie und Religion. Grundlagen einer religionspädagogischen Theorie der Familie. Berlin: Evangelische Verlagsanstalt, 301; Schweitzer, Friedrich (2005): Wirkungszusammenhänge religiöser Familienerziehung. In: Albert Biesinger, Hans-Jürgen Kerner, Günther Klosinski und Friedrich Schweitzer (Hrsg.): Brauchen Kinder Religon? Neue Erkenntnisse – Praktische Perspektiven. Weinheim, Basel: Beltz, 18.

89 Pollack, Detlef; Müller, Olaf (2013): Religionsmonitor – Religiosität und Zusammenhalt in Deutschland. Gütersloh: Bertelsmann Stiftung, 15f.

90 Befragt wurden Mitglieder im Alter von 22 bis 45 Jahren. EKD (Hrsg.) (2014): Engagement und Indifferenz – Kirchenmitgliedschaft als soziale Praxis. V. EKD-Erhebung über Kirchenmitgliedschaft. Hannover: Evangelische Kirche in Deutschland, 69.

91 EKD (Hrsg.) (2014): Engagement und Indifferenz – Kirchenmitgliedschaft als soziale Praxis. V. EKD-Erhebung über Kirchenmitgliedschaft. Hannover: Evangelische Kirche in Deutschland, 88.

92 Die noch größere Rolle des christlichen Glaubens in der Erziehung erklärt sich aus dem methodischen Ansatz der Studie, also dass wir nur Eltern befragt haben, die explizit von sich sagen, dass sie ihre Kinder christlich erziehen. Zudem hat sich gezeigt, dass unsere Eltern stark religiös sind (siehe Kapitel 1).

93 Domsgen, Michael (2004): Familie und Religion. Grundlagen einer religionspädagogischen Theorie der Familie. Berlin: Evangelische Verlagsanstalt, 156; Grethlein, Christian (1998): Religionspädagogik. Berlin: deGruyter, 199.

94 Schmidt, Günter R. (1993): Religionspädagogik. Ethos, Religiosität, Glauben in Sozialisation und Erziehung. Göttingen: Vandenhoeck & Ruprecht, 142ff.; Schröder, Bernd (2012): Religionspädagogik. Tübingen: Mohr Siebeck, 159.

95 Bis in die 80er-Jahre gab es kaum Ratgeber deutscher Verfasser, darum kann Christenson durchaus als klassisches Beispiel für den deutschen Sprachraum gelten. Genuin deutsche Ratgeber erscheinen erst ab den 90er-Jahren. Während die einen den Veränderungen Rechnung tragen, bleiben andere auf der autoritären Linie, die als biblisch verteidigt wird.

96 Christenson, Larry (1978): Die christliche Familie. Erzhausen: Leuchter, 100.

97 Christenson, Larry (1978): Die christliche Familie. Erzhausen: Leuchter, 112.

98 Christenson, Larry (1978): Die christliche Familie. Erzhausen: Leuchter, 113.

99 Faix, Wilhelm (2000): Die christliche Familie heute. Ergebnisse einer Umfrage unter evangelikalen Familien über ihr Glaubens- und Familienleben und ihre Erziehungspraxis. Bonn: Verlag für Kultur und Wissenschaft, 82.

100 Altemeier, Andreas (2007): Von unsicherer Sprachlosigkeit zu erfüllter Stille religiöse Erziehung in der Familie. In: Mayer, Susanne; Schulter, Dietmar (Hrsg.): Die Zukunft der Familie. Paderborn: Fink, 96–106.

101 Arzt, Silvia (2010): »… damit sie Halt im Leben haben«. Über die alltägliche Vermittlung von Religion in Familien. In: Mazal, Wolfgang: Familie und Religion. Aktuelle Beiträge aus der interdisziplinären Familienforschung. Leverkusen: Budrich UniPress, 123.

102 Arzt, Silvia (2010): »… damit sie Halt im Leben haben«. Über die alltägliche Vermittlung von Religion in Familien. In: Mazal, Wolfgang: Familie und Religion. Aktuelle Beiträge aus der interdisziplinären Familienforschung. Leverkusen: Budrich UniPress, 125.

103 Altemeier, Andreas (2007): Von unsicherer Sprachlosigkeit zu erfüllter Stille religiöse Erziehung in der Familie. In: Mayer, Susanne; Schulter, Dietmar (Hrsg.): Die Zukunft der Familie. Paderborn: Fink, 102.

104 Morgenthaler, Christoph (2005): Zur Ko-Konstruktion von Gebeten in Abendritualen. In: Biesinger, Alber / Kerner, Hans-Jürgen / Klosinski, Gün-

ther / Schweitzer, Friedrich (Hrsg.): Brauchen Kinder Religion? Neue Erkenntnisse – Praktische Perspektiven. Weinheim & Basel: Beltz Verlag. 118.

105 Kürschner, Janina (2016): Wenn man seine Kinder christlich erziehen will. Abrufbar unter: http://www.kath.net/news/56010 (letzter Zugriff: 25.07.2016).

106 Heintze, Dorothea (2016): Am schlimmsten ist schweigen. Abrufbar unter: https://chrismon.evangelisch.de/artikel/2016/32401/bertha-pappenheim-kaempfte-gegen-zwangsprostitution (letzter Zugriff: 10.8.2016).

107 Wobei zu Beginn der Industrialisierung die meisten Arbeiter noch in bitterer Armut lebten und die Frauen und teils auch Kinder anfangs mit in der Fabrik arbeiteten – das änderte sich erst nach und nach.

108 Allensbacher Institut für Demoskopie (2013): Vorwerk Familienstudie 2013. Ergebnisse einer repräsentativen Bevölkerungsumfrage zur Familienarbeit in Deutschland. Wiesbaden: Vorwerk, 10; Domsgen, Michael (2004): Familie und Religion. Grundlagen einer religionspädagogischen Theorie der Familie. Berlin: Evangelische Verlagsanstalt, 66f.

109 Allensbacher Institut für Demoskopie (2013): Vorwerk Familienstudie 2013. Ergebnisse einer repräsentativen Bevölkerungsumfrage zur Familienarbeit in Deutschland. Wiesbaden: Vorwerk, 11.

110 Allensbacher Institut für Demoskopie (2013): Vorwerk Familienstudie 2013. Ergebnisse einer repräsentativen Bevölkerungsumfrage zur Familienarbeit in Deutschland. Wiesbaden: Vorwerk, 12.

111 Allensbacher Institut für Demoskopie (2013): Vorwerk Familienstudie 2013. Ergebnisse einer repräsentativen Bevölkerungsumfrage zur Familienarbeit in Deutschland. Wiesbaden: Vorwerk, 15.

112 Allensbacher Institut für Demoskopie (2013): Vorwerk Familienstudie 2013. Ergebnisse einer repräsentativen Bevölkerungsumfrage zur Familienarbeit in Deutschland. Wiesbaden: Vorwerk, 78.

113 SINUS (2014): AOK-Familienstudie 201. Berlin: AOK-Bundesverband, 17.

114 GEOlino (2014): GEOlino-UNICEF-Kinderwertemonitor 2014. GEOlino. Abrufbar unter: http://www.unicef.de/blob/56990/a121cfd7c7acbdc2f4b97cbcdf0cc716/geolino-unicef-kinderwertemonitor-2014-data.pdf (letzter Zugriff: 11.08.2016), 34f.

115 SINUS (2014): AOK-Familienstudie 201. Berlin: AOK-Bundesverband, 25ff.

116 Dornes, Martin (2012): Die Modernisierung der Seele. Kind – Familie – Gesellschaft. Frankfurt: Fischer, 45.

117 Die Rede ist hier sowohl von den von uns befragten Müttern als auch von den Frauen der von uns befragten Väter, über die wir beide Daten erhoben haben. Wenn in diesem Abschnitt von den Männern in der Studie die Rede ist, dann sind ebenfalls sowohl die befragten Väter als auch die Männer der von uns befragten Frauen gemeint.

118 41 Prozent der Männer und 48 Prozent der Frauen stimmen der Aussage zu: »Grundsätzlich sollten die Frauen genauso berufstätig sein können wie Männer. Männer und Frauen sollten sich deshalb die Arbeit im Haushalt und die Sorge um die Kinder teilen oder sich dabei abwechseln.« Volz, Rainer; Zulehner, Paul M. (2009): Männer in Bewegung. Zehn Jahre Männerentwicklung in Deutschland. Baden-Baden: Nomos, 120. Die Frauen und Männer in unserer Studie unterschieden sich bei dieser Frage in ihrem Antwortverhalten nicht.

119 Bao, Wan-Ning; Whitbeck, Les B.; Hoyt, Danny R.; Conger, Rand D. (1999): Perceived Parental Acceptance as a Moderator of Religious Transmission among Adolescent Boys and Girls. In: Journal of Marriage and family 61 (2), 362–374; Domsgen, Michael (2004): Familie und Religion. Grundlagen einer religionspädagogischen Theorie der Familie. Berlin: Evangelische Verlagsanstalt, 160ff.; Faix, Tobias; Künkler, Tobias; Hofmann, Martin (2015): Warum ich nicht mehr glaube. 2. Aufl. Witten: SCM Brockhaus; Zinnecker, Jürgen; Hasenberg, Ralph (1999): Religiöse Eltern und religiöse Kinder. Die Übertragung von Religion auf die nachfolgende Generation in der Familie. In: Rainer K. Silbereisen und Jürgen Zinnecker (Hrsg.): In Entwicklung im sozialen Wandel. Weinheim: Beltz.

120 EKD (Hrsg.) (2014): Engagement und Indifferenz – Kirchenmitgliedschaft als soziale Praxis. V. EKD-Erhebung über Kirchenmitgliedschaft. Hannover: Evangelische Kirche in Deutschland, 71.

121 Domsgen, Michael (2004): Familie und Religion. Grundlagen einer religionspädagogischen Theorie der Familie. Berlin: Evangelische Verlagsanstalt, 65ff.

122 Domsgen, Michael (2004): Familie und Religion. Grundlagen einer religionspädagogischen Theorie der Familie. Berlin: Evangelische Verlagsanstalt, 96.

123 Schmidt, Günter R. (1993): Religionspädagogik. Ethos, Religiosität, Glauben in Sozialisation und Erziehung. Göttingen: Vandenhoeck & Ruprecht, 226f.

124 EKD (Hrsg.) (2014): Engagement und Indifferenz – Kirchenmitgliedschaft als soziale Praxis. V. EKD-Erhebung über Kirchenmitgliedschaft. Hannover: Evangelische Kirche in Deutschland, 71.

125 Buchebener-Ferstl, Sabine; Schipfer, Rudolf Karl (2010): »... gehen wir gemeinsam diesen Weg«. Die Weitergabe von Glauben und Werten in christlichen Familien. In: Mazal, Wolfgang (Hrsg.): Familie und Religion. Aktuelle Beiträge aus der interdisziplinären Familienforschung. Leverkusen: Budrich UniPress Ltd. (Familienforschung Schriftenreihe des Österreichischen Instituts für Familienforschung, 22), 106.

126 Schloz, Rüdiger (2006): Kontinuität und Krise. Stabile Strukturen und gravierende Einschnitte nach 30 Jahren. In: Huber, Wolfgang; Friedrich, Johannes; Steinacker, Peter (Hrsg.) (2006): Kirche in der Vielfalt der Lebensbezüge. Die vierte EKD-Erhebung zur Kirchenmitgliedschaft. Gütersloh: Gütersloher, 52–88.

127 EKD (Hrsg.) (2014): Engagement und Indifferenz – Kirchenmitgliedschaft als soziale Praxis. V. EKD-Erhebung über Kirchenmitgliedschaft. Hannover: Evangelische Kirche in Deutschland, 94.

128 EKD (Hrsg.) (2014): Engagement und Indifferenz – Kirchenmitgliedschaft als soziale Praxis. V. EKD-Erhebung über Kirchenmitgliedschaft. Hannover: Evangelische Kirche in Deutschland, 34.

129 Buchebener-Ferstl, Sabine; Schipfer, Rudolf Karl (2010): »... gehen wir gemeinsam diesen Weg«. Die Weitergabe von Glauben und Werten in christlichen Familien. In: Mazal, Wolfgang (Hrsg.): Familie und Religion. Aktuelle Beiträge aus der interdisziplinären Familienforschung. Leverkusen: Budrich UniPress Ltd. (Familienforschung Schriftenreihe des Österreichischen Instituts für Familienforschung, 22), 106f.

130 EKD (Hrsg.) (2014): Engagement und Indifferenz – Kirchenmitgliedschaft als soziale Praxis. V. EKD-Erhebung über Kirchenmitgliedschaft. Hannover: Evangelische Kirche in Deutschland, 56.

131 Faix, Wilhelm (2000): Die christliche Familie heute. Ergebnisse einer Umfrage unter evangelikalen Familien über ihr Glaubens- und Familienleben und ihre Erziehungspraxis. Bonn: Verlag für Kultur und Wissenschaft, 50ff.

132 Dornes, Martin (2012): Die Modernisierung der Seele. Kind – Familie – Gesellschaft. Frankfurt: Fischer, 71.

133 Dornes, Martin (2012): Die Modernisierung der Seele. Kind – Familie – Gesellschaft. Frankfurt: Fischer, 71.

134 Dornes, Martin (2012): Die Modernisierung der Seele. Kind – Familie – Gesellschaft. Frankfurt: Fischer, 74f.

135 Allensbacher Institut für Demoskopie (2013): Vorwerk Familienstudie 2013. Ergebnisse einer repräsentativen Bevölkerungsumfrage zur Familienarbeit in Deutschland. Wiesbaden: Vorwerk, 37.

136 a. a. O. Allensbacher Institut für Demoskopie, 23.

137 Dornes, Martin (2012): Die Modernisierung der Seele. Kind – Familie – Gesellschaft. Frankfurt: Fischer, 76f.

138 Dornes, Martin (2012): Die Modernisierung der Seele. Kind – Familie – Gesellschaft. Frankfurt: Fischer, 77.

139 Dornes, Martin (2012): Die Modernisierung der Seele. Kind – Familie – Gesellschaft. Frankfurt: Fischer, 75.

140 Dornes, Martin (2012): Die Modernisierung der Seele. Kind – Familie – Gesellschaft. Frankfurt: Fischer, 95.

141 Shell-Studie (2015) Zusammenfassung. http://www.shell.de/ueber-uns/die-shell-jugendstudie/multimediale-inhalte/_jcr_content/par/expandablelist_643445253/expandablesection_1535413918.stream/1456210063290/ace911f9c64611b0778463195dcc5daaa039202e320fae9cea34279238333aa4/shell-jugendstudie-2015-zusammenfassung-de.pdf (letzter Zugriff: 14.08.2016), 15.

142 Dornes, Martin (2012): Die Modernisierung der Seele. Kind – Familie – Gesellschaft. Frankfurt: Fischer, 95.

143 Faix, Tobias; Künkler, Tobias; Hofmann, Martin (2015): Warum ich nicht mehr glaube. 2. Aufl. Witten: SCM Brockhaus.

144 Dornes, Martin (2012): Die Modernisierung der Seele. Kind – Familie – Gesellschaft. Frankfurt: Fischer, 210f.

145 Rauschenbach, Thomas / Bien, Walter (Hrsg.): Aufwachsen in Deutschland. AID:A – Der neue DJI-Survey. Weinheim/Basel: Beltz Juventa Verlag.

146 Götz, Florian (2010): Schläge im Namen des Herrn. Abrufbar unter: ttp://www.sueddeutsche.de/kultur/glaube-und-erziehung-schlaege-im-namen-des-herrn-1.1012765 (letzter Zugriff: 15.08.2016).

147 Dornes, Martin (2012): Die Modernisierung der Seele. Kind – Familie – Gesellschaft. Frankfurt: Fischer, 239f.

148 Pfeiffer, Christian; Baier, Dirk (2013): Christliche Religiosität und elterliche Gewalt. Ein Vergleich der familialen Sozialisation von Katholiken, Protestanten und Angehörigen der evangelischen Freikirchen. In: Klaus Boers, Thomas Feltes, Jörg Kinzig, Larry Sherman, Franz Streng und Gerson Trüg (Hrsg.): Kriminologie – Kriminalpolitik – Strafrecht. Festschrift für Hans-Jürgen Kerner zum 70. Geburtstag. Tübingen: Mohr Siebeck, 183.

149 forsa (2011): Gewalt in der Erziehung. Abrufbar unter: http://www.eltern.de/public/mediabrowserplus_root_folder/PDFs/Studie_forsa_Gewalt%20in%20der%20Erziehung_2011.pdf (letzter Zugriff: 15.08.2016).

150 Pfeiffer, Christian; Baier, Dirk (2013): Christliche Religiosität und elterliche Gewalt. Ein Vergleich der familialen Sozialisation von Katholiken, Protestanten und Angehörigen der evangelischen Freikirchen. In: Klaus Boers, Thomas Feltes, Jörg Kinzig, Larry Sherman, Franz Streng und Gerson Trüg (Hrsg.): Kriminologie – Kriminalpolitik – Strafrecht. Festschrift für Hans-Jürgen Kerner zum 70. Geburtstag. Tübingen: Mohr Siebeck, 178.

151 Pfeiffer, Christian; Baier, Dirk (2013): Christliche Religiosität und elterliche Gewalt. Ein Vergleich der familialen Sozialisation von Katholiken, Protestanten und Angehörigen der evangelischen Freikirchen. In: Klaus Boers, Thomas Feltes, Jörg Kinzig, Larry Sherman, Franz Streng und Gerson Trüg (Hrsg.): Kriminologie – Kriminalpolitik – Strafrecht. Festschrift für Hans-Jürgen Kerner zum 70. Geburtstag. Tübingen: Mohr Siebeck, 178.

152 Pfeiffer, Christian; Baier, Dirk (2013): Christliche Religiosität und elterliche Gewalt. Ein Vergleich der familialen Sozialisation von Katholiken, Protestanten und Angehörigen der evangelischen Freikirchen. In: Klaus Boers, Thomas Feltes, Jörg Kinzig, Larry Sherman, Franz Streng und Gerson Trüg (Hrsg.): Kriminologie – Kriminalpolitik – Strafrecht. Festschrift für Hans-Jürgen Kerner zum 70. Geburtstag. Tübingen: Mohr Siebeck, 180.

153 Faix, Wilhelm (2000): Die christliche Familie heute. Ergebnisse einer Umfrage unter evangelikalen Familien über ihr Glaubens- und Familienleben und ihre Erziehungspraxis. Bonn: Verlag für Kultur und Wissenschaft, 76.

154 forsa (2011): Gewalt in der Erziehung. Abrufbar unter: http://www.eltern.de/public/mediabrowserplus_root_folder/PDFs/Studie_forsa_Gewalt%20in%20der%20Erziehung_2011.pdf (letzter Zugriff: 15.08.2016).

155 Metzler, Gina Louisa (2016): Das passiert mit Kindern, die ab und zu einen Klaps bekommen. Abrufbar unter: http://www.huffingtonpost.de/2016/04/28/kinder-klaps-auswirkungen_n_9795460.html (letzter Zugriff: 13.08.2016).

156 Tripp, Tedd (2009): Eltern – Hirten der Herzen. Biblisch orientierte Erziehung. Friedberg: 3L Verlag, 135.

157 Tripp, Tedd (2009): Eltern – Hirten der Herzen. Biblisch orientierte Erziehung. Friedberg: 3L Verlag, 185.

158 Pearl, Michael; Pearl, Debi (2008): Wie man einen Knaben gewöhnt. Wiesenbach: European Missionary Press, 8.

159 Pearl, Michael; Pearl, Debi (2008): Wie man einen Knaben gewöhnt. Wiesenbach: European Missionary Press, 51.

160 Ezzo, Anne Marie & Ezzo, Gary (2006). Kindererziehung nach Gottes Plan. Steffisburg: Druckerei GfC, 179.

161 Wer hierfür eine Begründung lesen möchte, der sei verwiesen auf: Kuhlmann, Helga (2011): Ein klares Nein. Warum sich Gewalt in der Erziehung nicht mit der Bibel rechtfertigen lässt. Abrufbar unter: http://www.zeitzeichen.net/religion-kirche/2011/gewalt-in-der-erziehung/ (letzter Zugriff: 10.10.2016).

162 Rogge, Jan-Uwe (2006): Von wegen aufgeklärt! Sexualität bei Kindern und Jugendlichen. Reinbek bei Hamburg: Rowohlt; BZgA (Hrsg.): Über Sexualität reden ... Die Zeit der Pubertät. Abrufbar unter: http://www.bzga.de/botmed_13660400.html (letzter Zugriff: 16.08 2016); BZgA (Hrsg.): Über Sexualität reden ... Zwischen Einschulung und Pubertät. Abrufbar unter: http://www.bzga.de/infomaterialien/sexualaufklaerung/ueber-sexualitaet-reden-zwischen-einschulung-und-pubertaet/ (letzter Zugriff: 16.08.2016).

163 Fachstelle infoSekta (2013): Erziehungsverständnisse in evangelikalen Erziehungsratgebern und -kursen. Abrufbar unter: http://www.infosekta.ch/media/pdf/Erziehungsverstandnisse_in_evangelikalen_Erziehungsratgebern_und_kursen__infoSekta_2013.pdf (letzter Zugriff: 11.08.2016), 1.

164 Fachstelle infoSekta (2013): Erziehungsverständnisse in evangelikalen Erziehungsratgebern und -kursen. Abrufbar unter: http://www.infosekta.ch/media/pdf/Erziehungsverstandnisse_in_evangelikalen_Erziehungsratgebern_und_kursen__infoSekta_2013.pdf (letzter Zugriff: 11.08.2016), 6f.

165 Diese sowie die Kriterien für ihre Auswahl sind im Bericht detailliert beschrieben.

166 Fachstelle infoSekta (2013): Erziehungsverständnisse in evangelikalen Erziehungsratgebern und -kursen. Abrufbar unter: http://www.infosekta.ch/media/pdf/Erziehungsverstandnisse_in_evangelikalen_Erziehungsratgebern_und_kursen__infoSekta_2013.pdf (letzter Zugriff: 11.08.2016), 22.

167 Fachstelle infoSekta (2013): Erziehungsverständnisse in evangelikalen Erziehungsratgebern und -kursen. Abrufbar unter: http://www.infosekta.ch/media/pdf/Erziehungsverstandnisse_in_evangelikalen_Erziehungsratgebern_und_kursen__infoSekta_2013.pdf (letzter Zugriff: 11.08.2016), 22.

168 Fachstelle infoSekta (2013): Erziehungsverständnisse in evangelikalen Erziehungsratgebern und -kursen. Abrufbar unter: http://www.infosekta.ch/media/pdf/Erziehungsverstandnisse_in_evangelikalen_Erziehungsratgebern_und_kursen__infoSekta_2013.pdf (letzter Zugriff: 11.08.2016), 21.

169 Fachstelle infoSekta (2013): Erziehungsverständnisse in evangelikalen Erziehungsratgebern und -kursen. Abrufbar unter: http://www.infosekta.ch/media/pdf/Erziehungsverstandnisse_in_evangelikalen_Erziehungsratgebern_und_kursen__infoSekta_2013.pdf (letzter Zugriff: 11.08.2016), 22.

170 Fachstelle infoSekta (2013): Erziehungsverständnisse in evangelikalen Erziehungsratgebern und -kursen. Abrufbar unter: http://www.infosekta.ch/media/pdf/Erziehungsverstandnisse_in_evangelikalen_Erziehungsratgebern_und_kursen__infoSekta_2013.pdf (letzter Zugriff: 11.08.2016), 23.

171 Fachstelle infoSekta (2013): Erziehungsverständnisse in evangelikalen Erziehungsratgebern und -kursen. Abrufbar unter: http://www.infosekta.ch/media/pdf/Erziehungsverstandnisse_in_evangelikalen_Erziehungsratgebern_und_kursen__infoSekta_2013.pdf (letzter Zugriff: 11.08.2016), 22.

172 Fachstelle infoSekta (2013): Erziehungsverständnisse in evangelikalen Erziehungsratgebern und -kursen. Abrufbar unter: http://www.infosekta.ch/media/pdf/Erziehungsverstandnisse_in_evangelikalen_Erziehungsratgebern_und_kursen__infoSekta_2013.pdf (letzter Zugriff: 11.08.2016), 25.

173 Fachstelle infoSekta (2013): Erziehungsverständnisse in evangelikalen Erziehungsratgebern und -kursen. Abrufbar unter: http://www.infosekta.ch/media/pdf/Erziehungsverstandnisse_in_evangelikalen_Erziehungsratgebern_und_kursen__infoSekta_2013.pdf (letzter Zugriff: 11.08.2016), 26.

174 Fachstelle infoSekta (2013): Erziehungsverständnisse in evangelikalen Erziehungsratgebern und -kursen. Abrufbar unter: http://www.infosekta.ch/media/pdf/Erziehungsverstandnisse_in_evangelikalen_Erziehungsratgebern_und_kursen__infoSekta_2013.pdf (letzter Zugriff: 11.08.2016), 25f.

175 Fachstelle infoSekta (2013): Erziehungsverständnisse in evangelikalen Erziehungsratgebern und -kursen. Abrufbar unter: http://www.infosekta.ch/media/pdf/Erziehungsverstandnisse_in_evangelikalen_Erziehungsratgebern_und_kursen__infoSekta_2013.pdf (letzter Zugriff: 11.08.2016), 28f.

176 Fachstelle infoSekta (2013): Erziehungsverständnisse in evangelikalen Erziehungsratgebern und -kursen. Abrufbar unter: http://www.infosekta.ch/media/pdf/Erziehungsverstandnisse_in_evangelikalen_Erziehungsratgebern_und_kursen__infoSekta_2013.pdf (letzter Zugriff: 11.08.2016), 27.

177 Fachstelle infoSekta (2013): Erziehungsverständnisse in evangelikalen Erziehungsratgebern und -kursen. Abrufbar unter: http://www.infosekta.ch/media/pdf/Erziehungsverstandnisse_in_evangelikalen_Erziehungsratgebern_und_kursen__infoSekta_2013.pdf (letzter Zugriff: 11.08.2016), 28

178 Fachstelle infoSekta (2013): Erziehungsverständnisse in evangelikalen Erziehungsratgebern und -kursen. Abrufbar unter: http://www.infosekta.ch/media/pdf/Erziehungsverstandnisse_in_evangelikalen_Erziehungsratgebern_und_kursen__infoSekta_2013.pdf (letzter Zugriff: 11.08.2016), 30.

179 Etter, Heinz (2010): Erziehen im Vertrauen, 162–163. zit. nach Fachstelle infoSekta (2013): Erziehungsverständnisse in evangelikalen Erziehungsratgebern und -kursen. Abrufbar unter: http://www.infosekta.ch/media/pdf/Erziehungsverstandnisse_in_evangelikalen_Erziehungsratgebern_und_kursen__infoSekta_2013.pdf (letzter Zugriff: 11.08.2016), 37.

180 Fachstelle infoSekta (2013): Erziehungsverständnisse in evangelikalen Erziehungsratgebern und -kursen. Abrufbar unter: http://www.infosekta.ch/media/pdf/Erziehungsverstandnisse_in_evangelikalen_Erziehungsratgebern_und_kursen__infoSekta_2013.pdf (letzter Zugriff: 11.08.2016), 31.

181 Fachstelle infoSekta (2013): Erziehungsverständnisse in evangelikalen Erziehungsratgebern und -kursen. Abrufbar unter: http://www.infosekta.ch/media/pdf/Erziehungsverstandnisse_in_evangelikalen_Erziehungsratgebern_und_kursen__infoSekta_2013.pdf (letzter Zugriff: 11.08.2016), 32.

182 Fachstelle infoSekta (2013): Erziehungsverständnisse in evangelikalen Erziehungsratgebern und -kursen. Abrufbar unter: http://www.infosekta.ch/media/pdf/Erziehungsverstandnisse_in_evangelikalen_Erziehungsratgebern_und_kursen__infoSekta_2013.pdf (letzter Zugriff: 11.08.2016), 33.

183 Fachstelle infoSekta (2013): Erziehungsverständnisse in evangelikalen Erziehungsratgebern und -kursen. Abrufbar unter: http://www.infosekta.ch/media/pdf/Erziehungsverstandnisse_in_evangelikalen_Erziehungsratgebern_und_kursen__infoSekta_2013.pdf (letzter Zugriff: 11.08.2016), 34.

184 Fachstelle infoSekta (2013): Erziehungsverständnisse in evangelikalen Erziehungsratgebern und -kursen. Abrufbar unter: http://www.infosekta.ch/media/pdf/Erziehungsverstandnisse_in_evangelikalen_Erziehungsratgebern_und_kursen__infoSekta_2013.pdf (letzter Zugriff: 11.08.2016), 35.

185 Fachstelle infoSekta (2013): Erziehungsverständnisse in evangelikalen Erziehungsratgebern und -kursen. Abrufbar unter: http://www.infosekta.ch/media/pdf/Erziehungsverstandnisse_in_evangelikalen_Erziehungsratgebern_und_kursen__infoSekta_2013.pdf (letzter Zugriff: 11.08.2016), 35.

186 Fachstelle infoSekta (2013): Erziehungsverständnisse in evangelikalen Erziehungsratgebern und -kursen. Abrufbar unter: http://www.infosekta.ch/media/pdf/Erziehungsverstandnisse_in_evangelikalen_Erziehungsratgebern_und_kursen__infoSekta_2013.pdf (letzter Zugriff: 11.08.2016), 35.

187 Im Folgenden ist immer zu bedenken, dass die Typen sich vor allem dadurch unterscheiden, dass sie überdurchschnittlich etwas Bestimmtes tun oder denken oder auch unterdurchschnittlich. Das heißt, bestimmte Aspekte sind über- oder unterrepräsentiert. Damit es sprachlich aber nicht zu eintönig und kompliziert wird, sprechen wir im Folgenden z. B. davon: Die Traditionellen stimmen stark der Aussage X zu. Gemeint und korrekt ist eigentlich: Die Traditionellen stimmen (im Vergleich zu den anderen Gruppen) stark überdurchschnittlich der Aussage X zu.

188 Fachstelle infoSekta (2013): Erziehungsverständnisse in evangelikalen Erziehungsratgebern und -kursen. Abrufbar unter: http://www.infosekta.ch/media/pdf/Erziehungsverstandnisse_in_evangelikalen_Erziehungsratgebern_und_kursen__infoSekta_2013.pdf (letzter Zugriff: 11.08.2016), 38.

189 Hacke, Axel (2005): Der kleine Erziehungsberater. Reinbek bei Hamburg: Rowohlt, 21ff.

190 Luhmann, N.; Schorr, K. E. (1976): Ausbildung für Professionen – Überlegungen zum Curriculum für Lehrerausbildung. In: Haller, Hans-Dieter; Lenzen, Dieter: Jahrbuch für Erziehungswissenschaft.

191 Bateson, Gregory (1981): Ökologie des Geistes. Anthropologische, psychologische, biologische und epistemologische Perspektiven. Frankfurt/M.: Suhrkamp.

192 Welzer, Harald (2005): Das kommunikative Gedächtnis. Eine Theorie der Erinnerung. München: Beck, 54.

193 Dornes, Martin (1999): Von Freud zu Stern. Klinische und anthropologische Implikationen der psycho-analytischen Entwicklungstheorie. In: Psychotherapeut. 44 (2), 7--82.

194 Mercier, Pascal (2006): Nachtzug nach Lissabon. Roman. München: btb, 360f.

195 Faix, Tobias; Künkler, Tobias; Hofmann, Martin (2015): Warum ich nicht mehr glaube. 2. Aufl. Witten: SCM Brockhaus.

196 Fachstelle infoSekta (Hrsg.) (2013): Erziehungsverständnisse in evangelikalen Erziehungsratgebern und -kursen. Fachstelle infoSekta. Zürich, 13f.

197 Coupland, Douglas (2002): All Families are Psychotic. London: Harper Collins Publ.

Tobias Faix, Martin Hofmann, Tobias Künkler

Warum ich nicht mehr glaube

Wenn junge Erwachsene den Glauben verlieren

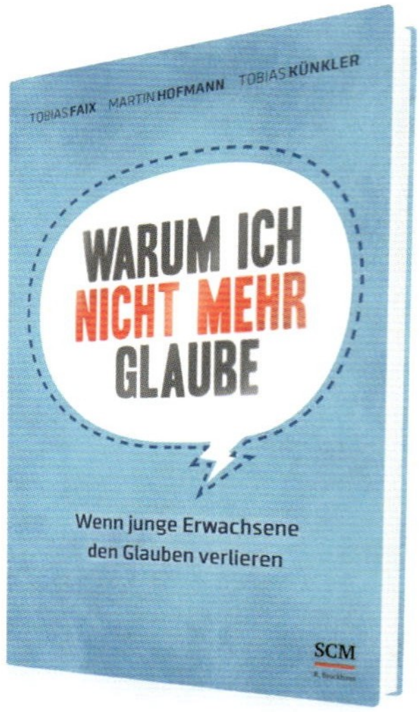

Wie verliert man seinen Glauben? Warum geht es oft jungen Leuten so? Die Autoren lassen Menschen zu Wort kommen, die sich vom Glauben abgewandt haben, und forschen nach Gründen. Sie stoßen auf Erschütterndes genauso wie auf Unverständliches, auf Herausforderndes wie Bedauernswertes. Auch wenn jeder seine eigene Geschichte hat, lassen sich doch bestimmte Leitmotive ausmachen, die zu einer Abwendung vom Glauben beitragen. Ein erhellendes Buch für Pastoren, Jugendleiter, Eltern u.a.

Gebunden, 14 x 21,5 cm, 248 Seiten
ISBN 978-3-417-26583-5
Auch als E-Book e

Tobias Faix, Martin Hofmann, Tobias Künkler

Warum wir mündig glauben dürfen

Wege zu einem widerstandsfähigen Glaubensleben

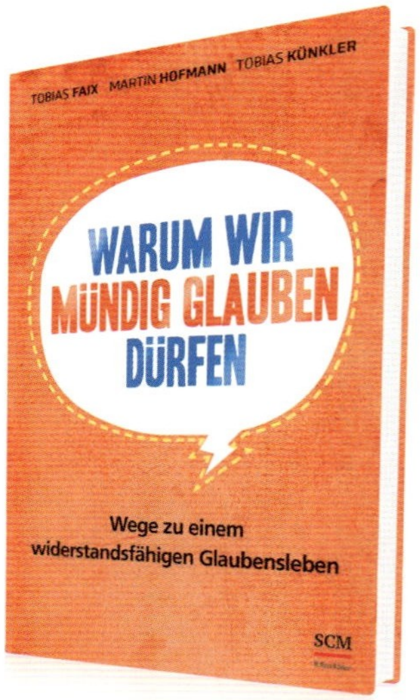

Das Vorgängerbuch „Warum ich nicht mehr glaube" hat zahlreiche Menschen ins Nachdenken gebracht. Das nun vorliegende Buch vertieft und erweitert die gewonnenen Erkenntnisse. Expertinnen und Experten wie Christina Brudereck, Alexander Garth oder Andreas Malessa denken in kurzen Beiträgen über die vier Themenbereiche „Zweifel und Identität", „Offenheit und Vielfalt", „Macht und Missbrauch" sowie „Mündigen Glauben stärken und fördern" nach und damit auch darüber, wie man zu einer Kultur des verantwortlichen Glaubens findet.

Gebunden, 14 x 21,5 cm, 288 Seiten
ISBN 978-3-417-26664-1
Auch als E-Book e

SCM
R.Brockhaus